DEAMP

AIDE MÉDICO-PSYCHOLOGIQUE

AIDE MÉDICO-PSYCHOLOGIQUE

TOUT-EN-UN

DEAMP

9e édition

Jean-Louis Fouchard
Responsable d'association pour adultes handicapés mentaux

Danièle Lenepveu
Formatrice dans le secteur médico-social

Isabelle Sue-Sammut
Formatrice dans le secteur médico-social

ITINÉRAIRES PRO

Vuibert

Chez le même éditeur

Les concours sociaux

- N° 7, Annales et corrigés
- N° 22, Tests psychotechniques et de personnalité
- N° 46, Entrée moniteur-éducateur, Annales et corrigés
- N° 48, Entrée aide médico-psychologique et auxiliaire de vie sociale
- N° 50, Épreuves orales
- N° 55, Thèmes sanitaires et sociaux

Collection Itinéraires Pro

- CAP Petite Enfance, Matières générales, Tout-en-un
- CAP Petite Enfance, Matières professionnelles, Tout-en-un
- CAP Petite Enfance, Matières générales et professionnelles, Annales corrigées
- BEP Carrières sanitaires et sociales, Matières générales, Tout-en-un
- BEP Carrières sanitaires et sociales, Matières professionnelles, Tout-en-un
- BEP Carrières sanitaires et sociales, Matières générales et professionnelles, Annales corrigées
- DEAMP, Tout-en-un
- DEAMP, Annales corrigées
- DEAVS, Tout-en-un
- VAE pour l'obtention du DEAVS, Tout-en-un
- DEAS, Tout-en-un
- VAE pour l'obtention du DEAS, Tout-en-un `
- M1. Accompagnement d'une personne dans les activités de la vie quotidienne, DEAS/Modules
- M2. État clinique d'une personne, DEAS/Modules
- M3. Les soins, DEAS/Modules
- M4.-M6. Ergonomie et hygiène des locaux hospitaliers, DEAS/Modules
- M5. Relation et communication, DEAS/Modules
- M7.-M8. Transmission des informations et organisation du travail, DEAS/Modules
- M1. Accompagnement d'un enfant dans les activités de la vie quotidienne, DEAP/Modules
- M3, Les soins, DEAP/Modules
- DEES, Tout-en-un
- DEES, Annales corrigées
- DC 1. Accompagnement social et éducatif spécialisé, DEES/Modules
- DC 2. Conception et conduite du projet éducatif spécialisé, DEES/Modules
- DC 3. Communication professionnelle en travail social, DEES/Modules
- DC 4. Implication dans les dynamiques partenariales, institutionnelles et interinstitutionnelles, DEES/Modules
- UF 1. Psychopédagogie et relations humaines, DEES/Modules
- UF 2. Pédagogie de l'expression et de la créativité, DEES/Modules
- UF 4. Vie collective, DEES/Modules
- UF 5. Économie et société, DEES/Modules
- UF 6. Unité juridique, DEES/Modules
- DEME, Tout-en-un
- DEME, Annales corrigées
- DEEJE, Tout-en-un
- DEEJE, Annales corrigées
- DC 1. Intervention professionnelle en service social, DEASS/Modules
- DC 2. Expertise sociale, DEASS/Modules
- DC 3. Communication professionnelle en travail social, DEASS/Modules
- DC 4. Implication dans les dynamiques partenariales, institutionnelles et interinstitutionnelles, DEASS/Modules
- Mémoire de recherche en travail social, Tout-en-un
- CAFERUIS, Tout-en-un
- DESS, Tout-en-un
- ADVF, Tout-en-un

Collection Social en pratiques

- Handicap et emploi
- Droit de la famille et de l'enfant (à l'usage des travailleurs sociaux et professionnels de la famille)
- Les Nouveaux Droits des personnes handicapées
- Cadre juridique de l'aide et de l'action sociales décentralisées

Collection Perspectives sociales

- Rencontrer l'autiste et le psychotique
- L'Évaluation des pratiques dans le secteur social et médico-social
- Les Écrits professionnels dans le secteur social et médico-social
- Le Quotidien en internat
- La Prévention spécialisée – Un projet coopératif
- Guide pédagogique de l'antiracisme en formation sociale
- L'Histoire du travail social en Europe

Ouvrage de référence

- Dictionnaire du sanitaire et social

ISBN : 978-2-7117-00054-2

Site Internet : http://www.vuibert.fr

Avant-propos

Le présent ouvrage tient compte de la publication du décret 2006-255 du 2 mars 2006 relatif au diplôme d'État d'aide médico-psychologique et de l'arrêté du 11 avril qui lui fait suite. Le CAFAMP est devenu le DEAMP.
Les titulaires du CAFAMP sont de droit titulaires du DEAMP.

Cet ouvrage présente le métier d'AMP et son contexte professionnel actuel. Les positions prises dans ces pages sont issues de situations, de réflexions, d'échanges menés auprès d'une grande diversité de professionnels du secteur social et médico-social.
Cette neuvième réédition poursuit et prolonge le travail d'écriture entrepris par M. Jean-Louis Fouchard auquel nous tenons ici à rendre hommage.
C'est avec nos différences, nos ressemblances et le partage de valeurs communes que nous nous avons cheminé tout au long de ces lignes. Ainsi, de nos places respectives, nous nous sommes autorisés à insister sur les fondements du métier d'aide médico-psychologique.
Dans ce présent ouvrage nous avons souhaité laisser la parole à des personnes en situation de handicap, à leurs familles, à des professionnels ainsi qu'à divers auteurs. Nous les remercions très chaleureusement de leur collaboration.
Ce livre ne contient pas de fiches techniques, car nous estimons que le métier ne peut s'envisager au travers des seules compétences techniques. Nous souhaitons qu'il vous permette de penser ce métier. Il invite à s'éloigner d'une notion de vérité absolue au profit de vérités relatives, d'opinions diverses, de champs théoriques pluriels. Parce que le métier d'AMP s'intéresse à la relation, il s'ouvre de fait au champ du « complexe ». Nous terminerons cet avant-propos en introduisant cette citation de Descartes :
« Si quelqu'un veut sérieusement rechercher la vérité, il ne doit pas faire choix d'une science particulière ; elles sont toutes unies entre elles et dépendent les unes des autres. Qu'il pense seulement à accroître la lumière naturelle de sa raison. »

Sommaire

Partie 3. La formation pratique

Partie 4. L'AMP diplômé

Introduction

La profession d'AMP est en plein développement. Depuis 1972, date de sa reconnaissance officielle par le premier arrêté ministériel, elle ne cesse de s'adapter à la diversité des situations d'accompagnement. L'AMP est la profession de l'accompagnement quotidien des personnes en situation de handicap, d'inadaptation ou d'exclusion.

Handicap et vieillesse ne sont pas des maladies mais des situations de vie. L'AMP est présent là où la poursuite de la vie dans la dignité et le respect nécessite une aide personnalisée.

Ce professionnel se trouve impliqué dans des situations de dépendance pour le meilleur et pour le pire. Le meilleur est de répondre avec discernement aux situations nécessitant l'aide d'une tierce personne. Le pire est d'abuser souvent inconsciemment en réduisant l'autre à n'être qu'un objet d'actes de soins.

Le mot « dépendance » peut être stigmatisant. Il renvoie le plus souvent à des manques, des impossibles. Accompagner une personne dépendante implique de mobiliser ses ressources, ses capacités et d'entendre son désir.

Par ailleurs, le mot « dépendance » peut être compris autrement, la situation de dépendance n'est pas exceptionnelle. Françoise Dolto, pédiatre et psychanalyste, disait en son temps que ce qui caractérise l'être humain est sa condition d'être dépendant : dès la naissance, le nouveau-né est dépendant des adultes qui prennent soin de lui afin d'assurer sa survie. Tout au long de la vie, l'être humain est dépendant en cela qu'il est marqué par le désir d'être désiré : toujours en attente d'une satisfaction affective, sexuelle, sociale, parentale, mais aussi matérielle. Nous n'en finissons pas de dépendre de ce qui n'est pas nous, de ce qui nous échappe, de ce sur quoi nous n'avons pas de maîtrise. F. Dolto ajoute que c'est là la chance de l'humain, car c'est de ce manque qu'il est riche.

L'AMP est directement concerné par les problématiques de dépendance parce que les effets du handicap ou du vieillissement créent une situation majeure de vulnérabilité. Ne pouvant faire face seules aux exigences de la vie quotidienne, des personnes éprouvent un réel besoin d'aide. L'AMP se trouve à cet endroit !

Le mot « aide » n'est pas là par hasard lorsqu'on fait référence au métier d'aide médico-psychologique.

Fort de son utilité, l'AMP doit cependant être vigilant sur les effets que les situations de dépendance peuvent induire dans la relation pour ne pas dire, faire, penser, aimer, à la place de la personne vulnérable.

Au-delà de l'utilité, la notion de service peut être mise en avant. Pour illustrer ce que nous entendons par service, nous citerons une phrase du film *La vie est belle* de Roberto Bénini : « …Tu es en service mais tu n'es pas en servage. Servir c'est l'art suprême. Dieu est le premier serviteur, Dieu est au service des hommes, il n'est pas l'esclave de l'humanité…»

Les savoirs, les compétences, la sensibilité relationnelle de l'AMP seront mises au service de la personne âgée ou handicapée. Ce renversement de la finalité professionnelle – celui qui sait n'est pas celui que l'on croit – caractérise la posture de l'AMP.

Ce livre voudrait contribuer à éclairer les différentes facettes de ladite posture.
Dans cette perspective, qu'il nous soit permis d'évoquer brièvement l'évolution récente de la fonction d'AMP dans l'accompagnement des personnes vieillissantes. Leur nombre est en constante progression car l'espérance de vie a augmenté.
On a dit que la vieillesse est un naufrage. Plusieurs écueils peuvent en effet faire de ces dernières années de vie les plus difficiles à vivre, alors qu'elles pourraient être aussi les années de la mémoire, du partage de l'expérience, de la tendresse…
Quand la solitude devient isolement, quand la vieillesse est considérée d'abord comme une maladie, quand on parle à l'autre à la troisième personne, quand on oublie de lui parler, de lui demander son avis, de se préoccuper de son confort quotidien : alors, la vieillesse est un naufrage pour tous ceux qui la vivent.
Pourtant quoi de plus précieux, dans ces moments d'isolement, de dépendance, où l'intimité physique et psychique est accessible à l'autre, que de trouver comme « personne de compagnie » un AMP sachant subvenir aux besoins essentiels d'une vie.
Pour cet accompagnement, qualités personnelles et professionnelles sont étroitement liées. Les premières ne se décrètent pas mais peuvent être l'objet d'un travail sur soi. Les secondes sont le fruit d'une construction progressive.
Le chemin parcouru lors de cette formation peut être illustré par le témoignage suivant de M. Dominique Pringuay, AMP dans un foyer de vie s'exprimant lors d'une journée régionale des AMP en PACA Corse.
« Il y a deux ans, quand on m'a demandé de suivre une formation en vue de l'obtention du CAFAMP, je pensais que huit années de pratique devaient suffire pour se prétendre professionnel et qu'il était temps de se rendre compte si j'étais apte ou non à exercer ce métier. Très rapidement, je m'aperçus que je ne possédai que de la bonne volonté, de la motivation, mais ni théorie ni technique sur lesquelles m'appuyer.
J'ai été, dès le premier regroupement, sensibilisé à l'importance d'un langage professionnel et adéquat pour respecter et faire respecter les personnes handicapées.
En effet, lors d'une première intervention, j'ai usé d'un jargon couramment utilisé pour désigner les personnes circulant en fauteuil : « Je travaille sur une unité de onze résidents multihandicapés, sept marchants et quatre fauteuils. » J'ai donné ainsi à ma formatrice Josy Lafaille l'occasion de me donner une première leçon. Elle m'a dit : « Ah bon ? Tu t'occupes aussi des fauteuils ? » Je me suis dit : « Cela commence bien ! » et je m'en voulais d'avoir pu dire une chose pareille, cela m'a paru tellement évident et pourtant… On reproche souvent au corps médical de désigner les patients par le nom de leur maladie : « Chambre 6, c'est l'hépatite, et son voisin ? – Là, c'est une péritonite… » J'ai été moi-même affecté par ce jargon quand, à l'accouchement de ma femme, qui avait été difficile, il avait fallu faire une césarienne. Une sage-femme, en me voyant attendre à la sortie du couloir, m'a dit : « Vous attendez la césarienne ? » J'ai répondu : « Eh bien, si c'est comme cela que vous surnommez ma femme, cela doit être ça ! » Eh bien moi, j'avais appelé quatre personnes handicapées des « fauteuils » : ce n'était pas mal non plus !
En deux ans il a donc fallu que je rééduque mon langage. J'ai appris à faire la nuance entre « il est » ou « il a » ou bien « il est atteint de… ».
J'ai appris à utiliser un langage plus technique, ce qui me permet de dialoguer avec l'équipe pluridisciplinaire. Ainsi, peu à peu, la communication s'est faite par l'utilisation de

mots nouveaux, en veillant à ce qu'ils n'engendrent pas de nouveaux « maux » comme l'incompréhension ou la dévalorisation de l'autre.
Je conclurai en disant qu'avant ma formation j'avais un métier. Aujourd'hui j'ai une profession. »

Le présent ouvrage se propose donc d'être une aide pour les AMP en formation, mais aussi un support de réflexion pour les équipes au sein desquelles ils travaillent.

Il s'adresse aussi aux formateurs, dont nous partageons la passionnante mission. Nous souhaitons qu'il laisse une large place à leur savoir-faire pédagogique, à leur créativité, sachant que la construction de la compétence de l'AMP ne se fait pas à partir d'un modèle ou d'un référentiel trop codifié.

Cet ouvrage se veut interactif, en présentant non seulement des fiches thématiques, des sujets de réflexion, des annales permettant à chacun de construire ses propres réponses et de les argumenter, sans jamais perdre de vue qu'il s'agit d'aider et de respecter des personnes vulnérables faisant confiance à l'AMP pour bien vivre.

Partie 1

Le métier d'AMP

I Historique

Quand, en septembre 1972, est paru le premier arrêté concernant la formation d'AMP, il y avait plusieurs années déjà que des personnes faisant fonction d'aide médico-psychologique étaient au travail, sans ce titre, sans statut et sans convention, mais avec la même dimension de soin, d'aide, d'accompagnement envers des personnes dépendantes, en l'occurrence des enfants très démunis.

Dans les années 1950, on les appelait **aides maternelles**. Elles exerçaient dans des établissements qui accueillaient de nombreux enfants « débiles profonds », en internat. Ces établissements, bien souvent, étaient situés dans des zones à dominante rurale, éloignées des villes.

Les enfants exigeaient une aide quotidienne, sur les plans matériel, physique et psychologique. Les besoins étaient grands dans ces établissements qui accueillaient ceux que l'on nomme aujourd'hui polyhandicapés, psychotiques, autistes, déficients profonds. « Il fallait réussir le passage d'une prise en charge encore proche du gardiennage à une compétence éducative efficace, responsable et reconnue. » [1]

Qui travaillait alors dans ces instituts médico-pédagogiques (IMP) ? Surtout des éducateurs spécialisés. Leur formation était essentiellement centrée sur la prise en charge des enfants en internat. Mais les besoins de ces enfants étaient immenses et multiples. Les aides maternelles furent donc associées aux éducateurs spécialisés pour la gestion de la vie quotidienne de ces enfants. En 1962, on les appela **aides médico-psychologiques**.

Une deuxième reconnaissance s'est faite dans le cadre des conventions collectives de 1951 et 1966. Le statut professionnel d'AMP est créé, avec un indice et un plan de carrière. On y précise que l'AMP est là pour seconder l'éducateur spécialisé dans les tâches de la vie quotidienne. Cette formulation fut à l'origine d'une ambiguïté persistante : l'AMP aide qui ? L'éducateur ou la personne handicapée ? L'histoire actuelle de cette profession apporte une réponse claire : l'AMP aide, accompagne, soigne la personne dépendante.

Il fallut attendre 1972 pour que naisse officiellement la profession d'AMP, avec un **arrêté ministériel**, sous l'impulsion de Marie-Madeleine Dienesch, secrétaire d'État aux Handicapés et à la Réadaptation.

En 1974 se crée le premier « Comité d'entente » regroupant les centres de formation d'AMP.

En 1978, un nouvel arrêté ouvre la fonction d'AMP aux hôpitaux généraux et psychiatriques.

Le docteur Salbreux fait remarquer à juste titre que la reconnaissance officielle de l'AMP, son inscription dans les conventions collectives, les premiers centres de formation et leur coordination ont été organisés avec une rapidité rarement rencontrée dans le secteur des professions sociales et médico-sociales : c'est dire si les besoins étaient grands et la compétence de l'AMP déjà reconnue et comprise dans de nombreux secteurs de l'intervention médico-sociale.

---

1. Roger Salbreux, pédopsychiatre, fondateur des CAMSP, ancien directeur du CESAP, Intervention à la première journée régionale des AMP : « Profession : AMP », à l'IRTS-PACA et Corse, 1993.

En 1980 se tient à Fublaines, dans la région parisienne, la première assemblée générale des AMP.
Le **30 avril 1992** paraît le dernier arrêté concernant la formation et les fonctions de l'AMP. L'évolution continue en insistant sur la place de l'AMP « au sein d'une équipe pluridisciplinaire et sous la responsabilité d'un travailleur social ou médico-social ». La référence à l'éducateur spécialisé a disparu. L'AMP n'est plus seulement en exercice dans le secteur de l'enfance et de l'éducation spécialisée. On le retrouve de plus en plus auprès d'adultes et de personnes âgées.
En 1998, à l'initiative du CESAP, se tient la première Journée nationale des AMP. Depuis, la profession s'est structurée et la Fédération nationale des AMP, regroupant un certain nombre d'associations régionales, a vu le jour en septembre 2000.
Le **11 avril 2006**, un nouvel arrêté met en place le diplôme d'État d'AMP, attendu par les professionnels depuis de nombreuses années. Il rejoint ainsi les nouvelles appellations des qualifications du domaine social et médico-social. Le secteur de l'accompagnement social est ouvert à l'AMP. En d'autres termes, l'évolution de la profession est liée aux contextes, juridique et socio-économique. En ce qui concerne l'aspect juridique, la loi du 2/01/2002, « loi rénovant l'action sociale et médico-sociale », insiste entre autres sur la reconnaissance des droits des personnes handicapées. Celle du 11/02/2005, « loi pour l'égalité des droits et des chances des personnes handicapées », offre des moyens de mise en œuvre des principes de droit énoncés.
Ces deux lois fondamentales exercent une **profonde influence** sur le champ d'exercice professionnel.
Concernant l'aspect socio-économique, la formation professionnelle du métier d'AMP s'adapte aux besoins d'un marché de l'emploi des jeunes et des personnes non qualifiées. Par ailleurs, pour répondre aux besoins croissants d'une population vieillissante, la politique nationale favorise les métiers d'aide à la personne.

Un nom à connaître

François Tosquelles, décédé en 1995, fut le concepteur de la fonction d'aide maternelle. Psychiatre d'origine catalane, il a dû se réfugier en France lors de la guerre civile d'Espagne en 1936. Une certaine ironie du sort fait que ce réfugié communiste travaille rapidement avec un prêtre, l'abbé Oziol, en Lozère, dans les établissements du Clos du Nid de Lozère, puis de l'Oise.
Cet homme d'un grand humanisme a profondément bousculé les traditions psychiatriques françaises. Il est à l'origine de ce que l'on peut appeler les « analyses de pratiques professionnelles », qu'il savait conduire, inlassablement, avec une pertinence très exigeante sur le plan théorique et très accessible pour son public : « On pourrait, si vous le voulez bien, parler soit des problèmes qui concernent n'importe lequel des enfants à votre choix, soit de vos propres doutes, hésitations ou réussites, de votre attitude avec tel ou tel enfant ou groupe d'activités, soit de vos relations avec les enfants, ou bien encore des enfants entre eux, ou des éducateurs avec les autres adultes de l'institution [1]. »

1. F. Tosquelles, *Pédagogie et psychothérapie institutionnelle*, n°s 2 et 3, 1966 : « Le Clos du Nid, un essai de rééducation et de psychothérapie institutionnelle chez les débiles profonds ».

Il a été ainsi à l'origine de quelques « idées forces » qui étayent encore de nombreuses pratiques médico-sociales contemporaines : celle de psychothérapie institutionnelle, celle de maternage thérapeutique. On lui doit d'avoir su bousculer les professionnels en leur faisant prendre conscience des liens profonds et nombreux qui les unissent aux personnes dont ils s'occupent.
Parmi les ouvrages qu'il a écrits, deux sont à retenir, malheureusement difficiles à trouver :
– *La Pratique du maternage thérapeutique.*
– *La Rééducation des débiles mentaux profonds.*

II Le décret du 2 mars 2006 et l'arrêté du 11 avril 2006

Le **décret du 2 mars 2006** institue le DEAMP.

« Le diplôme d'État d'aide médico-psychologique atteste des compétences professionnelles nécessaires pour exercer une fonction d'accompagnement et d'aide dans la vie quotidienne auprès de personnes en situation de handicap ou dont la situation nécessite une aide au développement ou au maintien de l'autonomie sur le plan physique, psychique ou social.
Il est structuré en domaines de compétences et peut être obtenu par la voie de la formation ou, en tout ou partie, par la validation des acquis de l'expérience.
Il est délivré par le représentant de l'État dans la région. » (Article 1)

L'**arrêté du 11 avril 2006** encadre la formation et la fonction de l'aide médico-psychologique.

Cette formation (article 3) est **« dispensée de manière continue ou discontinue, sur une amplitude de 12 à 24 mois. Elle comporte 495 heures d'enseignement théorique et 840 heures de formation pratique ».**

Nous développerons la formation théorique dans la partie 3 et la formation pratique dans la partie 4.

L'arrêté définit un diplôme d'État qui **« atteste des compétences professionnelles pour exercer les fonctions et les activités telles que définies dans le référentiel professionnel mis en annexe »** (article 1).

Voici ce référentiel.

« L'aide médico-psychologique exerce une fonction d'accompagnement et d'aide dans la vie quotidienne.
À ce titre, il intervient auprès d'enfants, d'adolescents, d'adultes en situation de handicap (que la déficience soit physique, sensorielle, mentale, cognitive, psychique, qu'elle résulte d'un polyhandicap ou d'un trouble de santé invalidant).

Il peut également intervenir auprès de personnes dont la situation nécessite une aide au développement ou au maintien de l'autonomie sur le plan physique, psychique ou social. Le rôle de l'AMP se situe à la frontière de l'éducatif et du soin. Il prend soin des personnes par une aide de proximité permanente durant leur vie quotidienne, en les accompagnant tant dans les actes essentiels de ce quotidien que dans les activités de vie sociale et de loisirs.
À travers l'accompagnement et l'aide concrète qu'il apporte, l'AMP établit une relation attentive et sécurisante pour prévenir et rompre l'isolement des personnes et essayer d'appréhender leurs besoins et leurs attentes afin de leur apporter une réponse adaptée. Il a un rôle d'éveil, d'encouragement, de soutien de la communication et de l'expression verbale ou non.
Par le soutien dans les gestes de la vie quotidienne, l'aide médico-psychologique participe donc au bien-être physique et psychologique de la personne. Il contribue également à la prévention de la rupture et/ou à la réactivation du lien social par la lutte contre l'isolement, le maintien des acquis et la stimulation des potentialités.
L'AMP intervient au sein d'équipes pluriprofessionnelles. Selon les situations, il travaille sous la responsabilité d'un travailleur social ou d'un professionnel paramédical. »

Ce référentiel est essentiel pour repérer les champs de compétence de l'AMP. Il contient à lui seul les nombreuses évolutions possibles offertes par ce métier, tout en fixant le cadre de son exercice.
Les mots-clés de ce référentiel sont :
Le **soutien dans la vie quotidienne** : l'AMP est bien repéré dans son utilité auprès de personnes dépendantes pour les actes de la vie quotidienne. Cette priorité est à rappeler car elle n'est pas conditionnée par le cadre de vie de la personne. Que celle-ci soit en institution, chez elle, en groupe ou en famille, elle a besoin d'une tierce personne pour l'aider dans sa vie quotidienne, aide sans laquelle elle pourrait être en danger physique, psychique ou social. Cela explique qu'il puisse y avoir des AMP qui travaillent à domicile ou au sein d'un service d'accompagnement à la vie sociale (SAVS).
Les personnes pouvant être confiées à l'AMP sont de tout âge. Leur situation de handicap et leur état de dépendance appellent son intervention. Il s'agit avant tout d'un accompagnement individualisé, même si ces personnes vivent en collectivité en dépit des contraintes institutionnelles.
L'AMP **travaille au sein d'une équipe**. Cet élément prime sur le cadre institutionnel de l'intervention de l'AMP, pouvant travailler dans un service « ouvert » pour autant qu'il le fasse au sein d'une équipe pluriprofessionnelle.
L'AMP exerce **sous la responsabilité d'un travailleur social ou paramédical,** ce qui signifie d'abord que l'AMP, comme la plupart des salariés d'un établissement ou service, se trouve sous la responsabilité hiérarchique et technique d'une personne qui en a le statut. Il n'est plus question aujourd'hui de désigner tel ou tel professionnel, comme cela a pu se faire pour les éducateurs spécialisés (*cf.* la convention collective de 1966).
Par ailleurs, le champ professionnel de l'AMP est particulièrement ouvert puisqu'il touche aussi bien au social qu'au médico-social. Aussi l'AMP peut-il se retrouver sous la responsabilité d'un chef de service éducatif, d'une assistante sociale, d'une infirmière coordinatrice, etc. L'actuel référentiel évoque ensuite les lieux de travail possibles de l'AMP.

Par rapport aux champs professionnels ouverts par l'arrêté de 1992 surtout centré sur les lieux d'hébergement pour personnes souffrant d'un handicap physique, mental, et de vieillissement, celui-ci offre des ouvertures intéressantes : les structures publiques, privées et associatives mises en place à partir de la loi de 2002 comme les foyers d'accueil médicalisé.
Des structures plus anciennes s'ouvrent aux AMP, comme les centres d'aide par le travail, devenus établissements et services d'aide par le travail (ESAT). Il faudra être vigilant pour que les AMP occupent bien des fonctions en correspondance avec leur qualification et soient affectés à l'accompagnement des ouvriers handicapés dans leur vie quotidienne, et non à la production qui demeure le domaine des moniteurs d'atelier et des éducateurs techniques spécialisés.
La place des AMP dans le secteur psychiatrique est affirmée. Elle permet, en complémentarité avec l'approche médicale, d'exercer des pratiques professionnelles davantage centrées sur la vie quotidienne, ainsi que l'accès à une vie sociale et culturelle. Pour l'AMP, la notion de soin à la personne comprend l'ensemble de ces dimensions.
Le travail à domicile, déjà présent, est maintenant largement reconnu : SSIAD (service de soins infirmiers à domicile), service d'accompagnement à la vie sociale (SAVS), service d'accompagnement médico-social pour personnes adultes handicapées (SAMSAH) mis en place par les conseils généraux dans le cadre des maisons départementales du handicap (loi de 2005) intègrent des AMP dans leurs équipes.
Le secteur d'accueil des personnes âgées est fortement évoqué : maison de retraite, foyer-logement, résidence service, longs séjours hospitaliers et établissement hébergeant des personnes âgées dépendantes (EHPAD), etc.
Plus novatrices sont les possibilités offertes à des structures à caractère social de faire appel à des AMP : maisons d'enfants à caractère social (MECS), centres d'hébergement et de réadaptation sociale (CHRS), foyers d'insertion et de transition.

III Regards pluriels sur le métier d'AMP

Tel qu'énoncé dans l'avant-propos, nous souhaitons vous faire partager les réflexions, les regards croisés, les interrogations, la diversité de points de vue de personnes ayant selon nous une parole singulière et engagée sur l'exercice du métier.
Nous souhaitons que la lecture des textes, extraits des actes des différentes journées régionales de l'IRTS PACA-Corse, vous aide dans votre propre cheminement, ouvre des perspectives et crée une dynamique de partage.
Nous tenons à remercier chaleureusement celles et ceux qui se sont exprimés lors de ces manifestations, leurs paroles font sens encore aujourd'hui.

1er texte

« L'accompagnement des personnes en situation de dépendance dans les actes de la vie quotidienne » est une formule que vous pourrez lire dans l'ensemble des écrits pour définir le rôle de l'AMP.
Cette phrase installe l'AMP dans un investissement quotidien. Chaque jour ce professionnel construit la relation avec « autrui », il crée du lien social. L'AMP assure ce que l'on pourrait populairement nommer le « minimum vital ». Tous les jours, dans les situations d'accompagnement à la toilette, au coucher, au lever, aux repas, cet accompagnant marque l'intention professionnelle d'aider des personnes vers un mieux-vivre. Ces actes sont trop souvent banalisés parce qu'ils se répètent quotidiennement et plusieurs fois par jour.
Pourtant toute la complexité tient dans ce paradoxe, « toujours la même chose et jamais la même chose ». Le respect du rythme, des goûts, des demandes, des besoins, des désirs rend indéfiniment variables les interventions de l'AMP. Cette quotidienneté permet une proximité, une connaissance issue d'observations, d'échanges. Cette posture d'écoute donne confiance à des êtres qui n'en ont jamais trop.
Ainsi les AMP réinscrivent dans notre société (depuis le début des années 1960 avec Tosquelles) des personnes trop longtemps ignorées. C'est à partir de gestes, de paroles, de regards qu'ils permettent à chacun d'exister dans la dignité.
Les fondements de cette posture professionnelle tiennent à l'intérêt porté au genre humain et à la connaissance de chacune des personnes accompagnées.
Les attentions quotidiennes sont des réponses à un être singulier qui est à la fois un être dans un groupe et plus largement dans une société. L'aide est une réponse à un individu en tant qu'être singulier mais aussi en tant que membre d'une collectivité. L'AMP doit réfléchir à chacune des situations qu'il rencontre car il est pris dans cette problématique qui oppose l'individu et le collectif.

On comprend maintenant pourquoi cette profession ne peut s'envisager par l'application de techniques. L'AMP n'est pas un technicien car la technicité répond de manière uniforme aux différentes situations rencontrées. À l'inverse, le technicien a la maîtrise de la réponse qu'il apporte, il est spécialiste, maître d'un art. Lors de l'accompagnement aux toilettes par exemple, c'est la personne accompagnée qui détient les informations essentielles pour la réalisation de cet acte. Contrairement aux apparences ce n'est pas le professionnel qui sait ! La rencontre avec l'« autre » a lieu si les deux personnes en présence mettent en commun ce qu'elles savent, d'autant plus si ces deux êtres se trouvent dans le même espace-temps, c'est-à-dire l'« ici et maintenant ».

Cette dimension temporelle qu'est le présent inscrit l'AMP dans une pratique professionnelle désuète, alors que d'autres professionnels contribuent activement au projet. Il semble aller à contresens d'une équipe pluriprofessionnelle orientée vers l'avenir, le devenir d'un certain nombre de personnes. Le présent n'aurait-il pas de valeur ?

Si notre regard se pose l'espace d'un instant sur notre société, on la découvre pressée, voire très pressée d'être demain. Par exemple les personnes vivant en couple inscrivent en crèche leur enfant à naître. Les « projets » nous pressent vers l'objectif à atteindre, sans nous inviter à les vivre. Le projet n'existe que dans l'avenir, il n'a pas de présent car lorsqu'il se réalise, il n'existe plus.

Par conséquent, si l'AMP vit dans le présent de la personne à aider, si certains professionnels envisagent le futur de chacune des personnes, nous pouvons en déduire que le travail d'équipe est nécessaire.

L'AMP exerce cette fonction qui consiste à transmettre des informations sur les personnes aidées afin de les inscrire dans une réalité quotidienne au sein d'une équipe.

2e texte

Je suis AMP dans un foyer de vie accueillant des adultes atteints de syndrome autistique et de psychose. Les résidents habitent dans trois maisons ayant chacune son identité et sa particularité. Je travaille dans une maison qui s'appelle la Restanque. Deux femmes et sept hommes habitent ce lieu.

En ce qui concerne l'accompagnement au quotidien, je vous parlerai de ces neuf personnes qui me reçoivent quotidiennement chez elles et qui acceptent ma présence. L'accompagnement au quotidien ne veut pas dire faire à la place de l'autre, mais faire avec l'autre, le guider dans ses gestes tout en respectant son rythme, ses désirs, ses besoins en sachant observer pour répondre à ses attentes.

Dans tout accompagnement, il faut un lien qui ait du sens pour l'autre et pour soi. Accompagner l'autre, c'est lui permettre d'exister par lui-même, apaiser sa souffrance psychique à travers son corps. Tous les instants d'une journée peuvent demander un accompagnement suivant la problématique de chacun.

Pour illustrer mes propos, je vous présenterai une journée à la Restanque, en commençant par le **lever** et en vous parlant de Dominique.

Dominique est un jeune homme psychotique de structure abandonnique. La relation duelle, durable, avec l'autre, lui est insupportable. Il fait tout pour que celle-ci ne dure pas. Les levers de Dominique sont difficiles : il s'enroule dans ses draps et tourne sur lui-même inlassablement. Il refuse tout contact et peut même devenir violent. Le matin, je frappe à sa porte pour le prévenir que je m'invite à débuter la journée avec lui, que je veux partager un moment de son intimité. Je lui dis bonjour, je lui demande s'il a bien dormi, lui parle du temps qu'il fait, de ses activités de la veille, des vêtements qu'il veut mettre.

Si Dominique arrête de tourner dans son lit, je sais que le lever sera facile. Si ce n'est pas le cas, je verbalise le fait qu'il a du mal à se lever, je le laisse donc tranquille et je passe le relais à un autre membre de l'équipe, qui sera peut-être mieux accepté par Dominique. Un bon lever de Dominique entraînera peut-être une bonne journée.

Au niveau de la **toilette**, je vous parlerai de Nadine.

Nadine est une jeune femme présentant de nombreux replis autistiques. Elle a des moments de pulsions d'auto-agressivité en se mordant très fort le bras. La relation avec l'autre est elle aussi très précaire et presque inexistante. Lors de la toilette, ce lien est pourtant vrai. Nadine est peu autonome dans cet acte qu'est la toilette corporelle, même si des progrès à ce niveau sont réels. Nadine prend un gant et le savonne, mais il faut l'accompagner en nommant toutes les parties de son corps, même les plus intimes, et expliquer tous les gestes accomplis, ma main guidant la sienne. Tout geste non verbalisé peut être considéré comme une intrusion et déclencher une crise d'angoisse.

Pour le **repas**, j'ai choisi de vous parler de Thierry.

Thierry est un jeune homme autonome. Un cercle antidérapant et un rebord d'assiette facilitent la prise de nourriture. Là encore, le verbal est primordial, mais l'accompagnement gestuel tout autant. Thierry mangeait avec une cuillère à son arrivée, elle a été remplacée par une fourchette. Nous aidons Thierry à prendre la nourriture avec celle-ci, mais nous le laissons seul pour l'amener à la bouche. Nous sommes en quelque sorte un support humain. L'équipe l'intègre dans la vie du groupe en lui imposant certaines règles, par exemple ramener son assiette, avec notre aide. Notre accompagnement vise donc à une meilleure intégration dans le groupe.

Les **activités** au niveau du foyer se divisent en deux groupes.

Celles du matin ont une connotation de travail. Il y a la serre et les espaces verts. Leur but est d'amener les résidents, en les aidant, à poser des actes qui ont du sens, à se structurer, à leur donner leur dignité humaine à travers la notation de « faire quelque chose », pour leur éviter une errance physique et une errance psychique.

Les activités de l'après-midi sont plutôt orientées vers le loisir et la culture.

Dans ces activités plus ou moins manuelles, le but recherché n'est pas systématiquement la beauté. Il leur est proposé de s'exprimer à leur façon, les mains étant le prolongement du corps et de l'esprit.

Pour ma part, j'anime un atelier « fontaine ». C'est une fontaine en pierres empilées les unes sur les autres et formant un petit muret retenant un bassin.

Les adultes que nous accueillons sont dans une continuelle angoisse de morcellement. Ils sont constamment dans un état de démantèlement. Ils sont incapables de se considérer comme des êtres à part entière. Ils ne sont pas construits intérieurement, et cette souffrance se traduit par des crises d'angoisse.

À mon niveau, la construction du mur de la fontaine les aide peut-être à se construire

eux-mêmes, à se préparer psychiquement. La fontaine leur fait découvrir qu'ils sont capables d'édifier quelque chose, eux qui sont morcelés intérieurement.
Il en est de même pour Fanny. Ensemble nous confectionnons des pantalons. Sa problématique se situe autour de son angoisse de morcellement et de sa fonction contenante. Fanny déchire systématiquement tous les pantalons. Donc ensemble nous réparons, nous recousons. Je l'accompagne dans cet acte de réparation. Ainsi pourrait-on dire qu'elle se fait une seconde peau et il est vrai que les pantalons faits par elle durent beaucoup plus longtemps que les autres.
La **nuit** du vendredi est particulière puisque c'est moi qui l'assure.
Tout un rituel est organisé avec mon collègue de travail. La toilette et la mise en pyjama se font avant le repas, et c'est moi qui accompagne les résidents individuellement dans leur chambre. J'ai un petit mot rassurant pour chacun, j'explique quelle sera l'équipe du lendemain, et je leur rappelle que je suis là en cas de problème la nuit. La nuit étant porteuse d'angoisse, j'essaie d'être la plus rassurante possible.
Il existe aussi des **accompagnements plus spécifiques**, comme pour Christophe.
Christophe a du mal à aller à la selle, il réingurgite ses excréments. Sa problématique se situe au niveau de son angoisse du vidage : il a peur de se vider et de ce fait il réincorpore tout ce qu'il a perdu. Il a besoin de réapprentissage sphinctérien. Nous l'accompagnons aux toilettes, nous le rassurons en lui notifiant que ce n'est pas lui qui disparaît et qu'il reste entier.
En ce qui concerne les moments de grande angoisse et de passage à l'acte, nous nous devons là aussi d'expliquer, de verbaliser. Nous disons que nous comprenons leur angoisse, leur souffrance, mais que cela peut être traduit autrement. Nous essayons d'être le plus rassurant et le plus contenant possible. Une réponse faite d'un sourire, d'une caresse, nous prouve que nous sommes sur la bonne voie et que notre accompagnement a du sens.
Tout ce travail ne peut se faire que dans un travail d'équipe, basé sur une réflexion pluridisciplinaire dans le but de réduire leur souffrance par un fil conducteur commun.
Toute l'équipe a les mêmes comportements face à ces neuf adultes. La base de cet accompagnement se trouve dans le projet individuel. C'est une affaire tripartite entre le résident, sa famille et l'institution. Cette réflexion nous conduit à un travail sur le groupe d'internat. Le résident est très sensible aux atmosphères, nous devons arriver à la maison avec une sérénité certaine et vraie.

Anne Novoli Costa, extrait de la 4e journée régionale AMP, IRTS Paca Corse.

3e texte

Elle mange tout ce qu'elle trouve, brindilles, feuilles, insectes. Elle est très obsessionnelle pour le café. Elle peut boire une cafetière en un temps record. Elle doit être constamment surveillée et assistée dans tous les actes de sa vie quotidienne.
À son arrivée en 1987, cette résidente était de forte corpulence et d'un tempérament calme. Elle marchait sans arrêt et sans but dans tout l'établissement. Nous avions du mal à la cadrer et, de ce fait, celle-ci en profitait pour vider les poubelles et manger

tout ce qui se trouvait à sa portée. Apparemment elle avait besoin d'évasion mais pour sa sécurité nous étions dans l'obligation de lui trouver un moyen de contention. Un portail a été placé sur le lieu de vie. Ceci peut nous faire penser à un enfermement, mais par rapport à son psychisme déstructuré, il fallait lui imposer des limites et des règles à suivre.

Nous l'avons aidée en la sécurisant afin d'alléger ses angoisses.

Depuis deux ans, l'état général de cette résidente s'est dégradé, surtout au niveau physique. Elle s'est beaucoup amaigrie du fait de vomissements répétés. Son organisme supporte de plus en plus mal la nourriture, qu'elle soit solide ou liquide. Son visage reflète son mal-être. Elle crie, pleure, se jette à terre, s'automutile.

Toute l'équipe pluridisciplinaire se mobilise pour tenter de trouver une solution. Les examens médicaux ont démontré l'existence d'une hernie hiatale et l'observation journalière de son alimentation nous a permis de constater une intolérance absolue au lait et à ses dérivés. À l'issue de ce constat, nous avons mis en place un nouveau protocole alimentaire qui semble jusqu'à ce jour efficace.

Toute l'équipe s'est sentie impuissante face à la douleur de cette résidente, ce qui nous a amenés à nous interroger sur ce qu'est la souffrance, et quels sont les moyens mis à notre disposition pour la pallier.

Comment faire pour éviter notre désarroi devant certaines maladies mentales ? Pour moi, qui suis AMP, cela me pose vraiment beaucoup de problèmes, et c'est pour cela que je voulais en parler.

Je voudrais vous parler de Katia, née en 1968 à Avignon. Elle est la dernière d'une fratrie de neuf enfants. Elle est brune aux yeux noisette et son visage est agréable. Elle se déplace en fauteuil roulant.

Katia est paraplégique de naissance à cause d'un *spina-bifida*. Une hydrocéphalie s'est ajoutée à cela qui a entraîné un handicap intellectuel.

Cette jeune femme a connu de nombreux placements (25) et de nombreuses hospitalisations dus à sa pathologie.

Katia n'a pas la maîtrise du langage et ne dit pas « je ».

La situation fréquemment observée est celle-ci. Katia se met à crier en appelant un membre de l'équipe. Elle se mord, se tire les cheveux. L'équipe est souvent occupée dans ces moments-là. On a pu observer que Katia présente ce type de comportement au moment des repas, des activités et de la mise en pyjama, lors des visites des familles des autres résidents et aussi lorsqu'il y a des contraintes.

Le fait qu'elle s'automutile est un problème pour le personnel, car elle met en jeu sa sécurité physique et psychologique. On ne peut pas être insensible face à ces comportements qui suscitent émotion, culpabilité, angoisse, bouleversement des professionnels. Ces comportements laissent penser qu'elle souffre.

Est-ce de l'angoisse, de la peine, éprouve-t-elle de la souffrance, une recherche d'exclusivité, une recherche affective ? Cette attitude nous fait penser qu'elle voudrait se détruire en se tirant les cheveux et en se mordant comme elle le fait.

Katia doit bien avoir une raison à ce comportement. Veut-elle exprimer quelque chose qui la concerne et qu'elle ne pourrait pas dire avec des mots ?

Il y a eu un moment de la vie institutionnelle où ce comportement était appelé « caprice ».

On suppose qu'alors l'importance de sa colère était minimisée, peut-être parce que ce comportement déconcertait et de ce fait était cause d'une forme d'impuissance.
Lorsque les crises de Katia se déclenchent, elle n'entend plus rien. Il nous semble que sa colère et ses cris sont profonds. Une des personnes de l'équipe décide d'intervenir et se met à l'écart du groupe avec elle, tout en sachant que, si besoin est, il y aura un relais de l'équipe.
On essaie de la calmer en lui parlant doucement, en lui demandant la raison de la colère qu'elle n'arrive pas à mettre en mots. On l'embrasse en la serrant fort contre nous et souvent cela se termine en gros sanglots, ce qui est récent chez elle.
On suppose que notre attitude qui accepte que pour elle il puisse se passer quelque chose d'important, même si nous ne savons pas la nommer, a aidé Katia à évacuer sa colère.
Katia présentait des troubles du comportement qui l'empêchaient d'être intégrée à des groupes d'activité. Elle venait en spectatrice et partait dès qu'il y avait un peu trop de monde autour d'elle.
Aujourd'hui elle est passée de son fauteuil roulant à une chaise et participe vivement aux activités proposées en petits groupes.
Lors de visites des familles, nous lui proposons des sorties régulières car on suppose qu'il y a là une cause de douleur pour elle qui n'a jamais connu de cadre familial.
Petit à petit, et par un travail d'équipe cohérent, nous essayons de faire en sorte que Katia, malgré une carence affective importante, arrive à trouver un certain équilibre au sein du groupe, à travers un accompagnement adapté et par le biais des activités et des sorties.
Par les réponses que nous pouvons lui apporter [...], même si [ses demandes] sont masquées à travers une colère, l'important pour l'équipe est que Katia arrive à trouver ses règles dans l'établissement, ses repères et sa joie de vivre, ce qui nous montrera qu'elle a trouvé sa place dans l'institution.
Le fait qu'elle puisse désormais pleurer nous semble déjà un pas dans cette direction.
À travers ce témoignage nous attendons des échanges de pratiques qui nous orienteraient vers de nouvelles pistes de travail, de nouvelles hypothèses qui nous permettraient d'avoir plus d'ouverture.

Jeannine Durbesson, AMP dans une MAS,
extraits de la 7e journée régionale, AMP IRTS Paca Corse.

4e texte

La menace

Cela fait bientôt deux ans que je travaille dans une maison d'accueil spécialisée, lieu de vie principal de 34 personnes atteintes d'infirmité motrice cérébrale.
Deux ans depuis ma dernière rencontre avec le handicap, deux années durant lesquelles j'ai appris à connaître et à partager la vie de personnes peu ordinaires dont le chemin difficile et le quotidien ont peu de chose à voir avec l'« individu lambda » que l'on croise

tous les jours dans la rue ou chez le boulanger de son quartier. Des personnes peu ordinaires et pourtant tellement similaires aux autres dans leurs envies, leurs petits plaisirs et plus encore dans leur besoin de se réaliser, même si cela leur est mille fois plus difficile. Le handicap moteur prive la personne de ses ailes mais il ne la prive pas de son envie de voler…

Deux années, c'est court pour tout apprendre d'un travail qui consiste à s'occuper de personnes dépendantes, si différentes les unes des autres. Il faut beaucoup plus pour y parvenir et, si tant est que cela soit possible, il faudrait peut-être une vie entière.

Pourtant deux ans c'est suffisamment court pour oublier, c'est suffisamment court pour ne plus savoir…

C'est suffisamment court pour sentir la menace qui nous guette tous et qui peut nous rattraper un jour ou l'autre.

La menace ?

La menace, c'est la routine.

C'est la lassitude, cousine de l'habitude et de nos repères chèrement gagnés au fil des jours et grâce à quoi notre travail est aussi plus facile.

C'est un mode de pensée dans lequel on se conforte car il nous offre le plaisir de croire que l'on a définitivement trouvé les réponses à nos questions.

C'est comme un fauteuil molletonné bien confortable dans lequel on est tellement bien assis qu'on n'a pas envie d'en sortir.

C'est comme une télévision qui nous diffuse des programmes tellement « sympas » que l'on n'éprouve même pas le besoin de réfléchir.

C'est voir l'autre comme on se persuade de le voir puisque c'est plus commode comme ça.

C'est penser que l'autre ne parviendra pas à faire puisque, de toute façon, il n'a jamais songé à essayer.

C'est ne plus lui dire bonjour quand on rentre dans sa chambre puisqu'il ne nous répond pas.

C'est transporter et déposer son corps comme un paquet car il ne s'en est jamais plaint.

C'est se plaindre de la routine des autres quand on a aussi pour mission de veiller à ce qu'ils n'y sombrent pas.

C'est ne plus se demander ce que l'on fait là…

La routine, je la connais car elle s'offre à moi tous les jours comme aux autres et il est d'autant plus agréable de se laisser séduire par elle que j'ai parfois l'impression qu'elle fait partie des murs de l'institution. Après, c'est une question de choix… Lorsqu'elle s'installe, c'est notre âme que nous perdons et les raisons pour lesquelles nous avons choisi de faire ce travail virent au non-sens car nous avons décidé, pour la plupart d'entre nous, de partager le quotidien des résidents et non pas leur routine qui est, en quelque sorte, un peu la nôtre.

La routine, c'est aussi de ne jamais en parler lors des réunions d'équipe qui sont de toute façon trop rares pour s'en faire une priorité. Alors, parfois, quand je la sens trop présente, je m'immerge dans l'univers des résidents pour ne pas oublier le sens de ce que je fais au quotidien et imaginer ce que nous pourrions faire de différent. Je ris et j'essaye de les faire rire. Nous parlons, nous échangeons et la machine repart et c'est comme cela que ça marche ; en me disant que si je dois croiser l'« individu lambda », alors, ce sera peut-être dans ma rue ou chez le boulanger de mon quartier.

Thomas Lacquemant, AMP en fin de formation.

Comme nous le découvrons à la lecture de ces différents textes, les situations d'accompagnement sont d'une extrême diversité comme le sont tout autant les postures professionnelles.

Nous nous permettons d'insister sur le caractère précieux de ces ajustements successifs évitant la recherche d'une juste réponse *a fortiori* généralisable à l'ensemble des situations comme le proposent parfois les procédures et les protocoles.

L'exercice du métier d'AMP implique l'accueil de ce qui surgit, de ce qui advient, surprend, comme autant d'ajustements successifs sans qu'il soit préalablement possible de les envisager.

Cependant en regard de la répétition des actes de la vie quotidienne, des rythmes imposés, des conditions de travail, de l'absence d'espaces de paroles libres et de tant d'autres choses encore… La « menace » rôde et dénature la dimension de l'accompagnement.

Ce choix de textes vous a invité à penser le métier à partir d'un champ de possibles, en contrepoint à toutes tentatives de définitions forcément réductrices.

IV Rencontres avec la différence

Nous vous invitons dans un premier temps à lire les propos de Simone Sausse recueillis dans les actes d'une journée régionale AMP, à l'IRTS PACA-Corse, ayant pour thème : « Des mots pour ne pas se dire ».

« … Ce qui se passe au moment de l'annonce de la naissance d'un enfant différent. Par exemple, les familles parlent de leur difficulté à envoyer un faire-part de naissance. Il y en a qui renoncent, d'autres qui modifient la présentation pour ne pas créer un trop gros contraste entre la joie de l'annonce d'une naissance et le chagrin de l'annonce du handicap. On retrouve là une impossibilité du rituel qui rejette ces familles encore plus du côté de la solitude et qui peut expliquer l'importance des associations, qui peuvent être le lieu où les choses peuvent être partagées et éventuellement ritualisées…
[…] Il y a un conformisme très fort, on dit des enfants trisomiques, ils aiment bien plaire, ils sont gentils. En Angleterre une psychanalyste a écrit un ouvrage, non encore traduit, où elle parle beaucoup du sourire *stupid* qu'il faut comprendre comme figé dans une image en réponse à une attente avec une idée de soumission. Là serait le signe de la culpabilité de celui qui sait qu'il est un enfant non désiré, et même qu'il est l'enfant, peut-être, qui n'aurait pas dû exister…

[…] Les relations avec les parents. L'enfant handicapé constitue pour les parents une blessure narcissique extrêmement profonde : il est un morceau d'eux-mêmes, une projection d'eux-mêmes, et quand ils confient cet enfant à quelqu'un la relation va être très investie affectivement, très forte, et pouvant aller dans un sens comme dans un autre. L'un serait celui de l'idéalisation, l'enfant étant investi de pouvoirs extraordinaires, de compétences exceptionnelles, ce qui est très flatteur mais aussi très dangereux. Il faut savoir, comme le disait Mélanie Klein, que ce qui est idéal ne devient jamais bon : l'objet idéalisé ne devient jamais un bon objet, il risque plutôt de devenir un très mauvais objet. Souvent, on passe de l'idéalisation à la persécution. Le jour où la personne idéalisée déçoit trop, il va y avoir un mouvement de renversement du côté de la persécution, de la revendication, des reproches. Ces relations idéalisées demandent une grande vigilance. Cette idéalisation peut être aussi mutuelle : à parents parfaits, soignants parfaits… »

1 Accompagnement des personnes en situation de handicap

La difficulté essentielle consiste ici à éviter la caricature d'un être pensant. La vigilance est de rigueur car la stigmatisation des difficultés que rencontrent les personnes en situation de handicap risque d'effacer les qualités humaines des individus concernés et la singularité de chacun.

Ces personnes ont le devoir d'exister dans une société normative, cette dernière étant marquée par une politique de performances. En effet la mise en concurrence pousse les hommes dans le « toujours plus » : plus vite, plus riche, plus productif, plus fort, plus beau, plus intelligent… On peut voir ce fait comme une évolution, mais le « toujours plus » impose la comparaison, la mesure, l'évaluation, par conséquent un système de valeurs. Une des consolations pour les individus ne faisant pas partie de l'élite consiste à se situer dans la norme.

Ainsi nous vivons dans la dictature des kilos, des centimètres et du coefficient intellectuel. Reste-t-il une place pour ceux qui ne se situent pas dans les normes ? Comment exister dans la différence ? Comment vivre sa différence ?

Jacky, Éric, Thierry, Patricia, Salim, Sylvain, Jean-François, Christophe, Rodolphe, Karine, Bruno, Chantal, Christian, Brigitte, Christine, Marie-José, Antoine… Tous vivent dans des établissements spécialisés. L'accueil de personnes aux faciès très singuliers, aux comportements instinctifs, intuitifs, spontanés, soumis aux rythmes de production d'un « travail en milieu protégé » pour certains.

Les autres personnes « inadaptées » au travail en milieu protégé se trouvent inscrites dans des projets de socialisation. Leurs comportements, leurs manières d'être font l'objet de suivis éducatifs, de projets personnalisés dans des institutions, s'organisant elles-mêmes autour de projets.

Par le passé, bon nombre de qualificatifs nommaient les personnes marquées par une différence : « taré, trisomique, mongolien, fou, débile, attardé… » Puis vient le terme « handicapé », cette appellation n'étant pas précédée du terme « personne ». Il n'est pas envisageable de parler de « handicapé » car cela revient à ignorer qu'il est une personne. Seule la différence est signifiée, on reconnaît la personne par sa différence et non pas pour son humanité. Aujourd'hui nous parlons de personnes en situation de handicap, afin de faire porter l'attention sur la personne qui se trouve dans une situation la mettant en difficulté. Cette mise en valeur revient à dire qu'elle est une « personne autrement capable ».

La place des personnes en situation de handicap connaît une avancée. La loi du 11 février 2005 dite « loi pour l'égalité des droits et des chances… » donne un espoir aux usagers et à leurs familles : une intégration dans la société semble possible par la compensation des conséquences de leur handicap. La loi pose : « … l'accès de tout pour tous… compensation des conséquences du handicap par la solidarité nationale… »

De plus, la loi pour la première fois donne une définition du handicap : « Constitue un handicap… toute limitation d'activité ou restriction de participation à la vie en société subie dans son environnement par une personne en raison d'une altération substantielle,

durable ou définitive, d'une ou plusieurs fonctions physiques, sensorielles, mentales, cognitives ou psychiques, d'un polyhandicap ou d'un trouble de santé invalidant » (*cf.* CASF, art. L-114).
Ce qui signifie clairement la reconnaissance de tous types de handicaps, y compris le handicap psychique et le polyhandicap.
Nous devons constater l'évolution de la place de la personne en situation de handicap. Cependant peut-on dire que nous sommes à notre aise avec la différence ?
La différence, c'est ce qu'on ne connait pas ! Si l'autre est différent, ou marqué par une ou des différences, on ne peut se reconnaître en lui, par conséquent il représente l'inconnu, il peut nous faire peur parce qu'il nous est étranger.

a. Les personnes atteintes d'infirmité motrice cérébrale

Avant tout propos nous vous invitons d'abord à lire *Le Métier d'homme* d'Alexandre Jollien, philosophe écrivain atteint par ailleurs d'infirmité motrice cérébrale.
Dans le chapitre 2 de cet ouvrage intitulé « De l'unicité de l'homme », Alexandre Jollien nous dit ceci : « Je suis un anormal. On l'a dit assez. Je l'ai senti. Les mouvements des yeux qui passent à l'examen chaque parcelle de mon être me l'apprennent : tel regard fixe le mien puis descend, là précisément où se trouve la preuve qu'il recherche " Il est handicapé ". »

Définition, généralités

Sous le nom d'infirmité motrice cérébrale sont regroupés des troubles très variés dus à des lésions non évolutives atteignant précocement le cerveau au cours de son développement. Ces lésions sont responsables de déficiences motrices exclusives ou prédominantes associant à des degrés variables des troubles de la posture et du mouvement. Les premières manifestations faisant suspecter l'IMC sont des difficultés dans le développement de la motricité chez le nourrisson : tenue de la tête, station assise, troubles dans la préhension des objets…
Plus tardivement et selon la localisation et l'importance de la lésion, on repérera des troubles moteurs complexes associant des difficultés à commander le mouvement, à l'organiser, avec des faiblesses musculaires et des raideurs.

Infirmité motrice cérébrale

Causes de l'infirmité motrice cérébrale

1. Causes prénatales : l'IMC n'est pas une maladie génétique. On observe actuellement une augmentation des causes anténatales. Le cerveau est endommagé avant la naissance par :

- Une hémorragie cérébrale.
- Des infections contractées par la mère (rubéole, cytomégalovirus, toxoplasmose, sida…).
- Des intoxications diverses : alcool, tabac, drogues…

2. La prématurité : elle demeure un facteur de risque important, particulièrement en ce qui concerne les enfants nés avant la trentième semaine de grossesse.

3. Lors de l'accouchement :
- Anoxie cérébrale : manque d'oxygénation des cellules cérébrales provoquant des lésions irréversibles.

4. Les premières années de la vie :
- Les traumatismes crâniens.
- Les hémorragies cérébrales.
- Les infections cérébrales : encéphalites, méningites…
- L'asphyxie partielle lors d'une noyade par exemple.

Les manifestations

Les troubles dont souffrent les personnes atteintes d'infirmité motrice cérébrale sont multiples. Ils affectent le sujet de façon variable ; ainsi, certains enfants ne seront pas capables de se déplacer sans une assistance alors que d'autres présenteront une démarche très hésitante.

On peut observer :

- **Une hypotonie du dos** : les muscles n'assurent pas le maintien de celui-ci, la station assise et la marche sont alors impossibles.
- **L'hypertonie des membres** : la personne ne peut contrôler les muscles des membres. Ceux-ci peuvent se contracter simultanément, freinant ainsi la réalisation d'une action comme la préhension d'un objet.
- **La spasticité** : cela désigne des raideurs constantes de certains muscles (biceps et triceps dans les bras par exemple). Les muscles assurant la flexion sont plus puissants que ceux assurant l'extension, d'où l'attitude à demi fléchie adoptée naturellement. Les mouvements sont difficiles et fatigants. Les contractures, souvent permanentes, parfois douloureuses, limitent les mouvements et provoquent des déformations lors du développement de l'enfant.
- **L'athétose** : ce sont des contractions involontaires. Les mouvements sont mal coordonnés, tantôt lents et pénibles, tantôt saccadés. Ces mouvements incontrôlés parasitent les mouvements volontaires. Ils apparaissent aussi pendant les périodes de repos. La fatigue, les émotions peuvent avoir une influence sur leur apparition et leur fréquence. Un bruit peut déclencher une contraction brutale de tous les muscles des membres.
- **L'ataxie** : faiblesse du tonus musculaire liée à une atteinte du cervelet, centre de l'équilibre et de la coordination des mouvements. Les personnes ataxiques ont une démarche instable. Elles tombent fréquemment sans pouvoir amortir leur chute. Elles peuvent être freinées dans la réalisation de certaines actions.
- **Les troubles de la déglutition** : la déglutition est parfois mal contrôlée, entraînant un risque majeur de fausse route. Par ailleurs, les mouvements de la langue, parfois difficiles, peuvent entraîner des troubles de l'élocution.
- **Les troubles associés** : aux difficultés neuro-motrices peuvent s'ajouter :
  – des troubles de la vision car beaucoup de régions du cerveau interviennent dans le contrôle du regard. On observe des troubles de la poursuite oculaire, des difficultés à fixer son regard, un rétrécissement du champ visuel, un strabisme alterné entraînant une vision double ;
  – l'épilepsie : elle concerne environ la moitié des enfants atteints d'IMC ;

– les troubles de l'audition et du langage : certaines personnes atteintes d'IMC présentent une surdité partielle, le plus souvent appareillable. Certains sont privés de la parole. Nous insistons sur le fait que la communication ne se limite pas à l'utilisation du langage verbal. Il est fondamental d'apprendre à connaître les moyens d'expression du sujet : cris, vocalises, regards, gestes, mimiques, attitudes du corps, état de la peau… Ce sont autant de moyens de communication. L'interlocuteur sera attentif à l'ensemble de ces modes d'expression et apprendra à les décoder de la façon la plus adéquate possible. Diverses aides techniques peuvent accroître les possibilités de communication (pictogrammes, ordinateur, synthèse vocale…) ;

- **les troubles cognitifs** : ils peuvent apparaître au long de la scolarité et ne sont pas nécessairement liés à une déficience intellectuelle. Le plus souvent, ils touchent tel ou tel aspect particulier de leur apprentissage. La fatigabilité, les difficultés de communication, les contractions musculaires, les mouvements incoordonnés, les troubles associés de la vision et de l'audition peuvent freiner les apprentissages chez des enfants à l'intelligence vive ayant une forte motivation.

Accompagnement professionnel et pratique de l'AMP

En collaboration avec la famille, particulièrement en ce qui concerne l'enfant et l'adolescent, l'accompagnement individualisé d'une personne atteinte d'IMC mobilise l'ensemble d'une pratique professionnelle incluant l'AMP. Ainsi la rééducation par exemple est beaucoup plus efficace lorsque toute l'équipe la met en œuvre de manière coordonnée dans tous ses aspects : kinésithérapie, orthopédie, ergothérapie, psychomotricité, orthophonie et soutien psychologique. Il ne faut jamais négliger que le déficit moteur visible entraîne aussi un risque potentiel de déficit relationnel de l'enfant avec son environnement, beaucoup moins visible sur son développement et son épanouissement. L'AMP, en mobilisant ses compétences, contribuera à la mise en œuvre du projet personnalisé, il soutiendra l'enfant, l'adolescent, l'adulte dans la réalisation de ces différents projets, assurera les soins de confort, préviendra et dépistera les syndromes douloureux, contribuera au maintien en santé, affinera ses observations, veillera à l'épanouissement de la personne dans le respect de ses propres valeurs et de ses aspirations.

Nous souhaitons terminer ce propos en donnant de nouveau la parole à Alexandre Jollien : « Une définition par trop simpliste est donc dangereuse. Elle détermine abusivement ce qui est normal ou non et engendre une mise à l'écart, voire une exclusion. Toute réduction qui circonscrit l'homme en niant l'unicité de l'individu confond l'accident et la substance. »

Indications bibliographiques

- Cahuzac M., *L'Enfant infirme moteur d'origine cérébrale*, Masson, 1996.
- Jollien A., *Le Métier d'homme*, Le Seuil, 2002.
- Association nationale des infirmes moteurs cérébraux, 41, rue Duris, 75020 Paris.

b. Les personnes souffrant de maladie mentale

Définition

« La personne malade mentale est marquée par une perturbation de ses facultés mentales susceptible d'être guérie ou réduite au moyen d'une thérapie adaptée. »[1]
La qualité de la relation à soi-même, aux autres, à l'environnement, se trouve altérée. La maladie vient révéler un « mal être » à la personne. Des noms de pathologies tels que schizophrénie, paranoïa, psychose, font partie de ce que l'on appelle maladie mentale. Elle présente des symptômes comme les angoisses, la dépression, l'excitation, les troubles du comportement, de l'alimentation, du sommeil, de la sexualité ; elle est diagnostiquée par des médecins psychiatres, qui prescrivent une thérapie adaptée afin de soulager la personne en souffrance.

Commentaires

Nous préférons le mot « souffrance mentale » à celle de « maladie mentale » car cette souffrance bien réelle s'exprime dans une relation menée avec soi-même et autrui. Ce terme privilégie alors la réponse que peut apporter l'AMP. Nous mettons ainsi en avant une approche relationnelle complémentaire à la démarche médicale.
Le professeur J. Nimier dans son article « Qu'est ce que le psychisme ? » interroge les termes « mental » et « psychique ». Il les différencie ainsi : « mental » renvoie selon lui à quelque chose de biologique, de génétique, alors que « psychique » est un terme global signifiant le « sujet ».

La pratique de l'AMP

L'accompagnement des personnes en souffrance mentale et/ou psychique nécessite un travail d'équipe constituée de plusieurs professionnels. La prise en charge de ces personnes peut être attribuée aux services psychiatriques. Cependant certains adultes sont accueillis en institutions de type internat comme :

- Les foyers d'hébergement associant une activité professionnelle en milieu protégé (ESAT).
- Les services d'accompagnement à la vie sociale (SAVS) associant une activité salariale en milieu protégé.
- En foyer de vie si la personne révèle une déficience intellectuelle associée, ou des troubles graves du comportement associés.
- En maison d'accueil spécialisé si la personne est porteuse de handicaps sévères associés.

Dans tous les cas l'AMP fait partie d'une équipe de professionnels ; son accompagnement consistera à aider la personne dans sa vie quotidienne. Par exemple, l'AMP peut intervenir dans l'aide à la confection des repas ou la constitution de listes de courses auprès de personnes vivant seules à leur domicile. Dans ce cas l'accompagnement, ponctuel, porte souvent sur l'apprentissage de tâches ménagères.

1. Définition de l'UNAPEI (Union nationale des associations de parents et d'amis de personnes handicapées mentales).

Indications bibliographiques

- De Ajuriaguerra J., Marcelli D., *Psychopathologie de l'enfant*, Abrégés, Masson, 2002.
- Godfryd M., *Vocabulaire psychologique et psychiatrique*, Que sais-je ?, n° 2 739, PUF, 2005.
- Liberman R., *Handicap et maladie mentale*, Que sais-je ?, n° 2 434, PUF, 2003.
- Marcelli D., Braconnier A., *Psychopathologie de l'adolescent*, Abrégés, Masson, 2006.

c. Les personnes cérébro-lésées

Définition, généralités

Il s'agit d'une personne présentant une lésion cérébrale constituant un dommage acquis. Le traumatisme crânien concomitant à un accident de la circulation est la cause principale de ces lésions cérébrales. Viennent ensuite les accidents vasculaires cérébraux, l'artériosclérose, les tumeurs… La population victime de traumatismes crâniens est essentiellement masculine. Elle concerne le plus souvent des sujets jeunes. Beaucoup d'entre eux ont traversé une période de coma après l'accident. S'ensuit un long chemin bousculant une trajectoire de vie avec une forte incidence sur la dynamique familiale. L'anxiété, le désarroi, un profond sentiment d'isolement et d'impuissance caractérisent ces familles dont la vie a brutalement basculé.
Outre les séquelles multiples dont souffrent ces personnes au cerveau blessé, on trouvera une somme de difficultés le plus souvent d'une grande complexité associant des aspects économiques, administratifs, juridiques, professionnels… Une lésion cérébrale grave provoque dans la vie d'un être humain une rupture radicale et profonde.

Les manifestations

Chaque situation est **singulière** même si l'on peut noter des traits spécifiques communs. Le handicap est multifactoriel, associant des déficiences sensorielles, motrices, des altérations plus ou moins sévères des fonctions supérieures comme des troubles de la mémoire, des difficultés d'expression et de communication. Par ailleurs, lorsque le cerveau est atteint, on peut observer des changements de comportement et de personnalité déroutants pour l'entourage, qui ont pour effet de bouleverser la vie familiale et sociale et de rendre malaisés, voire impossibles, la fréquentation scolaire et le retour à l'emploi.

Séquelles physiques

En dehors des troubles neurologiques et sensoriels que nous allons développer, on peut retrouver des séquelles de fractures, des amputations justifiant d'un appareillage, des lésions du visage et de toute autre partie du corps.

1. Les troubles neurologiques

- Paralysie : hémiplégie, hémiparésie…
- Troubles de l'équilibre.
- Incoordination avec une lenteur et un manque de précision dans l'exécution des gestes.
- Diminution des habiletés avec une fatigabilité…

2. Les troubles sensoriels

- Troubles visuels plus ou moins sévères : vision double, diminution du champ visuel…

- Baisse de l'audition, possibilité de bourdonnements d'oreilles.
- Diminution des capacités olfactives.
- Pertes de sensibilité : risques de brûlures ou de blessures…

Séquelles cognitives

1. Agnosie : incapacité à reconnaître ce qui est perçu alors que les organes sensoriels sont intacts. On observe des difficultés à saisir et à intégrer l'information, à comprendre le sens des mots, à reconnaître un visage…

2. Troubles de la mémoire : la mémoire peut être affectée de manière diverse : difficulté à se souvenir, à fixer et traiter une information récente…

3. Trouble de la compréhension : difficultés d'abstraction et d'organisation de la pensée permettant d'associer des informations, de planifier des activités, de prendre des initiatives adaptées…

4. Troubles des fonctions expressives : on observe des difficultés à communiquer.

Aphasie : trouble de l'expression et/ou de la compréhension du langage oral et de l'écrit.

Apraxie : impossibilité d'effectuer les mouvements volontaires adaptés alors que les fonctions motrices et sensorielles sont intactes.

Par ailleurs, on peut observer une passivité, des difficultés à commencer une tâche et une lenteur dans l'exécution, une baisse notable d'initiative.

5. Troubles du comportement : on retrouve surtout une instabilité émotionnelle : changement brutal d'expression des émotions, propension à pleurer ou à rire de façon inappropriée ou sans raison repérable.

On note une hypersensibilité, une diminution du contrôle de soi, des réactions vives, une faible résistance aux frustrations, de l'agressivité, des passages à l'acte…

Le comportement peut être perçu comme infantile, égocentré, avec une priorité dans la satisfaction des besoins primaires.

On relève aussi des troubles de la personnalité et du caractère avec une inaptitude à remplir des rôles familiaux et un risque potentiel de désocialisation et de repli sur soi.

Enfin un syndrome dépressif est fréquent, marqué par l'apathie, l'absence de motivation, les pertes d'intérêt, la tendance suicidaire…

Nous insistons sur le fait que chaque situation est singulière. Le handicap de beaucoup de personnes cérébro-lésées n'est pas nécessairement et immédiatement visible. La personne peut sous-estimer ou tenter de cacher son handicap dont certaines manifestations peuvent être déroutantes pour un interlocuteur non sensibilisé à l'approche des personnes cérébro-lésées.

Accompagnement et pratique professionnelle de l'AMP

Il n'est ni possible, ni souhaitable de spécifier les pratiques professionnelles de l'AMP tant les situations sont variables et d'une grande complexité.

Accompagnement des enfants et des adolescents

Le jeune enfant ou adolescent cérébro-lésé sera orienté soit vers un IEM (institut d'éducation motrice) soit vers un EEAP (établissement pour enfants et adolescents polyhandicapés) lorsque la dépendance motrice nécessite une aide au quotidien et quand la réadaptation sociale et scolaire implique la mobilisation d'une équipe de spécialistes. Les établissements proposent, en fonction de leur mission déclinée dans un projet

institutionnel, un accompagnement global de l'enfant, formalisé dans un projet individuel, pédagogique, éducatif et thérapeutique. Ce dernier, élaboré et proposé par l'équipe avec les parents, est mis en œuvre après concertation.
L'autonomie dans la vie quotidienne est une priorité, mais ne peut pas être obtenue au prix de la souffrance, du risque de morcellement ou de surcompensation dommageable. Le traitement et l'accompagnement est toujours très individualisé. Les techniques choisies sont constamment ajustées. Cela requiert une capacité d'observation fine et permanente. La dimension de l'accompagnement des différents intervenants doit être cohérente et complémentaire. Les moyens mis en œuvre en rééducation comme dans la vie quotidienne visent par exemple à inhiber les schèmes anormaux, à faciliter le mouvement, à optimiser les possibilités de communication, à développer l'ensemble des capacités. Il s'agit de faire de chaque instant de la vie quotidienne une possibilité d'expérience sensorimotrice et ce, avec le moins de contraintes possible et un confort maximum. L'AMP apportera sa contribution à la mise en œuvre des projets afin de permettre à l'enfant et l'adolescent de grandir et de s'épanouir, y compris dans son environnement familial et social. Il contribuera à l'accompagnement et au soutien des familles dans l'éducation de cet enfant si radicalement différent de celui qu'elles connaissaient.

Accompagnement des adultes

L'AMP pourra exercer son métier dans des établissements accueillant des personnes cérébro-lésées atteintes gravement dans leur corps et leur psychisme. Ces établissements sont amenés à accompagner et aider les personnes handicapées qui y rentrent durablement, voire définitivement, faute d'un pronostic d'évolution et de récupération favorable à une insertion sociale et professionnelle en milieu ordinaire. Une des missions de ces établissements est d'aider ces personnes et leurs familles à intégrer progressivement la situation de handicap dans un mode de vie radicalement différent de celui d'avant et de leur offrir appui et soutien. Bon nombre des résidents vivant dans ces établissements ont progressivement pris conscience de l'altération définitive de certaines de leurs capacités. Ils perçoivent aussi que leur vie risque de se poursuivre en collectivité. La formalisation d'un projet personnalisé en tant que sous-ensemble du projet institutionnel est très logiquement la résultante d'ambitions, de possibilités, de perspectives posées à partir de bilans préalables. Ce projet sera appréhendé, discuté, validé et mis en œuvre en concertation avec la personne et la famille selon les cas.
L'AMP, de par ses attributions spécifiques, se trouve au croisement des relations entre le résident, l'institution et les familles. Cela suppose de ne pas avoir d'*a priori* ou de jugements définitifs. La communication avec l'intéressé et ses proches implique des capacités d'écoute, de discernement, d'humilité, enjeu d'un réel partenariat. L'AMP contribuera à l'accompagnement des personnes cérébro-lésées en tenant compte du fait que la majorité de leurs capacités sont réduites ou altérées. Parfois étrangères à elles-mêmes et à leur famille, ces personnes ont toutes un vécu extrêmement douloureux. Nous insistons sur le fait que les troubles du comportement sont fréquents, influençant la dimension de l'accompagnement. La passivité, l'absence d'initiative, l'agressivité, la désinhibition, les phénomènes régressifs… peuvent contribuer à l'épuisement professionnel. Il apparaît important de pouvoir disposer d'espaces de paroles où ce qui est en jeu dans la relation aux personnes puisse être exprimé et analysé.

d. Les personnes polyhandicapées

Définition, approche générale

Il convient de faire une distinction entre polyhandicap et multihandicap. Le polyhandicap provient d'une seule atteinte à expressions multiples dans de nombreux domaines (moteur, mental, sensoriel…), tandis que le multihandicap est la juxtaposition de plusieurs atteintes (déficience mentale et surdité, par exemple) n'ayant entre elles aucun lien de cause à effet.

> Le polyhandicap est un « handicap grave à expressions multiples associant déficience motrice et déficience mentale sévère ou profonde et entraînant une restriction extrême de l'autonomie et des possibilités de perception, d'expression et de relation. Ce polyhandicap, éventuellement aggravé d'autres déficiences ou troubles, nécessite le recours à des techniques spécialisées pour le suivi médical, l'apprentissage des moyens de relation et de communication, le développement des capacités d'éveil sensorimoteur et intellectuelles concourant à l'exercice d'une autonomie optimale ».[1]

Les causes du polyhandicap sont fréquemment d'origine prénatale (environ 50 %), les causes périnatales existent (15 % environ), les causes postnatales sont rares (5 % environ). Cependant 30 % demeurent inconnues.

On retiendra que le polyhandicap est conséquent à une atteinte cérébrale précoce qualifiée de grave ou de sévère.

Commentaires

Le domaine du polyhandicap représente environ 20 % du champ d'intervention des AMP. Le sujet porteur de polyhandicap a « un parcours médico-social » comprenant un certain nombre de services et d'établissements : le centre d'action médico-sociale précoce (CAMSP), le service d'éducation spécialisée et de soins à domicile (SESSAD), l'établissement pour enfants et adolescents polyhandicapés (EEAP) en externat ou en internat. À l'âge de 20 ans, les personnes sont orientées vers une maison d'accueil spécialisé (MAS) ou les foyers d'accueil médicalisé (FAM). Par dérogation et en l'absence de place dans les établissements pour adultes, ils sont autorisés à séjourner au-delà de 20 ans dans les EEAP « dans l'attente d'une solution adaptée à leur état » (amendement Creton du 13 janvier 1989).

Les différents handicaps interagissent entre eux. L'intrication de plusieurs déficiences ou maladies est fréquemment aggravée par des troubles de type psychotique. À cet ensemble de déficiences s'ajoutent des troubles secondaires : troubles somatiques (digestifs, pulmonaires…), déformations orthopédiques, fragilité cutanée, épilepsie…

Autrement dit, le polyhandicap n'est pas constitué par une somme de déficiences et incapacités mais structuré par les interactions de ces déficiences et incapacités où chacune d'elles intervient pour modifier l'expression clinique des autres.

Une définition qui nous semble plus juste pour caractériser les personnes atteintes de polyhandicap a été écrite par le Dr Zucman, ancienne directrice et fondatrice du Comité

1. *Cf.* annexe XXIV ter (décret du 27 octobre 1989 du Code de l'action sociale et des familles).

→ Etat de ce qui est entremêlé
SYN. Complexité

d'études et de soins aux polyhandicapés (CESAP) et conseillère technique au Centre technique national d'études et de recherches sur les handicaps et les inadaptations (CTNERHI).

> « Le polyhandicap est une situation grave et complexe qui touche la personne dans les multiples aspects de sa vie corporelle, de la sensorialité, de la vie de relation et des activités concrètes de la vie quotidienne. Si graves et si nombreuses que soient ces entraves, leur intrication fait de chaque situation une exception irréductible à un modèle standardisé. »

Le polyhandicap regroupe donc des caractéristiques diverses qui associent déficiences intellectuelle, sensorielle, physique, psychique, somatique de façon interactive.

La pratique de l'AMP

L'accompagnement engage une relation d'extrême proximité. La nécessité d'établir une communication adaptée implique un travail d'observation des « signaux », de décodage. Le risque d'interprétation arbitraire est soumis à l'éthique, à la connaissance de la personne, et aux transmissions à l'équipe de professionnels afin d'éviter une trop grande subjectivité. À propos de la communication avec les personnes polyhandicapées, le Dr Zucman écrit :

> « Il n'existe pas de personnes polyhandicapées qui ne s'expriment pas, mais il en est qui, non entendues, cessent pour un temps de s'exprimer ou ne s'expriment plus qu'à travers un geste stéréotypé ou une somatisation. Comme tout être humain, les personnes polyhandicapées ne « parlent » que si un proche est là pour les entendre et leur répondre… la grande majorité va adopter un mode d'expression verbale ou non verbale qui leur sera propre et qu'il importe de découvrir et décoder. Cela demande à l'entourage, outre que la conviction existe toujours, une forte motivation. »

La spécificité de l'accompagnement de ces personnes réclame que l'on apprenne à prendre le temps, il est aussi nécessaire de croire en leurs capacités et en leur possible éducabilité.

Poser un regard bienveillant et valorisant sur la personne malgré l'image que peut renvoyer la réalité du polyhandicap. Cette réalité douloureuse et violente peut réveiller des émotions telles que la compassion mais aussi le désespoir. La qualité de vie de la personne atteinte de polyhandicap dépend de la qualité du regard qu'on porte sur elle.

L'AMP accompagne les personnes polyhandicapées dans tous les gestes de la vie quotidienne en respectant le rythme propre à chacun. Leur santé dépend directement des soins conséquents de la vie quotidienne. L'alimentation doit être adaptée, souvent en raison des problèmes de déglutition, de mastication. L'installation, elle, doit être convenable pendant le temps des repas afin d'éviter les fausses routes, de prévenir les complications cutanées en veillant aux points d'appui, aux vêtements sans pli sur une peau fragilisée. Le confort, le soin et le prendre soin sont étroitement liés dans le quotidien de ces personnes.

« Les personnes atteintes de polyhandicap nous apprennent beaucoup sur nous-mêmes, nos limites, notre vulnérabilité, nos peurs, notre vision de la vie, les moments de bonheur pour des petits riens. Ils nous apportent leur expérience de vie avec toute leur différence, ils nous aident à porter un regard neuf, à relativiser certaines difficultés. Dans cette relation avec un "autre" très dépendant, nous donnons mais recevons beaucoup. »[1]

Indications bibliographiques

- Barat C., Svendsen F. *et al.*, *L'Enfant déficient mental polyhandicapé : quelle réalité, quels projets ?*, ESF, 1993.
- Creton M., *Polyhandicapés*, « Avis du Conseil économique et social des 7 et 8 juillet 1992 », rapport édité par l'Association nationale des communautés éducatives.
- Sausse S., *Le Miroir brisé, l'enfant handicapé, sa famille et le psychanalyste*, Calmann Levy, 1996.
- Zribri G., *Handicapés mentaux graves. Polyhandicapés en France*, ENSP, 1993.
- Zucman E., « Éducation des enfants polyhandicapés », *Journal d'ergothérapie,* 1988,10, 2, 43-45.

2 Accompagnement des personnes vieillissantes

Au fil des siècles des philosophes, des écrivains, des artistes se sont exprimés sur les représentations qu'ils avaient de la vieillesse. En philosophie, « la représentation est ce qui est présent à l'esprit : toute image ou pensée se formant dans le psychisme conscient » (*Dictionnaire de philosophie* de Durozoi et Roussel). En psychologie, « c'est l'action de rendre présent ou sensible à l'esprit ou à la mémoire au moyen d'une image, d'une figure, d'un signe quelconque : image, symbole, allégorie. Les représentations sont dépourvues de toute participation sensorielle actuelle ». (*Dictionnaire de psychopédagogie* de R. Lafon).
Nous vous proposons deux citations et un texte. Vos recherches, personnelles ou collectives, viendront à leur tour nourrir votre réflexion et nous l'espérons l'élargir autant que nécessaire.
« On ne devient pas vieux pour avoir vécu un certain nombre d'années, on devient vieux parce qu'on a déserté son idéal. Les années rident la peau, les années rident l'âme »[2].
« La vieillesse apporte une lucidité dont la jeunesse est bien incapable et une sérénité bien préférable à la passion »[3].

---

1. Avec la participation de M. Gilles Brozzu AMP en exercice dans une maison d'accueil spécialisé.
2. Général Mc Arthur.
3. Marcel Jouhandeau.

Nous vous invitons, également, comme le proposaient Fabienne Cousin, AMP, et René Ghirardi, aide-soignant, à lire cet écrit retrouvé dans les affaires d'une vieille dame irlandaise après sa mort dans un service de gériatrie. → Médecine de la vieillesse.

La vieille dame grincheuse

Que vois-tu, toi qui me soignes ?
Que vois-tu ?
Quand tu me regardes, que penses-tu ?
Une vieille femme grincheuse, un peu folle, le regard perdu, qui n'y est plus tout à fait,
Qui bave quand elle mange, et ne répond jamais
Qui, quand tu dis d'une voix forte, « essayez »,
Semble ne prêter aucune attention à ce que tu fais et ne cesse de perdre ses chaussures et ses bas. Qui, docile ou non, te laisse faire à sa guise le bain, les repas, pour occuper les longues journées grises ?
C'est ça que tu penses ?
C'est ça que tu vois ?
Alors ouvre les yeux ce n'est pas moi. Je vais te dire qui je suis, assise là, si tranquille, me déplaçant à ton ordre, mangeant quand tu veux.
Je suis la dernière de dix enfants avec un père et une mère, avec des frères et des sœurs qui s'aiment entre eux.
Une jeune fille de 16 ans, les ailes aux pieds, rêvant que bientôt elle rencontrera un fiancé, mariée déjà à 20 ans, mon cœur bondit de joie au souvenir des vœux que j'ai faits ce jour-là.

Une femme de 30 ans, mon enfant a grandi vite, nous sommes liés l'un à l'autre par des liens qui dureront.
40 ans bientôt il ne sera plus là.
50 ans, à nouveau jouent autour de moi des bébés.
Je suis vieille maintenant, et la nature est cruelle.
Qui s'amuse à faire passer la vieillesse pour folle ?
Mon corps s'en va, la grâce et la force m'abandonnent.
Il y a maintenant une pierre là où jadis j'eus un cœur.
Et dans cette vieille carcasse, la jeune fille demeure, dont le vieux cœur se gonfle sans relâche.
Je me souviens des joies, je me souviens des peines, et à nouveau je sens ma vie et j'aime.
Je repense aux années trop courtes et trop vite passées et accepte cette réalité implacable que rien ne peut durer.
Ouvre les yeux, toi, qui me soignes, et regarde, non la vieille femme grincheuse, regarde mieux tu me verras.

L'approche du vieillissement et de la personne âgée donne matière à réflexion pour l'AMP en formation. En effet les représentations sont souvent fortes. Nous avons observé que les thèmes qui reviennent fréquemment sont liés d'abord à l'atteinte et à l'image du corps, donc à l'image de soi, à travers la maladie ou les séquelles d'un handicap. Les déficits sensoriels et les difficultés de communication sont également au cœur des préoccupations. L'incontinence urinaire est souvent évoquée comme un problème d'odeurs ayant une incidence sur la relation. La dépendance permet d'aborder la difficulté d'accepter cet état et les troubles du comportement qui en résultent : grincheux, égoïste, acariâtre, toujours dans la plainte, jamais satisfait. Les rapports à l'argent et à la religion sont aussi évoqués avec des mots forts comme : « radin, grippe-sous, grenouille de bénitier, mauvaise langue ». Apparaît souvent dans les récits l'immobilisme lié à la maladie ou au grand âge et qui rend la fin de vie difficile et mortifère. L'association des mots « dépendance » et « mort » revient souvent. Il est à noter que les éléments négatifs surgissent moins que les éléments positifs, avec dans les éléments positifs des aspects souvent idéalisés : la bonne grand-mère à confiture, mais aussi les « seniors » cible des publicitaires, encore très actifs disposant de revenus, d'un espace familial et social enrichissant et investissant le secteur associatif. Les maîtres mots utilisés à leur sujet sont : « Eux au moins, ils sont encore utiles. »
Comment appréhender la question de la vieillesse sans prendre le risque de la généralisation, du propos éminemment réducteur, des stéréotypes plus ou moins stigmatisants ?
Est-il possible de parler des personnes âgées en général en gommant le caractère pluriel, les singularités ? Il y a une violence souvent à réduire quelqu'un à sa seule classe d'âge : « les vieux », sa seule déficience : « les trisomiques », sa maladie : « les diabétiques » ou son appartenance sociale ou religieuse : « les arabes », « les juifs ».
Dans un monde où l'efficience, la productivité, la rapidité, l'apparence prévalent, comment aborder la question du vieillissement sans tomber dans les clichés ? De façon éminemment subjective, chacun vit son âge à sa manière. Sans nier les modifications physiologiques du processus du vieillissement, il apparaît fondamental de ne pas inscrire le sujet vieillissant sur le seul registre des pertes progressives.

→ efficacité, capacité de rendement

avoir le dessus.

3 Accompagnement des personnes en rupture sociale

a. L'accompagnement social

En ouvrant le champ de compétences de l'AMP à des institutions sociales ou éducatives, à des foyers d'insertion et de transition, à des établissements et services d'aide par le travail (ESAT), l'arrêté de 2006 donne à la fonction de l'AMP une dimension d'accompagnement social importante. Les publics qui seront alors confiés à l'AMP ne seront pas dans ces situations de « dépendance » qui caractérisent le handicap ou le vieillissement. La fonction de « tierce personne » comprise comme aide quotidienne pour les actes de la vie courante doit être revue.

Que veut dire alors, pour l'AMP, l'« accompagnement social » ?
Pour un enfant placé en maison d'enfants à caractère social, pour un adulte accueilli en centre d'hébergement et de réadaptation sociale, pour un adulte travaillant en établissement et service d'aide par le travail, le besoin est avant tout une valorisation de soi pour éviter l'isolement et permettre un engagement réussi dans une vie sociale.
« Valoriser les acquis, stimuler les potentialités », dit le référentiel professionnel. On pourrait ajouter : aider à prendre soin de soi, à se maintenir en bonne santé, à avoir une bonne hygiène de vie, savoir s'occuper de son cadre de vie, s'engager dans des activités sportives et culturelles.
Ce travail se fait au sein d'une équipe, qui aidera à définir les objectifs à atteindre, avec l'accord et l'adhésion de la personne concernée. Contrairement à de nombreuses situations générées par le handicap ou le vieillissement qui nécessitent une vie en institution, le devenir de ces personnes est hors institution, avec en perspective une insertion sociale et professionnelle. La fonction spécifique de l'AMP est alors éducative – le savoir-vivre – et pédagogique – le savoir-faire.
En d'autres termes, « la fonction d'accompagnement implique :
– une notion de proximité et de présence – on est à côté, on est avec, on soutient l'autre ;
– une notion de participation active de l'intéressé – on l'accompagne dans sa voie, celle qu'il s'est lui-même tracée ;
– une idée de mouvement, l'autre est en devenir, même si nous ne savons pas à l'avance où il va, et qu'il faut chercher avec lui le chemin pour y parvenir ;
– une notion d'individualisation, chaque personne est différente, chaque situation est unique ;
– une idée de passage, de temps limité, de moment partagé, mais de séparation après évaluation du chemin parcouru » (Cristina de Robertis, « L'accompagnement : une fonction du travail social », *Oasis magazine*, décembre 2005).
Ce domaine de l'accompagnement social renvoie à la fiche « Inadaptation sociale, situation et exclusion » (domaine de formation 1).

V Exercice du métier, lieux de vie…

En préambule, nous vous invitons à lire les propos d'Éliane Rico, psychologue, recueillis dans les actes d'une journée régionale AMP à l'IRTS PACA-Corse ayant pour thème « Des mots pour le dire ».

Un toit pour moi

« … Chaque être humain venant au monde dans une famille vit au sein d'un espace habitable. Il va, avec les émotions associées à ces lieux, constituer sa mémoire de cet espace-là. Nous avons, tous, si nous y réfléchissons un instant, des souvenirs autour de la maison, autour du logement que nous avons habité. Ceux de l'enfance sont souvent forts car indissolublement liés à la matrice salvatrice parentale, à l'enveloppe affective dont nous ont entouré nos parents.

Cette mémoire liée à l'habitat en fait aussi, comme l'évoque Michel Bonetti, un « espace imaginaire, un lieu d'identité. Chaque logement est révélateur, nous l'habitons, nous y habitons, nous nous vivons les uns les autres au sein de la même bulle ». Dans cette petite bulle, nous partageons, nous nous isolons, nous nous réfugions, nous disputons. On pourrait continuer comme cela avec des nous et des on. Le chez soi est indissociable de la constitution de la personnalité, ne serait-ce que par le mot « soi ».

Nous insistons souvent et uniquement sur l'aspect relationnel entre les personnes : certes ceci est incontournable dans notre travail, et il faut continuer. Mais les lieux dans lesquels vivent et grandissent les enfants sont aussi des empreintes indélébiles. Ces lieux, quand vient la fin de vie, seront porteurs de l'histoire de l'individu. La personne en situation de dépendance ne peut se résoudre à TOUT quitter. Tout avec une majuscule. Alors l'empêcher de garder ses souvenirs, c'est la faire renoncer à cette histoire-là, au vécu fantasmatique dont elle est la trace. Ce dépouillement est injustifiable.

Si nous pouvons tous comprendre l'importance du changement d'un lieu… (car nous avons tous déménagé au moins une fois dans notre vie), comment peut-on comprendre ce qui arrive à une personne en situation de dépendance lorsqu'elle quitte un jour sa maison familiale pour arriver en institution ? Celle-ci va devenir irrémédiablement associée à sa vie. Il lui faudra du temps, des rencontres, de l'attachement, pour que ces lieux anonymes deviennent ses repères.

L'habitat, comme l'a souvent dit Lacan, sert de repaire. De quel repaire s'agit-il ? Le repaire secret, l'antre, et celui qui protège dans ce lieu est le père. Le père protège la paire mère-enfant. Dans cet espace-là nous respirons un air commun. Au début on le respire ensemble et, progressivement, il faudra bien qu'on le respire séparément.

Nous sommes bien dans cette grande matrice protectrice.

lieu inquiétant et mystérieux -

Nous en sommes très loin dans certains lieux de vie en collectivité.
Entrer dans des chambres de résidents où rien ne vit est questionnant. C'est du fonctionnel, du bien propre, du tout droit, du carré. Où est la matrice protectrice ?
Lorsqu'elle vit en institution, la personne en situation de dépendance va parfois devoir cohabiter avec d'autres personnes qu'elle n'a pas nécessairement choisies. Elle va aussi rencontrer le personnel, vous rencontrer.
Cette rencontre pourra s'effectuer autour des « soins » et des activités, dans une approche relationnelle progressive marquée par un attachement plus important au fil des jours. Des personnes de référence vont l'aider à entrer dans, à s'approprier les lieux.
S'approprier est riche de signifiant. Il évoque permettre, autoriser à entrer. Il évoque aussi un lien avec apprivoiser. Il est porteur surtout de la notion de sujet : l'autre a du sens pour moi, et dans ma fonction d'accompagnant je l'aide aussi à mieux entrer dans le même espace que moi, à le partager.
Il me reste de la place pour lui et, parce que je lui ai permis de prendre cette place-là, il va me permettre d'entrer dans son espace à lui. Il n'est pas mon objet, je ne décide pas pour lui…

1 Accueil des personnes en situation de handicap

a. Établissements pour enfants et adolescents

Ce sont :

- les instituts médico-éducatifs (IME) ;
- les établissements pour enfants et adolescents polyhandicapés (EEAP) ;
- les instituts d'éducation motrice (IEM) ;
- les instituts d'éducation sensorielle pour enfants atteints de déficiences auditives (IESDA) ou visuelles (IESDV).

Ce qu'ils ont en commun

- **Ils sont régis par les annexes XXIV d'octobre 1989** (voir fiche n° 38).
- Ce sont des **lieux d'accueil pour des enfants et des jeunes entre 3 et 20 ans**, selon les agréments accordés.
- Ils sont proposés aux familles par la **Commission des droits et de l'autonomie des personnes handicapées (CDAPH)**.
- **Ils sont financés par la Sécurité sociale** à partir d'un prix de journée fixé par le préfet et sont sous tutelle de la DASS.
- **Ils sont gérés par des associations sans but lucratif** ou par **des instances publiques** (État, département, Sécurité sociale).
- **Ils sont soumis à l'amendement « Creton »** qui fait obligation à ces établissements de garder les jeunes, même après l'âge limite de l'agrément, si aucune place ne peut leur être proposée dans un lieu d'accueil pour adultes.

- **Ils comptent des AMP dans leur encadrement**, à côté d'éducateurs spécialisés ou de moniteurs-éducateurs.
- **Ils proposent diverses modalités d'accueil** : externat ou internat.

Ces établissements peuvent également se doter de structures complémentaires, telles que service d'éducation spéciale et de soins à domicile (SESSAD). À la sortie des jeunes, obligation est faite d'assurer un suivi pendant au moins trois ans pour s'assurer de la qualité de leur nouvelle orientation.

Ce qui les distingue

- L'IME accueille plus particulièrement des jeunes souffrant de déficience intellectuelle affectant rarement leur autonomie dans la vie quotidienne. L'IME regroupe l'IMP pour les enfants entre 3 et 14 ans et l'IMPro pour les adolescents de plus de 14 ans. Il relève de l'annexe 24 générale. Il ne doit pas être confondu avec les instituts éducatifs, thérapeutiques et pédagogiques (ITEP) qui accueillent des enfants connaissant des situations sociales ou familiales difficiles. En 2004, 1 131 IME accueillaient 66 274 jeunes.
- L'IEM reçoit des enfants et adolescents handicapés moteurs, conséquence d'une infirmité motrice cérébrale, permettant le suivi d'une certaine scolarisation. Il relève de l'annexe 24 bis. En 2004, 123 établissements comptaient 6 938 jeunes.
- L'EEAP accueille, comme son nom l'indique, des enfants ou adolescents porteurs de polyhandicaps. Il relève de l'annexe 24 ter. En 2004, 197 établissements accueillaient 7 180 jeunes.
- IESDA et IESDV relèvent respectivement des annexes quater et quinquies. En 2004, 119 établissements de ce type accueillaient 9 098 jeunes[1].

Les orientations actuelles

Les politiques publiques favorisent l'intégration scolaire des enfants handicapés déficients intellectuels ou infirmes moteurs cérébraux. Une nouvelle fonction se développe : agent d'intégration à la vie scolaire (AVS, à ne pas confondre avec les auxiliaires à la vie sociale, AVS anciennement aides à domicile). Des AVS ont été qualifiés en AMP dans les écoles primaires et les collèges. Si le service rendu aux enfants handicapés et à leur famille est très apprécié, dans la ligne des politiques d'intégration scolaire depuis longtemps annoncées (loi de 1975), ces fonctions sont toujours dans l'attente d'un statut durable et reconnu.

Dans les EEAP, l'encadrement quotidien se compose d'éducateurs spécialisés, de moniteurs-éducateurs, d'AMP, d'aides-soignants. Les services d'éducation spéciale et de soins à domicile (SESSAD) peuvent être autonomes ou rattachés à un établissement déjà existant. Les professionnels interviennent au domicile des familles, afin de maintenir les enfants handicapés dans leur famille, leur école et leur quartier. En 2004, 24 500 jeunes sont suivis dans ces services. Les AMP travaillent surtout dans les SESSAD s'occupant de jeunes polyhandicapés.

1. *Sources* : DREES – Statistiques 2004.

b. Les établissements pour adultes

Les foyers de vie[1]

En 2004, 1 153 établissements accueillaient 37 000 personnes adultes handicapées. On les appelle également « foyers occupationnels », mais la connotation péjorative du qualificatif « occupationnel » (il faut les « occuper ») fait que l'on préfère le terme « foyer de vie ».
Ils prennent en charge, sur décision de la CDAPH, des adultes handicapés qui ne peuvent travailler dans des centres d'aide par le travail, qui ne sont pas lourdement handicapés (ce qui les orienterait plutôt vers une MAS), et qui ont une autonomie dans la vie quotidienne relativement satisfaisante. Souvent ce sont les problèmes d'ordre psychique qui prédominent : troubles mentaux plus ou moins graves, déficiences mentales.
Le terme « occupationnel » voulait insister sur la nécessité d'offrir à ces personnes des activités organisées, structurées, mais sans but de rentabilité ou de productivité. En cela, le projet des foyers de vie se doit de mobiliser les capacités des personnes accueillies dans un cadre d'activités régulières pouvant être utiles à la collectivité. 80 % des personnes accueillies peuvent répondre à de telles sollicitations.
La fonction sociale de ces foyers est essentielle pour éviter le danger d'un renfermement progressif de ces structures qui pourraient devenir asilaires à cause de la lourdeur et de la chronicité des handicaps. C'est pourquoi ils se dotent souvent d'une importante section d'animation (sorties, contacts extérieurs, voyages, visites).
Ce sont des établissements gérés par des associations privées ou le service public. Ils relèvent du budget de l'aide sociale départementale. Les usagers participent aux frais d'hébergement, par le biais de l'AAH. Les soins et les rééducations divers sont pris en charge par la Sécurité sociale à travers des actes effectués à l'extérieur de l'établissement par les spécialistes médicaux ou paramédicaux libéraux, avec une feuille de soin comme tout un chacun.
L'encadrement est assuré par des animateurs, éducateurs spécialisés, moniteurs-éducateurs et AMP. On peut regretter que le service social et le soutien psychologique ne soient pas toujours assurés par du personnel permanent dans l'équipe pluridisciplinaire.
Ces foyers de vie ont un ratio d'encadrement plus réduit que celui des MAS. Cela se justifie par la relative autonomie quotidienne que possèdent la plupart des résidents. Mais l'accueil de personnes de plus en plus atteintes psychiquement nécessiterait une meilleure adaptation des moyens en termes d'encadrement. De plus, le vieillissement de la population des foyers de vie est un vrai problème et on manque encore de structures permettant des solutions-relais pour des adultes handicapés vieillissants.

Les foyers d'hébergement[2]

En 2004, 1 315 foyers accueillaient 38 500 adultes handicapés. Comme leur nom l'indique, les foyers d'hébergement ont surtout une fonction de « logement » pour des adultes handicapés qui travaillent en établissements et services d'aide par le travail (ESAT,

1. Textes de référence :
   - loi du 30 juin 1975 ;
   - décrets du 31 décembre 1977 ;
   - article 168 du Code de la santé publique, de la famille et de l'aide sociale.
2. Textes de référence : circulaires des 5 et 10 décembre 1974, loi du 30 juin 1975, loi du 6 janvier 1986.

anciennement CAT et ateliers protégés). Souvent, l'association qui gère l'ESAT a prévu un lieu d'hébergement pour les travailleurs qui ne pourraient bénéficier d'un logement individuel à l'extérieur.
Le foyer d'hébergement peut revêtir diverses formes : un lieu unique, collectif, avec des chambres individuelles, à deux ou pour couples, avec des lieux de vie communs (salle de restaurant, salle de détente, télévision, etc.). Il peut être « éclaté », avec des appartements répartis dans un immeuble « ordinaire » type HLM par exemple. Les deux formules peuvent être associées, ce qui permet une adaptation facile – et nécessaire – à l'évolution des personnes handicapées, que ce soit dans leur mode de vie (recherche d'indépendance, vie de couple, etc.) ou dans leur évolution psychologique (dépression, peur de la solitude, etc.).
Quand ils vivent au foyer, les adultes handicapés ne sont plus « travailleurs », mais résidents d'un lieu fait pour eux, pour leur confort, leur intimité, leur vie sociale. C'est leur « chez eux ».
L'encadrement est constitué de personnels visant à répondre à une double mission du foyer d'hébergement : aide à la vie quotidienne pour ceux qui en ont besoin, aide à l'intégration sociale et culturelle pour tous. On trouve ainsi des éducateurs spécialisés et des moniteurs-éducateurs, des animateurs, des conseillers en économie sociale et familiale, des AMP.
Le financement est assuré par l'aide sociale départementale, avec la participation des personnes hébergées (allocation d'adulte handicapé).
Par sa compétence à accompagner les situations de dépendance, l'AMP sera surtout un intervenant dans les foyers accueillant des personnes dont l'état physique ou psychique nécessite une aide pour la vie quotidienne : infirmes moteurs cérébraux, personnes cérébro-lésées, handicapés sensoriels, troubles psychiques divers, qui tous peuvent provoquer inhibition ou incapacité d'engager les actes nécessaires au confort de la vie quotidienne et aux usages de la vie sociale (toilette, vêtements, entretien du linge ou de la chambre, etc.). Le vieillissement des personnes nécessite le recours de plus en plus fréquent aux AMP.
À cette fonction « de base » s'ajoute la fonction sociale, qui comprend une animation interne à la vie du foyer (soirées, week-ends), mais surtout l'encouragement à investir les lieux extérieurs de loisirs et de culture (voir fiche n° 19).
Dans ce cadre de vie souple et modulable s'imposera à l'AMP, comme à toute l'équipe des professionnels, une vigilance particulière sur la qualité des réponses apportées aux démarches ou demandes des adultes concernant l'expression de leur intimité, de leur sexualité et, le cas échéant, de leur souhait de vivre en couple, voire de s'engager plus avant dans un projet de parentalité (voir fiche n° 20).
Les personnes handicapées ne pouvant travailler au-delà de 60 ans en ESAT – et bien souvent leur état de santé ne leur permet pas d'occuper un poste de production jusqu'à cet âge – perdent de ce fait leur droit à hébergement. On s'oriente vers la création de FAM spécialisés dans l'accueil des personnes handicapées vieillissantes.

Les foyers d'accueil médicalisés (FAM)

Issus de la loi de 2002, les FAM prennent progressivement le relais des foyers à double tarification dont ils ont gardé la plupart des caractéristiques.
Ils assurent à la fois un hébergement à vocation sociale, incluant une aide et un accompagnement permettant au résident de bien vivre dans un cadre proche et sécurisé, et aussi

une assistance médicale individualisée, proche et pluridisciplinaire, confiée à des praticiens intégrés dans l'équipe médico-sociale.
Ils se développent surtout en direction de publics de personnes handicapées avec troubles psychiques associés (autisme, psychose, autres situations psychiatriques) ou auprès d'adultes handicapés vieillissants, qui ont besoin d'un confort de vie fait d'accompagnement individuel, social, et de prise en compte des problèmes médicaux liés à ce vieillissement.
Leur encadrement est confié à une équipe pluridisciplinaire, qui aura à travailler en réseau, soit avec le secteur de la psychiatrie, soit avec le secteur de la gérontologie. L'AMP est un professionnel particulièrement qualifié pour ce genre de lieux d'accueil.
L'admission en FAM se fait sur orientation de la Commission des droits et de l'autonomie des personnes handicapées. Le financement est assuré conjointement par le budget social du conseil général du département pour la partie hébergement, accompagnement, vie sociale, et par la Sécurité sociale pour la partie soins. En 2004, on recensait 300 FAM qui accueillaient 10 000 personnes.

Les maisons d'accueil spécialisé (MAS)[1]

> « La notion de maison évoque l'expression courante "garder la maison" pour une personne souffrante qui ne va pas pour autant à l'hôpital ; elle suggère un milieu protecteur mais souligne aussi l'importance des actes quotidiens. »[2]

> « Les MAS sont destinées aux personnes handicapées adultes qui n'ont pu acquérir un minimum d'autonomie et dont l'état requiert une surveillance médicale et des soins constants. »[3]

> « L'absence d'autonomie est l'incapacité de la personne handicapée à se suffire à elle-même dans les actes essentiels de la vie quotidienne. »[4]

L'admission en MAS se fait par la CDAPH.
Les missions de la MAS sont définies par les articles 310 à 315 de la circulaire du 28-12-1978.

> « Les MAS constituent des unités de vie destinées à assurer :
> – les besoins courants de la vie (hébergement, nourriture) ;
> – l'aide et l'assistance constante qu'appelle l'absence d'autonomie de ces personnes ;
> – la surveillance médicale, la poursuite des traitements et de la rééducation, les soins nécessités par l'état des personnes handicapées ;
> – des activités occupationnelles et d'éveil et une ouverture sur la vie sociale et culturelle, destinées notamment à préserver et améliorer les acquis, et prévenir les régressions de ces personnes. »

1. Texte de référence : article 46 de la loi de 1975.
2. Jaeger Moncel, *Guide du secteur social et médico-social*, Dunod, 1992.
3. Décret du 26 décembre 1978.
4. Article 113-2 du même décret.

Les MAS bénéficient d'un encadrement pluridisciplinaire complet qui forme une équipe permanente.
Pour la vie quotidienne, il peut être assuré par des éducateurs spécialisés, des moniteurs-éducateurs, des aides-soignants et des AMP.
Les MAS sont des établissements publics ou privés, sous compétence de l'État (DASS), dont le prix de journée, fixé par le préfet, est payé par la Sécurité sociale. La tendance actuelle est d'accorder un budget global, à partir d'une évaluation des besoins de l'établissement, qui sera géré par le directeur.
Les MAS accueillent surtout des personnes en perte d'autonomie motrice, avec des handicaps associés. Si elles sont de plus en plus le lieu d'accueil privilégié de personnes atteintes de polyhandicaps lourds (38 %), elles s'adaptent aussi à la variété des handicaps ne permettant pas une indépendance dans les actes de la vie quotidienne. Ainsi, les MAS accueillent des personnes atteintes d'une infirmité motrice, ayant leurs capacités intellectuelles, langagières, sociales. Elles peuvent aussi accueillir des personnes atteintes de lésions cérébrales ou traumatismes crâniens dont les effets sont variables et peuvent évoluer positivement ou négativement.
Le caractère « occupationnel », s'il reste encore d'actualité bien que critiquable dans son appellation, ne suffit plus pour répondre à la variété des attentes des adultes reçus. Le public des MAS est de plus en plus hétérogène et exige une grande adaptabilité des projets institutionnels.
Ceux-ci prennent davantage en compte les capacités mobilisables des personnes (ateliers, productions, voir fiche n° 22). Ils développent de plus en plus des initiatives en matière de vie sociale :

- la recherche d'unités à effectif réduit, socialement bien insérées ;
- la possibilité de formule en externat, avec un partenariat spécifique avec les familles (6 % des places en externat en 1998) ;
- le taux d'encadrement est de l'ordre de un pour un.

Quelques données statistiques concernant les MAS : au 1er janvier 2004, 409 MAS accueillaient 16 500 adultes handicapés.

2 Accueil des personnes vieillissantes

En France, les personnes de plus de 75 ans étaient au nombre de 4,8 millions en 2005. En 2010, la prévision s'établit autour de 5,5 millions. Il est à noter que 9,4 millions de personnes de plus de 65 ans vivaient à leur domicile et 590 000 en collectivité, en 2005.
Les personnes de plus de 85 ans sont aujourd'hui au nombre de 1,2 million. Elles seraient 2,1 millions en 2020 et, parmi elles, 35 % de personnes en situation de grande dépendance nécessitant le placement en EHPAD.

a. Les établissements d'hébergement pour personnes âgées dépendantes

Les EHPAD sont des structures d'hébergement collectif accueillant des personnes âgées en perte d'autonomie physique et/ou psychique. Ces structures sont toutes médicalisées.

Elles offrent les aides et les soins nécessaires aux résidents dans le cadre d'un projet de vie personnalisé.
La réforme de la tarification des maisons de retraite (décret du 26 avril 1999) reconnaît trois composantes simultanées de financement des EHPAD :

- Un tarif soin pris en charge par une dotation versée à l'établissement par l'assurance maladie couvrant les prestations médicales et paramédicales.
- Un tarif hébergement pour l'ensemble des prestations d'administration, d'hôtellerie, de restauration, d'entretien et d'animation. Ce tarif est fixé par le président du conseil général pour les établissements habilités à accueillir des bénéficiaires de l'aide sociale et par le gestionnaire dans le cadre des établissements non habilités à cet accueil. Ce tarif peut être pris en charge par le département pour les personnes bénéficiant de l'aide sociale. Par ailleurs, les résidences sont conventionnées à l'aide personnalisée au logement (APL) ou à l'allocation de logement à caractère social (ALS).
- Un tarif dépendance recouvrant l'ensemble des prestations nécessaires à l'accomplissement des actes essentiels de la vie. Ce tarif est fixé par le président du conseil général et peut être pris en charge partiellement pour les personnes bénéficiaires de l'allocation personnalisée d'autonomie (APA) en établissement.

Chaque établissement signe une convention avec les autorités du département et de l'État dont le but est l'amélioration continue de la qualité de prise en charge des personnes accueillies. Ces établissements font donc l'objet d'un suivi régulier des autorités administratives.

b. Foyers-logements

Les foyers-logements sont des établissements offrant des appartements à usage privatif. Les personnes qui y vivent sont locataires de leur studio. Elles peuvent trouver à proximité des lieux de vie communs : salle à manger, salle de jeux, etc. Le mode de vie reste à l'initiative de la personne, laquelle fait appel à des professionnels extérieurs lorsqu'elle en éprouve le besoin.

c. Unités de soins de longue durée

Les unités de soins de longue durée hébergent des personnes âgées très dépendantes qui ont besoin d'une surveillance médicale constante et de traitements prolongés. Ce sont des services généralement rattachés à un établissement hospitalier.
Ces unités définissent, avec et pour chaque personne âgée, un projet de vie dans lequel s'inscrit le projet de soins. Il est réalisé en vue de préserver et de maintenir l'autonomie de la personne et de favoriser des actions permettant des ouvertures sur le monde extérieur.

d. Centre d'activités naturelles tirées occupations utiles ou CANTOU

Le CANTOU est une petite structure accueillant une dizaine de personnes âgées atteintes de maladie d'Alzheimer ou de pathologies apparentées.
Ces unités autonomes ou intégrées dans des établissements disposent d'un équipement adapté à l'accompagnement des personnes âgées.

Le personnel du CANTOU dont l'AMP partage la vie des résidents qui, selon leurs possibilités, participent aux différentes tâches de la vie quotidienne (préparation des repas, mise du couvert, vaisselle...).

e. Maison de retraite

Elle peut être rattachée à un centre hospitalier. Elle peut être administrée par une association privée à caractère non lucratif ou à caractère commercial lucratif.
La plupart des maisons de retraite ont une section de cure médicalisée pour répondre à l'apparition progressive des pertes d'autonomie chez les personnes âgées et à tous les problèmes physiques et physiologiques liés au vieillissement.

3 D'autres lieux et services

a. Les services à domicile

Les services infirmiers à domicile (SSIAD)

Ils sont en place depuis plusieurs années, mais le décret relatif aux conditions d'autorisation de fonctionnement date du 28 février 2005.
Ce sont des services sociaux et médico-sociaux qui assurent, sur prescription médicale, les soins infirmiers, l'hygiène générale et l'aide nécessaire à l'accomplissement des actes essentiels de la vie.
Les personnes qui peuvent en bénéficier sont des malades adultes en situation de dépendance, atteintes de handicaps ou de maladies chroniques.
Les SSIAD ont pour mission de contribuer au soutien à domicile des personnes, notamment en prévenant ou différant l'entrée en hôpital ou dans un établissement d'hébergement, en raccourcissant certains séjours hospitaliers. Ils interviennent au domicile des patients ou dans les établissements non médicalisés prenant en charge des personnes âgées ou des personnes handicapées.
Les équipes sont constituées d'au moins un infirmier coordonnateur, d'aides-soignants et d'aides médico-psychologiques.
Financement : les frais afférents aux soins dispensés par les SSIAD à domicile sont pris en charge par l'assurance maladie.
État des lieux : les SSIAD sont des structures de petite taille employant en moyenne 9,3 salariés à temps plein. 60 % sont sur statut associatif.
En décembre 2004, 1 869 services sont autorisés, pour 82 842 places.
(*Source* : fiche technique du ministère sur Internet.)

Les services d'accompagnement à la vie sociale (SAVS) et les services d'accompagnement médico-social pour adultes handicapés (SAMSAH)

Ils ont été mis en place par le décret du 11 mars 2005.

Les **SAVS** ont pour mission « de contribuer à la réalisation du projet de vie des personnes adultes handicapées par un accompagnement adapté favorisant le maintien ou la restauration de leurs liens familiaux, sociaux, scolaires, universitaires ou professionnels et facilitant l'accès à l'ensemble des services offerts par la collectivité ».
Parmi les besoins fondamentaux reconnus figurent une assistance ou un accompagnement pour tout ou partie des actes essentiels de l'existence, un accompagnement social en milieu ouvert et un apprentissage à l'autonomie.
Les **SAMSAH** ajoutent à ces dispositions du SAVS une dimension de soin : accompagnement médical et paramédical en milieu ouvert, soins réguliers et coordonnés.
Les aides médico-psychologiques sont associés au travail de ces services et font partie intégrante des équipes pluridisciplinaires qui les animent (article D. 312 155 8).
Ces services vont se développer avec la montée en charge des activités des maisons départementales du handicap. Ils constituent, avec les institutions, l'alternative nécessaire à l'action en faveur des personnes handicapées vivant à leur domicile.
Le travail à domicile va également favoriser un accompagnement social qui devra prendre en compte des modes de vie « de tout un chacun », avec des habitudes, des choix, des liens familiaux et sociaux à respecter et développer. Le travail en institution n'a pas toujours préparé à cette approche individuelle des besoins d'une personne vivant chez elle.

b. Les établissements à vocation d'accompagnement social

Les maisons d'enfants à caractère social (MECS)

L'ordonnance de 1945 définit le cadre légal de la protection de l'enfance. La mission de la MECS s'inscrit dans l'application de cette ordonnance (articles 375 et suivants).
Elle est d'accueillir des enfants en danger, en souffrance, ne rencontrant pas dans leur milieu familial et social, ponctuellement ou durablement, les conditions nécessaires à leur épanouissement. Les situations vécues par l'enfant peuvent être celles de la maltraitance.
Cet accueil se fait en internat. Il propose d'abord à l'enfant un cadre de vie sécurisant, au plus proche de la vie de tout enfant, avec autant que faire se peut, scolarisation, activités sportives et de loisirs à l'extérieur.
L'équipe d'encadrement aide l'enfant à construire de nouveaux repères sociaux, tout en favorisant un travail avec et auprès de la famille pour éventuellement y permettre un retour de l'enfant.
L'accueil est pour garçons et filles entre 5 et 18 ans. Un prolongement jusqu'à 21 ans est possible.
L'admission est faite sur décision de justice ou par les services sociaux compétents. Elle ne relève pas de la Commission des droits et de l'autonomie des personnes handicapées (anciennement CDES).
L'équipe d'encadrement des enfants se compose d'éducateurs, de moniteurs éducateurs et d'AMP. Elle peut aussi faire appel à des éducateurs sportifs.
La place de l'AMP est à développer sur le registre de l'accompagnement de proximité : prendre soin de soi sur le plan corporel, physique, dans l'aménagement de son cadre de

vie. La proximité sera également celle de l'écoute, du soutien, en complémentarité avec les autres membres de l'équipe.
Les MECS dépendent des services d'aide à l'enfance du département et sont financées par le budget social du conseil général.
Il y a environ 1 200 MECS accueillant 45 000 enfants. 27 000 salariés y travaillent.

Les centres d'hébergement et de réadaptation sociale (CHRS)

Les CHRS ont pour mission d'assurer l'accueil, l'hébergement, l'accompagnement et l'insertion sociale des personnes en recherche d'hébergement ou de logement, afin de leur permettre de retrouver une autonomie personnelle et sociale.
Elles bénéficient d'aide éducative et d'activités d'insertion professionnelle.
Les CHRS font partie du dispositif hivernal d'accueil d'urgence, pour les « sans domicile fixe » (SDF).
Ils reçoivent des personnes isolées ou en famille, avec ou sans enfants, en grave difficulté économique et sociale, ayant des problèmes de logement, de santé, de travail.
Les personnes gardent leur RMI.
Elles perçoivent une rémunération selon leur activité de production au sein des ateliers.
Une aide sociale versée par l'État peut également être attribuée.
Une participation journalière forfaitaire est demandée aux personnes accueillies, mais l'impossibilité de la verser ne peut constituer un motif de refus d'accueil.
La durée du séjour est limitée dans le temps (six mois) mais peut être renouvelée.
Le financement de ces structures est un financement État-DDASS (Direction départementale de l'action sanitaire et sociale).
L'encadrement de ces personnes est assuré par :

- un service social conséquent assuré par des assistants de service social ;
- un service d'accompagnement personnalisé assuré par des éducateurs, moniteurs-éducateurs et récemment des AMP ;
- un service d'insertion professionnelle, avec des ateliers encadrés par des éducateurs techniques ou des moniteurs d'atelier.

Un soutien psychologique de ces personnes est souvent proposé.
La fonction de l'AMP pourrait être qualifiée de « maternante », tant les besoins élémentaires de ces personnes en dérive physique, psychologique et sociale sont importants.
Les soins du corps, l'état de santé doivent être une priorité pour l'AMP.
Il est fortement recommandé aux AMP – et à tous les autres personnels de l'encadrement travaillant dans ces lieux d'accueil, de lire *Les Naufragés*, de Patrick Declerck (éditions Pocket, 2003).
État des lieux : 750 structures, 30 000 personnes accueillies en moyenne, 8 200 salariés.

VI Exercice du métier, concepts fondamentaux

L'AMP

A : aide : l'AMP intervient en tierce personne pour aider la personne à faire ce qu'elle ne peut pas faire seule.
M : médico : l'AMP travaille avec des professionnels médicaux et paramédicaux pour tout ce qui concerne la prévention et le suivi de soins touchant l'état de santé des personnes qui lui sont confiées.
P : psychologique : l'AMP se réfère à la « psychologie » quand son accompagnement prend en compte le « psychisme » de la personne.

1 L'aide

Il s'agit de l'action par laquelle une personne intervient auprès d'une autre personne pour qu'elle puisse réaliser des actions qu'elle ne peut accomplir seule.
Cette intervention recouvre diverses situations pouvant aller d'un encouragement par la parole, de conseils donnés, de stimulations à une intervention en appoint pour rendre le geste d'une personne efficace (tenir la main, soutenir dans la marche, etc.). Et enfin à un acte exécuté à la place de celui qui est incapable de l'exécuter lui-même.
Dans le dictionnaire *Le Robert*, le verbe « aider » est souvent associé à la main : donner la main, tendre la main, prêter la main.
Aider est la première fonction de l'AMP : **aide** médico-psychologique.
Ce concept permet d'identifier les situations où l'AMP est appelé à intervenir, chaque fois qu'une personne ne peut réaliser de façon autonome des gestes nécessaires à son bien-être dans la vie quotidienne.
Les principales fonctions de la vie sont concernées : lever, toilette, alimentation, déplacement. Pour les exécuter, des gestes d'appoint (faire avec) ou de substitution (faire à la place de) sont nécessaires.
L'AMP aide également aux apprentissages, acquisitions ou productions : aider à apprendre, à fabriquer un objet, à s'orienter dans le temps ou dans l'espace, etc.
Enfin, l'aide peut concerner la dimension relationnelle et sociale : aider à s'exprimer, à donner son avis, à choisir, à sortir…

Pratiques professionnelles de l'AMP

L'AMP sait, par l'observation, identifier ces multiples occasions où il doit intervenir pour pallier les difficultés des personnes à dire ou à faire.

Cette aide fait partie intégrante de la compétence de l'AMP qui avant tout doit travailler à limiter les effets du handicap dans la vie quotidienne des personnes. Grâce à l'AMP, on pourrait dire que **toute personne, aussi handicapée soit-elle, devient autonome « à deux »**.

Il y a pourtant deux dangers dans cette fonction d'aide :

– **ne pas assez aider** en raison d'une mauvaise évaluation des capacités des personnes à gérer leur vie quotidienne : il peut alors y avoir une carence éducative : laisser les gens « se débrouiller » par eux-mêmes en croyant participer ainsi au développement de leur autonomie. Ces attitudes peuvent causer un sentiment d'échec et de culpabilité qui favoriserait plutôt des attitudes de démission et de dépendance ;

– **trop aider**, au point de ne plus solliciter les capacités encore mobilisables des personnes, dans la crainte de « trop leur demander ». C'est le signe d'une trop grande protection où l'AMP considérerait davantage le handicap que la personne qui peut encore agir par elle-même.

2 L'accompagnement

Dans un premier temps, nous pouvons brièvement resituer ce concept dans certains aspects de son évolution historique.

Le compagnonnage existait déjà au temps des bâtisseurs de cathédrales. Les pratiques compagnonniques sont évoquées dans une ordonnance de Charles VI pour les cordonniers de la ville de Troyes.

Il est dit : « Plusieurs compagnons et ouvriers dudit métier, de plusieurs langues et plusieurs nations, allaient et venaient de ville en ville pour voir et savoir les uns des autres. »

Ainsi se trouvait énoncée l'idée d'entraide, de protection, d'éducation et de transmission entre les membres d'une même corporation.

Les compagnons du devoir et du tour de France partagent dans les statuts de leurs associations des valeurs communes sur lesquelles s'appuie leur démarche : l'accueil et l'accompagnement, l'ouverture et l'attention mutuelle, la solidarité et le partage de connaissances et de savoir-faire.

Nous retrouvons des valeurs similaires dans le manifeste universel des compagnons d'Emmaüs.

Le but, c'est que chaque homme, chaque société puisse vivre, s'affirmer dans l'échange et le partage dans une égale dignité.

Le concept s'enracine dans de nobles filiations où de solides valeurs fédèrent des hommes au fil des siècles dans une œuvre commune.

De façon plus contemporaine, on est en droit de s'interroger sur des dérives mercantiles, voire sectaires, envahissant le champ du développement personnel. Prétentions dangereuses et illusoires de maîtres à penser, de *coaches* en tout genre, tentant de combler les manques, de pallier les déficits. Leurs pratiques offrent l'illusion du mieux vivre, dictent

des conduites, annihilent les libertés, renforçant des problématiques de dépendance, aggravant les fragilités.
L'accompagnement auquel nous souhaitons réfléchir est doté d'une éthique sans faille, influençant ses pratiques.
Lorsqu'il s'agit de la question de relation à l'autre et de la responsabilité qu'elle engage, la réflexion se doit d'être permanente et approfondie.
L'accompagnement ne se nourrit pas seulement de louables intentions ou de propositions séduisantes, c'est un long chemin souvent, dans lequel on s'engage avec quelqu'un qui, parfois, cherche sa route.
Arrêtons-nous un temps sur l'étymologie, si riche de sens : ce mot vient du latin populaire *coponiem,* « celui qui partage le pain ». Cela suppose d'entrer en relation dans une attitude d'ouverture et de partage. Se donner à chacun une part de ce qui est offert. Soulignons la précieuse réciprocité de l'échange.
Accompagner, c'est aller de compagnie avec, se joindre à quelqu'un pour aller où il va, en même temps que lui.
Alchimie de la rencontre, se reconnaître et cheminer ensemble ; cela sous-entend pour l'accompagnement un désir, un élan, afin de rejoindre l'autre là où il en est de son propre cheminement, s'ajuster à ses rythmes, parfois à sa lenteur. Il est si facile et si imprudent d'imposer sa propre cadence ou sa propre lecture du monde.
L'autre peut m'aborder par une plainte me désignant comme quelqu'un d'utile pour lui, suscitant mon intérêt, réclamant ma sollicitude.
Comment alors rester humble, ne pas se sentir tout-puissant lorsque l'accompagnant est investi comme celui qui sait, celui qui possède ce que l'autre n'a pas, celui qui dispose des moyens d'agir, du pouvoir de décision.
Face à cet autre souffrant, vulnérable, une relation asymétrique s'installe, souvent périlleuse si les effets ne sont pas questionnés, mis en perspective.
Il arrive aussi que la souffrance de l'autre devienne intolérable à l'accompagnant. Il peut devenir sourd aux plaintes réitérées, éprouver un besoin impérieux de s'écarter d'un danger, fuir cette trop grande proximité. L'apparente indifférence, le sentiment d'impuissance et la culpabilité sous-jacente guettent aussi l'accompagnant.
Une halte s'impose pour reprendre son souffle, poser un sac devenu trop lourd à porter seul. Le voyage est parfois long, c'est important d'être plusieurs sur le chemin de l'accompagnement.
Accompagner, entrer en relation avec un autre, cela n'est pas qu'une affaire d'injonction ou de volonté ; il s'y mêle inévitablement des pensées, des émotions, des sentiments, pas toujours faciles à reconnaître et à gérer.
Accompagner, c'est faire l'expérience de la différence, parfois cela fait peur, pourtant c'est aussi ce qui enrichit. Il s'agit de la prendre au sérieux : respecter la différence, c'est lui permettre de s'énoncer, d'être entendue ; c'est soutenir les plus discrètes, les plus subtiles, voire les plus inhabituelles formes d'expression.
La réalité de l'autre échappe toujours à l'image que j'en ai, l'idée que je m'en fais, sa singularité, son irréductible mystère invite à s'éloigner de la logique cartésienne du « tout comprendre ».
Emmanuel Levinas évoque dans son œuvre sa conception de l'autre et de l'altérité. Elle ne se réduit pas, nous dit-il, à une interrogation théorique, penser notre rapport à l'autre est

aussi, pour ce philosophe, une responsabilité éthique. Ainsi, énonce-t-il, « la véritable rencontre avec autrui tient dans le fait que je ne la possède pas ; prétendre le connaître expose à cette forme si fréquemment banalisée de la négation de l'altérité » : refus de l'autre dans son droit à être lui, différence niée, bafouée.

Faire l'expérience de la différence, c'est ne pas enfermer l'autre dans mon projet pour lui, mais l'aider à naître au sien, à le mettre en œuvre, en mobilisant et soutenant ses propres ressources. C'est ne pas décider à sa place de ce qui serait bon pour lui, mais faciliter l'expression de son propre désir. L'accompagnement ne peut se concevoir que sur le mode de la collaboration, ceci nécessite l'adhésion de l'accompagné. Mettre en œuvre un accompagnement respectueux d'autrui en offrant toute la sécurité utile par le maintien du lien quels que soient les aléas de l'accompagnement et le comportement de l'accompagné.

Accompagner, c'est conserver une approche positive tout en étant le garant d'un univers de règles. C'est aussi responsabiliser, soutenir la prise de décision. C'est être prêt à intervenir tout en ménageant un certain retrait.

Accompagner, c'est être disponible ; si je suis rejetant, distrait, envahi, l'autre le sait, l'entend…

Accompagner, c'est être heureux avec, éprouver du plaisir, tenir dans le temps, ouvrir le champ des possibles, rendre plus libre…

Accompagner, c'est aussi améliorer la connaissance que l'on a de soi, prendre soin de soi…

Accompagner, c'est enfin ce que vous en direz vous-mêmes tout au long de vos pratiques d'accompagnement, éclairé en cela par vos propres découvertes.

3 Le soin « entre acte et parole »

Il y a des mots de la langue française qui ne peuvent être définis que si l'on s'y met à plusieurs. Je veux dire par là que leur sens n'est la propriété de personne en particulier.

Parmi ces mots, on peut trouver celui de santé et celui de soin.

Qui pourrait définir la santé sans faire appel non seulement au médecin, mais aussi au psychologue, au sociologue, à l'éducateur, au juriste… et surtout à l'intéressé lui-même qui est le mieux placé pour parler de sa santé, bonne ou mauvaise.

Il en va de même du soin.

Le soin est du ressort médical : soigner une maladie, soigner une plaie, une affection, une allergie… ou du ressort du psychiatre : soigner une phobie, une psychose… mais tout autant du psychothérapeute qui soigne une dépression, une anorexie, des troubles du comportement, du travailleur social qui soigne un isolement, une exclusion, de l'AMP ou de l'aide-soignant qui soignent les conséquences quotidiennes d'un handicap.

Le soin vient quand il y a dysfonctionnement dans la façon de vivre, dysfonctionnement qui peut entraîner souffrance. Il n'est donc l'apanage d'aucune profession : il est avant tout le droit de chacun à recevoir l'aide nécessaire pour faire face à un état de fragilité, de vulnérabilité autant physique que psychique.

Pour être plus clair : **le soin colle à la vie**. Il déborde largement ce que l'on entend par processus thérapeutique visant à une guérison : le soin a existé avant la maladie,

Ce qui est le propre de qqn ou de qqch ; bien exclusif, privilège. SYN - exclusivité, propre.

et il existe à côté de la maladie, et il est encore là quand la maladie se fait incurable et que les médicaments ne peuvent plus faire effet (*cf.* les soins palliatifs).

Le soin est le concept sur lequel se fonde la pluridisciplinarité : il met d'accord toutes les professions qui ont pour mission de soulager, aider, accompagner et, éventuellement, guérir.

Pour nous en convaincre, il suffit d'en définir quelques usages.

- **Il est acte** : c'est un mot acte, que l'on va connaître par exemple dans la liste des soins infirmiers.
- **Il est acte à l'intérieur d'une relation langagière** : soigner et prendre soin sont indissociables, comme le dit si bien l'arrêté ministériel instituant la fonction d'AMP.
- **Il est attitude du professionnel** qui veille au bien-être des personnes qui lui sont confiées. Je le qualifierai de « soignant », même s'il n'est pas de formation médicale ou paramédicale.

En d'autres termes, pour utiliser des concepts empruntés à la linguistique, il n'est pas seulement le mot qui renvoie à un acte.

Il est aussi une partie qui renvoie à un tout – **une métonymie** : le soin que je procure irradie une personne dans son ensemble. Il mobilise, quand il est administré, un ensemble d'affects – comme chacun a pu en faire l'expérience s'il a dû un jour être hospitalisé. Recevoir un soin a de l'effet bien au-delà des conséquences logiquement attendues : le moral remonte quand la température baisse, l'appétit revient tout comme l'envie de parler, de blaguer... Mettre un sparadrap sur une petite plaie est l'occasion de ce que l'on appelle une relation privilégiée, qui « soigne » autant que les effets antiseptiques du ruban adhésif. Toutes les infirmières en ont fait l'expérience.

Avec le personnel de formation médicale ou paramédicale, nous serons d'accord pour dire que l'effet thérapeutique d'un médicament dépend d'une certaine façon de le donner. Le professionnel cherche l'apaisement et l'adhésion du sujet, ce qui nécessite qu'on lui parle : pourquoi ce médicament, comment le prendre, les effets attendus, les effets possibles... dans une atmosphère de sécurisation face à ce qui est trop souvent automatisme, passage à l'acte non parlé, voire action agressive ou intrusive pour obliger la prise du médicament.

De ce point de vue, **le problème de la distribution des médicaments** dans une institution prend un autre sens : il ne s'agit pas de savoir d'abord qui doit faire quoi, mais du sens que prend ce soin dans une relation. Le cachet blanc, la gélule rouge ou le comprimé vert ne sont pas des objets-propriétés, mais des objets-relations. Quelle que soit la main qui le donne, l'infirmier, l'éducateur, l'AMP, l'aide-soignant et surtout le résident doivent en connaître le « sens ». Les prescripteurs, psychiatres et médecins, doivent dire pourquoi ce médicament, quels en sont les effets désirés, les effets secondaires indésirables, comment les expliquer. Ainsi parlé, le soin prend sens pour chacun. Il n'est pas perçu comme un « pré carré » qui serait balisage des compétences, donc défense d'une prérogative – ou, par réaction, son refus – mais support d'échanges, d'explications, de compréhension : **le soin est la pensée de l'acte**.

Pour faire plus simple, la mère ou le père qui donnent un médicament à leur enfant **ne le font pas par qualification mais par qualité** : celle qui permet d'intégrer le soin dans la responsabilité parentale. Il en va de même pour les professionnels qui doivent avant tout mettre en avant le sens de leur acte, savoir le faire partager, afin qu'il soit compris. La couleur de la blouse de celui qui donne le médicament a ensuite peu d'importance.

De plus, le personnel soigne doublement quand, tout en donnant le médicament, il sait avoir le sourire, le mot apaisant, l'attention au confort du lit, à la propreté de la chambre, l'intérêt pour une visite reçue : **le soin aboutit au prendre soin**. Il est alors **métaphore** parce qu'il évoque la sécurité, le bien-être, l'attention vigilante d'autrui à soi, la qualité de la relation.

« Je souhaite que cette journée se place sous le signe de la **transdisciplinarité** », comme le dit souvent le docteur Saulus, transdisciplinarité dans laquelle le soignant reconnaît que son acte médical ou paramédical se réalise dans une relation, et l'éducateur, l'animateur, l'AMP, que sa relation inclut le souci du bien-être physique de la personne.

Ainsi, une fois de plus, nous constaterons que ces concepts de « soin » et de « prendre soin » permettent l'articulation entre les fonctions de l'encadrement dans leur diversité, et les lieux de vie, les temps de vie du résident, dans leur diversité.

Essayons d'aller plus avant dans ce monde complexe du soin en évoquant des situations et des expressions courantes.

Parler de soin nous conduit en effet à évoquer le début de la vie : **sans soin, le nouveau-né ne pourrait pas vivre**... Il arrive au monde nu, démuni, prématuré en bien des domaines, dépendant en toute chose de l'adulte qui le sait et donne rapidement à ce petit les « soins » dont il a besoin pour entrer dans la vie : couper le cordon, le laver, le poser sur le ventre de sa mère, assurer la reconnaissance mutuelle par le contact des peaux, par ce que la mère et le père vont commencer par dire de leur petit...

Puis vient le premier vêtement, la première tétée... Cet ensemble d'actes, d'attitudes, de paroles sont les soins dont tout nouveau-né bénéficie, qui sont même indispensables à sa survie... et pourtant il n'est pas malade.

Qui va participer à ces premiers soins, aider la mère et le père à les mettre en œuvre dès la naissance ? On l'appelle la sage-femme. Quel beau nom de métier pour celle qui vient prodiguer les premiers soins de la vie de chacun ! La sagesse et la féminité y sont associées... comme un signe prémonitoire des qualités du « soignant ».

La sage-femme est associée à la nidification du petit être humain, à sa sortie du nid, à ses premières rencontres avec le milieu extérieur, aux premiers cris du nouveau-né dont on a pu dire qu'ils étaient cris d'angoisse, cris de douleur... La sage-femme est là, dans le sas qui fait passer du cocon utérin à la lumière de la salle, au froid, aux mouvements brusques, aux exclamations de l'assemblée.

Ce n'est pas par hasard si j'insiste sur cette période de dépendance, car bien souvent, il nous est donné de la rencontrer dans nos pratiques quotidiennes auprès d'enfants, adolescents, adultes très dépendants, auprès de personnes âgées... pour lesquelles le « nid », le « cocon » est non pas une typologie, un lieu précis, mais **une attitude** attendue de l'environnement pour les protéger de tout ce qu'ils peuvent vivre comme agression, intrusion du monde extérieur.

Un mot a été inventé pour exprimer cette situation : le « cocooning ». Nous sommes encore et toujours dans le soin.

Expressions qui parlent de « soin »

Lors d'une séparation, il arrive que l'on dise à celui qui part « Prends bien soin de toi » : invitation amicale, affectueuse, par laquelle on se résigne à ne plus toujours être là pour assister, aider, guider, intervenir, dans les petites choses de la vie quotidienne à travers lesquelles se construit le bien-être.

Dire à l'autre qui part « Prends soin de toi » est reconnaître trois choses :

- S'éloigner de moi, c'est prendre un risque, se fragiliser.
- Mais aussi que l'autre a la capacité de faire face à des agressions de tout type, je lui fais confiance.
- Que le « soin » ainsi compris est très vague et touche aussi bien : ne pas prendre froid, savoir traverser la rue sans se faire renverser, ne pas s'exposer à des agressions externes ou internes, ne pas aller vers des déceptions, des désillusions, des échecs...

Il y a toujours dans le soin l'évocation implicite de la protection d'un danger.

Le degré d'indépendance auquel chacun peut arriver dans sa vie quotidienne, mais aussi affective et sociale, **permet d'être à soi-même le garant de ses propres soins**. Savoir se soigner n'est alors pas seulement une démarche médicale ou paramédicale : se nourrir, faire face à la maladie... mais prend aussi une dimension psychologique : se protéger de la dépression, savoir trouver son bonheur dans ce qui passe : le prendre soin de soi, c'est le « Connais-toi toi-même » de Socrate, la juste adéquation entre ce que j'attends de la vie et ce qu'elle me procure, aller à l'économie des désagréments...

Dimension également religieuse et spirituelle. En latin, *curare* veut dire « se soigner ».

Le curé est celui qui soigne, comme la cure est à la fois le lieu où habite le curé, mais aussi le lieu où l'on se soigne – par thérapeutique thermale par exemple.

Le soin est donc **souci de la qualité de l'enveloppe physique et psychique** grâce à laquelle nous pouvons faire l'expérience – durable ou fugace – du bien-être, de l'être bien dans sa peau, donc avec soi-même et avec les autres, mais aussi dans le sens précis du terme. Nous le savons : la santé de la peau reflète la santé de l'esprit. En s'occupant de l'un, on s'occupe de l'autre.

Une autre expression : être aux petits soins. On est aux petits soins d'une personne que l'on aime, que l'on veut, là encore, protéger... Petits soins qui viennent consoler d'une déception, d'une séparation, d'un échec... petits soins comme superflus, marqués par la gratuité, non pas du côté des besoins, des nécessités, mais de la fantaisie. Petits soins à enfants ou adultes « gâtés », il y a là une connotation délicieusement infantile. On est aux petits soins de celui qui est fragile, qui ne le demande pas, mais qui nous donne aussi l'occasion d'être dans un surplus de tendresse, d'affection.

Il arrive que ces « petits soins » deviennent **intrusifs**, agaçants : la mère qui continue d'exercer ses prérogatives, pour le bien de son enfant, qu'elle continue de voir enfant malgré son âge adulte... Petits soins qui maintiennent le lien physique, l'échange de choses, alors que la relation se veut émancipée de la dépendance de ces soins. Le prétexte du « soin » peut alors devenir une forme d'acharnement par lequel on impose une façon d'intervenir sans tenir compte de la demande de l'intéressé.

Autre expression : « Je me soigne. »

Dans cette expression apparaît bien la complexité du mot : je me soigne quoi ? De quoi ? Dans les deux cas, il s'agit à la fois de protection et de restauration.

Je me soigne d'une maladie, d'un handicap, d'une souffrance, d'un échec, d'une dépression...

Mais aussi je me soigne, je prends soin de moi, je m'évite les contrariétés, j'assieds mon confort, je protège mon narcissisme, je sais me donner des moments de détente, de plaisir.

Ainsi soigner est aussi bien du registre de la prise en compte de la souffrance que du plaisir.

Prendre soin de soi est donc une expression qui illustre bien ce que je voulais dire en parlant de métaphore, car dire « Je me soigne » est une façon de parler de mon narcissisme (par exemple avoir une tenue soignée).

En conclusion de ces commentaires au sujet d'expressions de la vie courante, on constate que le soin va avec la vie.

On soigne avant qu'il y ait souffrance.

On soigne là où il y a souffrance.

On soigne là où la vie est exposée, là où l'enveloppe n'est pas fermée, là où le « moi » n'est pas encore advenu ou bien là où il est en menace de désintégration.

Le soin va avec le bien-être, avec le plaisir.

Pour terminer, je voudrais aborder brièvement des expressions professionnelles évoquant des situations de soins : le maternage thérapeutique, le *handling* de Winnicott, avant de parler en conclusion des soins de fin de vie, ceux que l'on dit « palliatifs ».

Nous disions tout à l'heure que dans le soin il y avait une dimension maternelle.

En évoquant la première professionnelle pourvoyeuse de soins, la sage-femme, il nous est possible en effet de faire une rapide association qui interrogera ceux qui se disent « soignants », dans leur « sagesse » et leur « féminité », c'est-à-dire que la composante « maternelle » du soignant est engagée dans l'acte de soin. Peut-être est-il utile de le reconnaître pour assumer en harmonie avec soi-même cette fonction de protection, réassurance, vigilance. L'homme aussi peut être tendre, patient, empathique...

François Tosquelles a construit le concept de **maternage thérapeutique** ; c'est lui qui également a construit la qualification d'aide maternelle, qui donna naissance, quelques années plus tard, à la fonction d'AMP.

Je pense que l'approche de François Tosquelles, avec le maternage thérapeutique, a donné lieu à de nombreux contre-sens.

En effet, il a parlé de recours au maternage thérapeutique dans le cas de privation précoce de soins maternels, et indiqué qu'une substitution pouvait, dans les premières années de la vie, être mise en place par des éducatrices qui sauraient donner à l'enfant les soins primaires, infantiles, dont il a été privé avec pour conséquence une carence grave d'expérience de sécurisation, de protection, de soin.

Le contresens est venu de ce que l'on a appliqué cette façon de faire à des adolescents et des adultes qui, non seulement n'avaient pas été privés de soins maternels, mais en avaient parfois fait une expérience quasi fusionnelle, provoquant ultérieurement un profond sentiment d'angoisse, d'abandon et de quête affective tous azimuts. Ce n'est pas alors de « manque de mère » que ces personnes souffrent, mais plutôt d'un manque de manque de mère.

De plus, quelle serait notre légitimité à nous approprier le qualificatif de « maternage », à nous qui ne sommes ni leur père, ni leur mère ? Il n'y a rien à reprendre du passé. Il y a à faire avec le présent, et aider autant que faire se peut, la personne à vivre pour soi, dans l'acceptation de l'absence, dans la réassurance apportée par nos attitudes de proximité, de contact, de protection.

C'est pourquoi, pour en arriver aux mêmes objectifs, je préfère substituer au terme de maternage thérapeutique les concepts mis en place par Winnicott, ***handling*** **: manipuler,**

tenir en main… *holding* : contenir, soutenir… Il s'agit de maintenir, contenir, pas seulement physiquement, nutritionnellement, mais aussi d'assurer une enveloppe psychique aidant à contenir les angoisses, à protéger des intrusions, à supporter les frustrations, les absences, les retards, sans que le sujet ne s'effondre dans l'angoisse de la perte ou de l'éparpillement.

Le soin n'est pas seulement un acte accompagné par le langage du professionnel. Il est aussi **un acte qui permet la parole de la personne handicapée**.

Soigner, c'est être prêt à entendre : « J'ai mal »… Le soin est ce par quoi la douleur se parle et devient souffrance, se communique. Le soin est encore une fois occasion de se parler et la douleur est doublement combattue : dans sa dimension pathogène, physique, organique, mais aussi dans sa dimension de repli sur soi, d'incommunicabilité. En disant « J'ai mal », la douleur se fait souffrance, donc plainte, appel, larmes, que l'autre saura entourer de paroles de consolation, de réassurance. À la main qui donne le médicament pour calmer une douleur se trouve associée l'oreille pour entendre la souffrance. Ainsi se développent les expressions plus ou moins cachées du désir.

Je voudrais terminer en évoquant rapidement cet autre type de soin que sont les **soins palliatifs**. Ils viennent pallier quoi ? D'autres soins qui ne peuvent plus guérir. L'approche des soins palliatifs nous a permis de mieux penser ce que guérir et soigner veulent dire. Soigner n'est pas guérir. Et si le soin est encore présent là où les thérapeutiques habituelles n'ont plus d'effet, c'est bien que **le soin ne concerne pas seulement la maladie, mais surtout le malade**…

Les soins palliatifs nous apprennent ainsi que, jusqu'au terme de sa vie, la personne a besoin d'être entourée, écoutée, choyée en quelque sorte. Les unités de soins palliatifs sont conçues selon cette finalité : place au bien-être, au plaisir, à la présence discrète et patiente. Et, en ce qui concerne les médicaments, ils sont eux aussi administrés dans le but d'apaiser, de réduire la douleur.

Les soins palliatifs viennent également nous rappeler qu'il faut savoir aussi parfois ne plus être efficace au sens d'un effet visible de notre action. Nous avons beaucoup entendu parler de l'acharnement thérapeutique : il y a d'autres acharnements, éducatifs, pédagogiques, qui sont autant d'actes posés, imposés, qui cherchent à rassurer le professionnel sur son utilité et sa compétence. Peut-être la vraie compétence n'apparaît-elle que lorsqu'il n'y a plus rien à faire, là où le soin se prolonge dans le prendre soin.

Ce que nous ont appris les soins palliatifs est souvent transposable dans des contextes professionnels moins dramatiques, par exemple dans le travail quotidien auprès de personnes polyhandicapées.

Telle est la mission des professionnels que nous sommes, quelle que soit notre qualification de base, médicale, paramédicale, médico-sociale, socio-éducative.

Autour du soin se confirme la compréhension d'autrui comme un sujet à part entière, qui compte au-delà de ses symptômes et qui attend qu'on l'écoute dans sa souffrance comme dans ses plaisirs.

4 La dépendance

Toute personne est dépendante d'une façon ou d'une autre, que ce soit d'un objet, d'une personne, d'un groupe, d'une institution. Cette dépendance caractérise l'humain, car : « L'humain est un mammifère supérieur, supérieur parce qu'infirme à la naissance, grâce à quoi il est supérieur puisqu'il a besoin d'une communication avec l'autre pour pouvoir survivre. » [1]

Et pour le dire autrement :

> Nid douillet qu'il me faut quitter
> Ma vie m'arrache à la sienne
> Séparations,
> Déchirure,
> Instant de première respiration.
> Toute ma vie je construirai.
>
> Depuis la naissance du « MOI ! »
> AUTRUI sera ton prénom,
> EGO le mien.
>
> Il grandit, se nourrit,
> Se sépare de ce qui l'a construit.
> Autonomie pointe le bout de son nez…
> Nid douillet qu'il me faut quitter
> Ma vie m'arrache à la sienne
> Séparations,
> Déchirure,
> Instant de première respiration.
> Toute ma vie je construirai…

En poursuivant la réflexion :

« La dépendance entraîne le besoin d'aide humaine dont certaines doivent pouvoir être apportées par la communauté à laquelle appartient la personne. »[2]

« Être physiquement dépendant, c'est une frustration inenvisageable pour qui ne l'a jamais vécue. »[3]

La dépendance, c'est aussi ne pas être en capacité de se mouvoir, de choisir, de prendre des initiatives, s'exprimer sans les codes permettant la compréhension d'autrui.

Lorsque l'incompréhension s'invite entre deux êtres, la frustration s'installe. Marcel Nuss nous parle de celle-ci. Il nous dit que la vie d'une personne en situation de dépendance « n'est qu'un chapelet de deuils à faire… ». L'accompagnant est en mesure de se poser la question suivante : Que deviennent les désirs, les plaisirs, les besoins singuliers de ces personnes ?

1. Citation de Françoise Dolto, séminaire inédit, rapporté par G. Guillerault dans *Le Corps psychique*.
2. Citation de Geneviève Laroque, colloque « Handicap, dépendance, exclusion », 1999.
3. Citation de Marcel Nuss dans son ouvrage *La Présence à l'autre*.

Très récemment, un stagiaire faisant fonction d'AMP dans un EHPAD (établissement hébergeant des personnes âgées dépendantes) nous dit : « Dans l'établissement dans lequel j'exerce mon activité d'AMP, il est interdit de s'attacher aux personnes que l'on accompagne… »

Par ailleurs pour pallier d'éventuels détournements de l'interdit, le personnel se voit changer d'étage et de personnes accompagnées tous les trois mois.

Autrement dit, lorsque l'AMP a compris que la douche de monsieur D. n'est possible qu'après l'accomplissement de rituels, que seuls les massages du cuir chevelu lui permettent de se relaxer pendant le shampooing… Alors que les deux personnes en présence témoignent d'une confiance réciproque, tout ceci rendu dans une ambiance où les regards complices et les silences pleins d'attention invitent au respect, là, dans cette relation de qualité vient s'immiscer l'organisation d'une institution reposant sur la crainte qu'un professionnel se rende indispensable auprès d'une de ces personnes accueillies.

Comment peut-on penser l'accompagnement des personnes en situation de dépendance comme une suite de gestes réalisables par une infinité de professionnels ?

L'accompagnement n'existe pas si le professionnel reste dans la « mécanique » des gestes. L'empathie, l'attention singulière, la compréhension des besoins de l'autre sont des valeurs fondamentales, évitant ainsi à la personne de se retrouver devant sa propre incapacité à exister sans l'aide d'autrui.

La considération, le respect, la complicité, la reconnaissance sont les valeurs incontournables de l'accompagnement des personnes en situation de dépendance physique, intellectuelle, affective.

Nous vous invitons à lutter contre l'accomplissement des tâches matérielles sans le sens donné à la situation dans laquelle vous vous trouvez. Les allants de soi, les opinions, les représentations personnelles sont à bannir.

Pour conclure, nous vous proposons la réflexion d'Éliane Rico, propos recueillis lors d'une journée régionale AMP à l'IRTS Paca-Corse.

> Face à une personne dans une situation de grande dépendance, le risque serait de l'approcher avec une technique et du temps minuté.
>
> Les meilleures lois émanant de nos politiques ne présenteraient-elles que des aspects subversifs ?
>
> Quand on dit réalité, on dit financement, sinon c'est du vent ! Du rêve !
>
> Eh bien ! essayons de rêver et approchons la personne âgée comme nous souhaitons tous l'approcher, avec son histoire, sa vie, sa famille et sa maladie et non pas par sa pathologie et, si on a le temps, son histoire bien plus tard…
>
> […] Mme Rose est une dame qui depuis trois ans est dans son lit. Elle dépend entièrement du personnel. Pourtant, sa tête continue de fonctionner. Elle a été mal mariée, a eu deux enfants. Elle a beaucoup travaillé pour élever seule ses enfants. Elle parle de sa vie comme d'un sacrifice. Les enfants sont eux aussi conscients de ce sacrifice-là.
>
> Nous ne pouvons pas aborder cette dame comme seulement une personne dépendante. Elle dit ses pertes, mais aussi sa vie. Sa parole interpelle, dérange, bouscule les professionnels. Les soins reçus, s'ils se situent dans le faire, sont parfois mal compris. Les revendications peuvent être fortes et les tensions qui en résultent tout autant.

Ceux qui n'ont pas la parole vivent les mêmes tensions, mais ne peuvent les exprimer autrement que par leur corps. Un être humain ne peut vivre s'il n'est que nourri, lavé. Le climat affectif chaleureux environnant donne envie de s'agripper à la vie.
Les soins routiniers sans paroles énoncées, ne laissant pas de place au sujet, risquent d'installer définitivement ces personnes dans une très grande dépendance aux professionnels…
[…] Il ne s'agit pas de nier les maladies invalidantes liées au vieillissement, mais de rester attentif à ce que représente la personne dans toute sa singularité…
Ce qui prévaut, c'est une approche globale de la personne avec aussi une évaluation de ses compétences, non pas les manques mais les potentiels. »

Partie 2

Les six domaines de formation

La formation professionnelle se caractérise par la qualité du lien entre les enseignements théoriques d'une part et les apports de l'expérience d'autre part. La formation s'appuie sur les interactions entre les deux parties, celles-ci permettant les apprentissages professionnels attendus.

La formation d'AMP est ainsi dispensée. Elle est constituée sur la base de référentiels, documents que l'on trouvera sous le nom de : **référentiel d'activités, référentiel de formation, référentiel de compétences, référentiel de certification.**

Ces documents énumèrent et organisent un ensemble d'activités professionnelles, ou un ensemble de compétences, ou les contenus de formation, ou encore les conditions et objectifs de certification.

En ce qui concerne la formation d'AMP, elle se décline en six domaines de formation auxquels correspondent six domaines de compétences et de certification.

Les pages suivantes présentent des fiches thématiques. Les sujets sont choisis et classés par domaine de formation. Les différents thèmes sont indicatifs, ils font l'objet d'interprétation du programme officiel (référentiel de formation).

I Domaine de formation 1 : connaissance de la personne

- **Apport théorique :** domaine de formation 1 : 105 heures
- **Domaines de compétences visés :**
  - Situer la personne aidée au stade de son développement.
  - Situer la personne aidée dans son contexte socioculturel.
  - Appréhender les incidences des pathologies, handicaps et dépendances dans la vie quotidienne des personnes.

1 Programme

- Le développement de la personne tout au long de la vie, dans ses différentes dimensions physique, psychique, culturelle et sociale.
- Pathologies, déficiences et leurs incidences somatiques, psychiques et sociales.
- Conséquences en terme de situation de handicap.
- Les carences affectives et leurs conséquences.
- Inadaptations, situations d'exclusion sociale et conséquences.
- Accompagnement pédagogique de la professionnalisation et de la construction de l'identité professionnelle.

2 Développement des contenus par fiches

FICHE 1

Le développement physique de la personne

Le nouveau-né

Les premières capacités sensorielles : l'odorat est le premier sens qui permet une discrimination, une reconnaissance de l'odeur maternelle parmi d'autres. La vue : le nouveau-né perçoit une lumière qui bouge. L'ouïe : quelques heures après la naissance, le nouveau-né réagit (rythme cardiaque) à un bruit fort. Les différences individuelles sur le plan physique sont déjà très marquées dès la naissance.

Le sommeil du bébé : il peut passer de 17 à 20 heures par jour à dormir.

Développement physique (moyenne) :

1 an :	taille : 75 cm chez les garçons	74 cm chez les filles
	poids : 10,1 kg	9,5 kg
3 ans :	taille : 96,6 cm chez les garçons	96 cm chez les filles
	poids : 14,66 kg	14,4 kg

Le cerveau du bébé acquiert durant les deux premières années environ les quatre cinquièmes de son volume adulte (périmètre crânien à la naissance : 34 centimètres, à un an : 45 centimètres, à deux ans : 48 centimètres, à 20 ans : 55 centimètres).

Développement psychomoteur : comportements réflexes

- Réflexe de Moro : étend les jambes, bras et doigts, tête en arrière, cambrure, à la suite d'un bruit violent ou d'un mouvement de chute : acquis à 3 mois.
- Réflexe de Darwin : ferme le poing très solidement avec un frottement de la paume de la main : on peut le soulever avec cette seule prise : acquis à 3 mois.
- Réflexe de Babinski : met les orteils en éventail, le pied tourné vers l'intérieur, à la suite d'un frottement de la plante du pied : acquis à 9 mois.
- Position assise sans appui : à partir de 4 mois.
- Se tourner du dos sur le ventre : à partir de 5 mois.
- Debout sans appui : à partir de 14 mois.
- Marche sans aide : vers 16 mois.
- Monte un escalier : à partir de 17 mois.
- Monte et descend un escalier : 24 mois.

Entraînement à la propreté : Françoise Dolto dit que cet apprentissage ne doit pas se faire avant l'âge de 16 à 18 mois, c'est-à-dire avant la marche et la montée de l'escalier.

Ces performances motrices indiquent en effet une maturation neuro-motrice permettant le début d'une maîtrise des muscles sphinctériens et la capacité pour l'enfant de comprendre l'attente des parents concernant l'acquisition de la propreté. Ce mélange de « maturation neuro-motrice » et d'accès à une vie relationnelle est très souvent à l'origine des progrès réalisés pendant la petite enfance.

Âge préscolaire et enfance

Les cartilages se transforment en os, qui se durcissent.

Poussée des dents : incisives à partir de 6 mois, prémolaires vers 30 mois. Importance de l'alimentation pour éviter les nombreuses caries dentaires précoces (éviter les sucres, favoriser le calcium).

Développement psychomoteur

À 3 ans, les gestes élémentaires de coordination oculo-motrice sont acquis : se verser du lait dans un verre, manger seul avec des couverts, etc.

À 5 ans, une main domine l'autre, en général la main droite. Cependant un enfant sur dix, souvent un garçon, est gaucher.

Taille : poussée importante entre 0 et 2 ans, puis entre 10 et 12 ans.

La taille de la fille est en moyenne toujours légèrement inférieure à celle du garçon jusqu'à 10 ans. Puis, en période prépubertaire, l'inverse se produit. À l'adolescence, la taille du garçon dépasse en moyenne celle de la fille.

L'enfant a doublé sa taille de naissance à 5 ans, et l'a triplée à 14-15 ans.

Poids : à 1 an, l'enfant a triplé son poids de naissance, il l'a quadruplé à 2 ans.
Ensuite l'augmentation moyenne du poids est de :

- 1,8 à 2 kg par an entre 2 et 6 ans ;
- 2 à 3 kg par an entre 6 et 10 ans ;
- 4 à 10 kg par an jusqu'à l'adolescence.

Le rapport entre le poids et la taille a une grande importance : il est indicateur d'une croissance harmonieuse ou, au contraire, de problèmes d'alimentation (nécessité d'une alimentation équilibrée) ou de dysfonctionnements hormonaux à traiter.

L'adolescent

Taille adulte atteinte en moyenne à 17 ans pour les filles, et 21 ans pour les garçons.
Signes de la puberté : caractères sexuels secondaires.
Filles : pilosité, développement des seins, élargissement du bassin, acné, apparition des règles mensuelles.
Garçons : pilosité, croissance du squelette, élargissement du thorax, développement des testicules et de la verge, acné, premières sécrétions de sperme.

L'adulte (20 à 45 ans)

Les capacités physiques sont presque maintenues de 20 à 50 ans.
Les performances sensorielles demeurent à un haut niveau, à l'exception de quelques anomalies de la vision qui exigent le port de lunettes.
L'apogée de la force musculaire se situe vers 25 à 30 ans.

L'âge mûr (45 à 60 ans)

Il est surtout identifié à partir de la ménopause pour les femmes.
Conscience d'une certaine fatigue dans des déplacements, activités sportives, transports de charges, etc.
La vue : développement de la presbytie qui oblige à porter des lunettes.
Les performances manuelles demeurent à un haut niveau, grâce à l'apport de l'expérience qui vient compenser certaines gênes motrices et sensorielles.
Par exemple : période où la responsabilité dans un accident de la route est la plus faible.
La ménopause : arrêt des menstruations chez la femme. Des traitements par hormones de substitution parviennent à modifier de façon spectaculaire les effets secondaires de la ménopause.
Les hommes peuvent également connaître une modification de leur production hormonale (testostérone), avec une diminution de la fertilité.
Les modifications physiques survenues à l'âge mûr sont souvent à l'origine de quelques perturbations d'ordre psychologique (repli sur soi, dépression ou compensation par hyperactivité).

Les personnes âgées

La personne âgée est la plupart du temps en bonne santé. Elle n'a plus les mêmes capacités à faire qu'auparavant, mais, avec de la mesure, elle parvient à vivre d'une façon autonome. Toutefois, le vieillissement contribue à développer anormalement des incidents de santé pouvant avoir des conséquences graves à cause de l'âge :

- rhumatismes, troubles cardiaques, hypertension ;
- baisse de la vision (cataracte) et de l'ouïe ;

FICHE 1

- tro
- fra ostéoporose) ;
- pro
- la p
- réfl
- app

La pr sans excès.

Guillo Chronique sociale, 1994.

FICHE 2

a personne

Défi

La personne humaine est en constante évolution. Nous l'avons vu dans le domaine physique et psychomoteur. Il en est de même dans le domaine psycho-affectif.

Le développement psycho-affectif est l'évolution de l'ensemble des interrelations affectives et amoureuses que la personne établit avec son entourage proche (famille, amis, collègues de travail, etc.).

Commentaires

Ce développement se déroule à travers une série de grands événements que chacun rencontre au cours de sa vie :

- le désir d'enfant ;
- la naissance ;
- le sevrage (stade oral, première année) ;
- l'acquisition de la propreté (stade anal, deuxième année) ;
- les relations extra-familiales (le complexe d'Œdipe, 3 à 5 ans) ;
- l'école, les camarades (période dite de « latence », 5 à 10 ans ou plus) ;
- l'adolescence ;
- l'âge adulte ;
- le vieillissement.

Chacun de ces événements répond à la même dynamique : **quitter un certain mode relationnel avec son environnement proche pour accéder à un autre mode, plus élargi, plus ouvert, qui donne une plus grande envergure à la personne**. Chacun de ces événements est donc à la fois une séparation et une découverte.

Le désir d'enfant

– **Séparation** : pour les futurs parents, sortir définitivement de l'adolescence et en finir avec un style de vie de « célibataire », avec les avantages et les inconvénients que cela représente ; modification d'un certain mode de relation avec ses propres parents, prise de risque avec l'arrivée d'un bébé.

– **Découverte** : modification de la vie du couple, pour lequel le bébé, encore en gestation, tient déjà une place importante dans les rêves et dans la vie quotidienne ; sentiment de devenir responsable d'une vie qui s'annonce ; se dire que la vie vaut la peine d'être vécue puisqu'on est prêt à y engager un nouvel être.

La naissance

– **Séparation** : le bébé sort du ventre de sa mère. Il quitte un milieu chaud et aquatique pour entrer dans un milieu gazeux et frais. Le cordon ombilical qui assurait son lien physiologique avec la mère est coupé.

– **Découverte** : l'enfant est là, concret, alors que jusqu'ici il était plutôt « imaginé ». Même si les progrès de l'échographie en ont permis l'annonce durant la grossesse, le nouveau-né sexué est là : c'est un garçon, c'est une fille, avec ce que cela peut représenter dans les attentes inconscientes des parents ou les composantes culturelles appliquées à la fille ou au garçon.

Le nouveau-né fait aussitôt l'apprentissage du manque. Il a faim, il a soif, il a froid ; il n'est pas en « nourrissage continu » ; il va réclamer, pleurer, crier : premières manifestations de ses besoins, mais aussi premiers échanges entre la mère et le nouveau-né à propos de la satisfaction de ces besoins élémentaires.

Les parents lui attribuent un prénom, ce qui est à la fois signe de continuité (pourquoi ce prénom ?) et de nouveauté, car le prénom personnalise, individualise le nouveau-né et aucun ne sera appelé comme lui ou elle parmi ses éventuels frères et sœurs.

Le stade oral (au cours de la première année)

– **Séparation** : il s'agit du **sevrage** : le bébé n'est plus nourri seulement au sein ou au biberon. Cette modalité de nourrissage se caractérisait par un gros effort de succion du bébé, succion de liquide, qui mobilisait toute son énergie et « obturait » sa bouche.

– **Découverte** : l'alimentation à la petite cuillère permet le développement d'une autre relation avec la personne qui nourrit. Souvent, entre les bouchées, cette personne – la mère ou le père – parle à son enfant, qui, de son côté, répond par des gazouillis ou des petits cris. Les ébauches du langage se mettent en place. L'expérience du « souffler, cracher » en est un des éléments : le bébé ne fait pas qu'aspirer : il s'« exprime » aussi.

Le stade anal (au cours de la deuxième année)

– **Séparation** : avec le début du contrôle des sphincters (muscles striés – donc à commande volontaire – qui entourent l'anus et l'urètre) le pipi et le caca peuvent « sortir » selon la volonté de l'enfant, même si la propreté nocturne est un peu plus longue à venir. Le petit enfant va mettre de moins en moins de couches et la façon dont sa mère s'en occupe va se modifier : le contact corporel est moins omniprésent. Par ailleurs, l'acquisition de la propreté vient peu de temps après l'acquisition de la marche. Celle-ci est également une séparation : les déplacements ne se font plus à quatre pattes ou en rampant, ils deviennent plus risqués mais, petit à petit, l'aide de l'adulte est moins nécessaire.

– **Découverte** : l'enfant devient indépendant dans un nombre de plus en plus important d'actes de la vie quotidienne. Il développe son langage, il aime jouer, faire, être actif. Il a le sens de la propriété. Il commence à dessiner. Il découvre les plaisirs du déplacement, de la motricité. Il découvre aussi l'opposition à l'autre. Il dit « non » et s'affirme dans des choix que l'on qualifiera parfois trop rapidement de « colères » ou « caprices ».

Le complexe d'Œdipe

Le mot « complexe » n'évoque pas un événement qui « diminuerait » la personne, comme si elle allait faire des « complexes ». Ce mot est à rapprocher de celui de

« complexe » sportif, industriel, ou bien d'un nombre « complexe », d'une question « complexe » : il veut évoquer quelque chose de « compliqué », le lien délicat, fragile, qui unit plusieurs éléments. Il a pour origine le mythe d'Œdipe qui, selon la tragédie *Œdipe* du poète grec Sophocle, aurait tué son père et épousé sa mère sans le savoir.
– **Séparation** : les pulsions amoureuses actives chez l'enfant – et chez ses parents – ne doivent pas aboutir à des relations exclusives entre l'enfant et son parent du sexe opposé, dont le prolongement pourrait être un inceste. Cette « fusion » amoureuse est interdite. C'est la loi par excellence qui est à l'origine de toute société. Pour le père ou la mère, cette interdiction s'impose également et ils ne doivent pas faire de leur enfant – leur fille ou leur fils – un objet d'amour érotisé et sexuel. Dans les deux cas, il s'agit bien d'une séparation : la famille par elle-même ne peut satisfaire les pulsions sexuelles de ceux qui la composent : père, mère, enfant. Il faut que l'enfant « aille voir ailleurs ».
– **Découverte** : l'enfant, avec l'encouragement de ses parents, va trouver à l'extérieur d'autres objets qu'il va « investir » dans une relation amicale, affectueuse : les camarades et les adultes de l'école, des clubs de sport, de danse, etc. L'enfant va aussi prendre du plaisir à apprendre, à découvrir, à parler, à inventer des histoires : il se développe en lui et autour de lui tout un univers émotionnel et affectif (j'aime, je n'aime pas…), et ceci n'est possible que grâce à :
– la confiance permanente et affectueuse des parents qui « autorisent » ces séparations et les vivent bien eux-mêmes ;
– l'impulsion donnée par eux pour que l'enfant acquière son autonomie ; les parents savent parfois dire « non » à leur enfant.
« On ne se détache bien que si l'on est bien attaché », dit Paul Osterrieth dans son *Introduction à la psychologie de l'enfant.*

La période de latence

– **Séparation** : le petit enfant s'efface et laisse la place au jeune garçon, à la fillette, qui d'une certaine façon font le deuil du cocon familial et de la place privilégiée qu'ils continuent bien naturellement d'y occuper, mais qui n'est plus leur seule vie. L'école est là, la vie de groupe, les rencontres, et chaque fois l'enfant vit des événements qui le bousculent, en bien ou en mal. Les séparations sont multiples, quotidiennes et nécessitent une « souplesse psychique » permettant de s'adapter aux nouvelles situations : une réussite, un échec, une dispute, une amitié forte, des secrets partagés, des mensonges, la perte d'objets, l'acquisition de nouveaux jeux, etc.
– **Découverte** : la dimension sociale de l'enfant se développe : il doit tenir compte d'un collectif, avec ses règles dites ou non dites. De plus en plus, il sent que la confiance qu'il a en lui vient de celle que d'autres lui portent ou de ce que les événements de sa vie scolaire, de loisirs, lui renvoient. Il ou elle découvre de fortes amitiés, des préférences, des complicités qui peuvent être chargées d'affection et de sensualité. Le plaisir d'apprendre est également au rendez-vous, pour autant que l'enfant ne fasse pas l'expérience d'échecs qui pourraient se transformer, sous l'influence néfaste des adultes, en conduite d'échec et en dévalorisation de soi. Tout n'est pas donné : l'enfant découvre l'effort, le travail, la joie consécutive à un succès, qu'il soit individuel ou de groupe.

L'adolescence

Elle commence avec la puberté et se termine par l'accès à un certain nombre de composantes de la vie d'adulte : possibilité de parler à ses parents d'égal à égal (selon

F. Dolto), indépendance économique, indépendance de l'habitat, liaison amoureuse stable, parentalité, etc. On parle de « crise » de l'adolescence avec raison puisque le mot *crise*, en grec, veut dire : « trier, choisir ».

– **Séparation** : l'adolescent se sépare de son enfance. Les relations qu'il ou elle avait avec ses parents se modifient et peuvent occasionner une période de crise de confiance ou de communication, qui englobe non seulement les parents, mais tout ce qui peut, à un titre ou à un autre, représenter leur pouvoir ou leur autorité sur l'enfant qu'ils ne veulent plus être.

– **Découverte** : découverte de son corps qui se modifie sous les effets de la puberté, mais qui devient alors source de soucis (acné, taille, poids, etc.) : suis-je beau, vais-je plaire ?

- Découverte des effets des pulsions génitales en action avec la puberté. Ces pulsions sexuelles vont chercher, pendant le temps de l'adolescence, le partenaire qui conviendra, non seulement sur le plan sexuel, mais aussi sur le plan des idées, des valeurs, des loisirs, etc.
- Pour en arriver là, l'immersion dans un groupe est souvent nécessaire : on se sent mieux en groupe dans des moments difficiles. Chacun vit à peu près les mêmes choses. Le groupe invente son langage, son code. Il a ses idoles, ses modes vestimentaires, etc.
- L'adolescent découvre aussi dans ce groupe (plus rarement avec ses parents) les plaisirs de la discussion, souvent sur des thèmes importants de la vie, la justice, la violence, la réussite sociale, etc. L'adolescent construit ainsi progressivement ses valeurs, ses références de vie qui constitueront son « caractère » d'adulte.

L'âge adulte

L'habitude a trop été prise de ne parler de « crise » qu'à propos de l'adolescence. L'adulte connaît également des périodes de mutation, de choix, qui contribuent à son développement psycho-affectif. Les domaines soumis à ces mutations possibles sont :

– la confiance en soi, la séduction, la capacité de plaire ;
– le mode de vie, choisi ou subi : célibat, vie de couple ;
– les amitiés ;
– la parentalité ;
– le choix du métier et son exercice ;
– le rapport à l'argent ;
– le lieu de vie ;
– les loisirs, la culture ;
– les engagements philosophiques, religieux, politiques, associatifs ;
– le deuil, la maladie.

Chacun de ces domaines est soumis à un risque, à des fluctuations, à des changements. Des événements extérieurs peuvent provoquer des séparations brutales : divorce, chômage, déménagement, maladie, départ des enfants, décès des parents, etc. Chaque fois, ces séparations provoquent des « découvertes » : l'adulte fait face, ou bien déprime et s'effondre, selon ce qu'il a pu consolider préalablement dans sa vie. Il mobilise alors ce qui constitue chez lui un « capital de confiance » construit depuis sa naissance. Le point commun demeure que la personne ne se construit pas seule, mais toujours dans la relation à l'autre. Le manque provoqué par une perte n'est pas vécu comme une mutilation irréversible, mais comme une nécessité de « réorganiser » ses intérêts de vie.

FICHE 2

Le vieillissement

Le vieillissement ne serait-il que perte, que séparation ? La personne qui vieillit perd un état de santé, une activité professionnelle et sociale, des capacités de communication (lecture, écriture, langage, vision). Le cercle de relations s'amenuise, l'habitation peut changer (placement en maison de retraite), etc.

Ce qu'elle découvre en elle se fera de plus en plus par l'intermédiaire d'autrui – l'AMP – qui sera comme un « miroir » ou un « amplificateur » de ce que la personne âgée peut apporter de nouveau : son histoire, sa sensibilité, la mémoire de la vie d'une époque, des savoir-faire, une façon de voir les choses.

Pour terminer, on pourrait dire qu'à ce point de la rencontre entre une personne qui termine sa vie et un adulte bien ancré dans la sienne, ce qui devient séparation chez l'un passe en découverte chez l'autre : la suite des générations est assurée par ce devoir de mémoire que les plus vieux déposent chez les plus jeunes.

Ainsi, le développement psycho-affectif se nourrit chez l'autre de cette ultime séparation qu'est la mort d'une personne connue, aidée et parfois aimée.

Indications bibliographiques

- Badinter Élisabeth, *X Y, de l'identité masculine*, Odile Jacob, 2004.
- Brazelton T.B., *Écoutez votre enfant*, Payot, 2006.
- Cagnati Inés, *Mosé ou le lézard qui pleurait* (récit d'une vie sur le banc d'un hospice), éditions Denoël, 1979.
- Dolto Françoise, *La Cause des enfants*, Pocket, 2003.
- Dolto Françoise, Dolto-Tolitch Catherine, *Paroles pour adolescents ou Le Complexe du homard*, Gallimard Jeunesse, 2003.
- Maccio Charles et Régnier Claude, *L'Œdipe, moyen de libération*, éditions Chronique sociale, 2004.
- Osterrieth Paul, *Introduction à la psychologie de l'enfant*, éditions du Scarabée (nombreuses rééditions).

FICHE 3

Le développement intellectuel et social de la personne

Définition de l'intelligence

« Il semble que lorqu'on parle de l'intelligence cela veut dire quelque chose qui est en rapport d'une part avec la capacité de connaître ou d'apprendre le plus de choses possible, de garder ces connaissances apprises, de les combiner entre elles d'une façon coordonnée. D'autre part il semble que l'intelligence se réfère encore à la capacité de ressortir ces connaissances et de les employer au bon moment. Finalement, l'intelligence serait encore la capacité de connaître, découvrir du nouveau, le cas échéant d'inventer des comportements nouveaux adaptés à la fois au désir et aux besoins de la personne que l'on qualifie d'intelligente et aux besoins du groupe social dont elle fait partie » (François Tosquelles). Le développement intellectuel est donc la mise en place progressive de l'ensemble de ces capacités, leur maintien au cours des âges de la vie, leur impact dans les relations sociales.

Commentaires

Jean Piaget, psychologue suisse décédé en 1980, a abordé le développement de l'intelligence à travers l'identification de « stades » qu'il faut connaître.

– Le stade sensori-moteur : de 0 à 2 ans

Le nouveau-né dispose dès la naissance de « réflexes » qui fonctionnent pour eux-mêmes : la succion par exemple, mais qui sont déjà une certaine forme d'adaptation à l'environnement.

• Entre 1 et 4 mois apparaissent les premières habitudes : les réflexes se doublent d'adaptations acquises, habitudes d'origine fortuite mais qui vont se répéter et se fixer : sucer le pouce, rechercher le contact avec une peluche, etc. Ces habitudes concernent avant tout le corps : fixer le regard, prendre dans la main, mettre à la bouche (importance de l'exploration par la bouche).

• Entre 4 et 8 mois apparaissent des adaptations sensori-motrices intentionnelles : les mouvements ayant produit des effets fortuits sont répétés. Il s'agit de « faire durer le spectacle intéressant » (Paul Osterrieth) : le bruit du hochet, secouer sa chaise, etc. L'acte n'est plus exécuté pour lui-même, il y a une intention avec la recherche d'un résultat extérieur.

• Entre 9 et 12 mois : coordination de ces actes qui deviennent des moyens pour des situations nouvelles. C'est le début de la conduite intelligente : il y a un plaisir à utiliser les objets pour en « tirer » quelque chose de nouveau : le drap est soulevé pour découvrir une boîte, le jouet est lâché par terre pour que quelqu'un le ramasse, le verre est renversé pour voir ce que ça fait et avoir à nouveau de l'eau, etc. L'objet a donc une existence propre : il est « utilisé », ce qui suppose que l'enfant se le représente dans une certaine permanence.

• Entre 12 et 18 mois : réactions circulaires et expérimentation active. Si un résultat est obtenu par hasard, l'enfant cherche à en connaître les causes : il « expérimente » plusieurs situations (faire tomber des objets différents) ou répète la même pour essayer de comprendre ce qui se passe (donner un coup de pied dans un ballon). Cet âge est celui de l'acquisition de la marche, c'est-à-dire d'un activisme important. Les premiers jeux apparaissent (encastrements simples, empilements, etc.). Il fait ainsi de nombreuses expériences et cherche à établir des relations concrètes entre ce qu'il fait et ce qui se passe. La perception est toujours nécessaire.

• Entre 18 et 24 mois : combinaison mentale. L'enfant prévoit ce qui va arriver ; il tire la couverture pour prendre l'objet éloigné, il invente des moyens pour arriver à ses fins ; il a l'art du détour, de l'anticipation, mais on reste dans le domaine sensoriel et moteur.

– La période pré-opératoire : de 2 à 6 ans

L'enfant imite l'adulte, il fait « comme si ». Le développement du langage en est la manifestation la plus spectaculaire. Les perceptions sont encore dominantes : ce qu'il voit est ce qui est vrai. Pour lui, se cacher, c'est ne pas être vu.

Piaget constate que pour un enfant de cet âge une boule de pâte à modeler est moins grosse qu'une galette étendue faite avec cette même boule, le kilogramme de plume est moins lourd que le kilogramme de plomb.

L'enfant accède à la représentation symbolique : l'objet n'a pas à être là pour que l'enfant sache qu'il existe.

L'activité imaginaire se développe : « on dirait que » un rectangle est un train…

Le dessin vient « représenter » l'objet selon l'idée mentale que l'enfant s'en fait : le bonhomme est d'abord un rond avec des points à l'intérieur et des traits autour.
Le langage est présent dans les histoires que l'enfant se raconte, les expressions sont imitées des parents, des camarades de la classe, de la télévision, etc. C'est aussi l'âge de la « pensée magique » de l'enfant, qui prête une vie aux objets, des intentions (la voiture dort, la chaise m'a fait mal). Il n'y a pas encore de raisonnement logique.

– La période des opérations concrètes : de 7 à 10 ans

L'enfant devient capable de **décentration** : il peut changer de point de vue, mais il lui faut encore l'appui de ce qu'il voit ou touche pour développer son intelligence.
Il accède à des opérations telles que :
– la réversibilité : il peut faire, défaire, refaire ;
– la permanence de l'objet : un ballon reste un ballon, qu'il soit gonflé, dégonflé, crevé, rouge, bleu, petit ou grand ;
– la permanence de la notion de quantité : il saura repérer la même quantité de liquide, que celle-ci soit versée dans un tube ou dans une coupe ;
– il aime faire les puzzles ;
– il commence des opérations simples (additions, soustractions) mais toujours avec un support concret : il n'y a pas encore de « calcul mental ».
« Le construit déborde le donné » (Paul Osterrieth) : l'enfant réalise ses premiers groupements (les fleurs ensemble, ce qui se mange ensemble) et les premières sériations (du plus petit au plus grand).
En même temps, il est de plus en plus impliqué dans des échanges sociaux, et il prend conscience de sa propre pensée.

– La période des opérations formelles : de 10 à 12 ans

L'enfant va être capable de formuler des hypothèses : apparition du raisonnement logique par le passage du particulier à l'universel : par exemple Lyon n'est plus seulement la ville où il habite, mais c'est aussi la ville de nombreuses personnes, elle est située en France et se représente par un point sur la carte ; ceux qui savent lire savent où est Lyon.
L'enfant réfléchit, se presse moins. La discussion est importante, l'échange avec les camarades, avec les parents : c'est l'âge du questionnement, de la découverte tous azimuts.
« Le réel n'est plus qu'un cas particulier du possible. » (Piaget)

– La pensée formelle : pré-adolescence et adolescence

Le jeune se dégage de plus en plus du concret. Il découvre les mathématiques, l'algèbre : opérations formelles par excellence où l'intelligence développe des capacités combinatoires infinies, car complètement détachées du réel.
Le jeune « spécule », aime l'abstraction, développe des idées, des points de vue, des conceptions morales ou philosophiques : il a quitté le réel pour mieux y revenir en l'organisant à partir de ses idées : « À partir de 12 ans, les idées de justice sociale, ou des idéaux rationnels, esthétiques ou sociaux prennent une valeur affective adéquate [...]
Quant aux possibilités qu'ouvrent ces valeurs nouvelles, elles sont claires chez l'adolescent lui-même, qui représente cette double différence d'avec l'enfant d'être capable de construire des théories et de se préoccuper du choix d'une carrière qui lui permette

de satisfaire ses besoins de réformation sociale et de création d'idées nouvelles. » (J. Piaget, *La Psychologie de l'enfant*, PUF, Que sais-je ?, 1966, p. 120)

– L'âge adulte

Le niveau de l'intelligence se maintient durant de très nombreuses années. Aux acquis de l'intelligence formelle s'ajoutent les acquis de l'expérience de la vie (« l'école de la vie ») qui peuvent faire parler d'une « sagesse » de l'âge mûr.

Cependant, il peut y avoir une « vivacité » intellectuelle que l'on ne retrouve plus à 50 ans, surtout quand elle porte sur des opérations formelles qui ne sont pas familières à la personne. Les « habitudes » de pensée, le travail, les centres d'intérêt créent eux-mêmes une sélection dans l'ensemble de l'activité intellectuelle. Le tableau devient donc de plus en plus hétérogène, chez une même personne, et dans une même classe d'âge : l'adulte peut être très performant là où il est intéressé par son travail, sa vie personnelle et familiale, et accepter de rester « ignare » dans des secteurs qui ne l'intéressent pas.

– Le vieillissement

Chacun connaît des personnes de 70 ans encore alertes intellectuellement, même si parfois leur mémoire est défaillante ou si les mots mettent du temps à être en place. Piaget à 80 ans continuait d'écrire des articles remarquables.

Les personnes âgées restant en possession de leurs moyens intellectuels sont nombreuses. Mais l'influence de leur environnement est de plus en plus décisive : manque de stimulation, manque d'interlocuteurs, attitudes défaitistes, impression de l'inefficacité de la pensée et de la réflexion pour modifier son environnement.

La mémoire est de plus en plus atteinte si elle n'est pas mobilisée régulièrement.

Les déficiences sensorielles, motrices réduisent aussi progressivement le champ des expériences et des découvertes possibles.

Enfin, les effets à la fois physiques et psychiques du vieillissement aboutissent à une sorte de rétrécissement des centres d'intérêt et à une importance accrue donnée à ce qui se voit, se touche, se mange, s'écoute, etc.

Deux concepts de Piaget, l'**assimilation** et l'**accommodation**, résument d'une autre façon le travail de l'intelligence.

L'assimilation est l'intégration des données du réel dans quelque chose de déjà connu, l'accommodation est l'usage qui en est fait, avec d'autres dispositions, d'autres combinaisons.

On peut faire la comparaison avec des termes empruntés à la cuisine : assimiler les qualités de tel poisson, de telle viande, de telle épice, et les accommoder dans la création d'un plat original en faisant varier les quantités, les cuissons, les mélanges.

Pratiques de l'AMP

Les apports de Piaget dans le domaine du développement de l'intelligence permettent à l'AMP de mieux comprendre certaines situations quotidiennes et donc de mieux adapter ses projets éducatifs et pédagogiques en fonction du niveau de développement atteint par l'enfant, l'adolescent ou l'adulte.

Ils permettent aussi de mieux comprendre l'évolution de la personne âgée et les nécessaires relations et stimulations pour maintenir son niveau intellectuel.

Si l'AMP devait retenir un « point fort » de ce développement intellectuel et social, ce devrait être l'importance prise par le langage :

FICHE 3

– activité symbolique qui permet de se détacher du réel ;
– activité imaginaire, ludique, créative ;
– activité sociale d'échanges et de transformation.

L'AMP aura à cœur de développer cette fonction du langage par la qualité et la durée de son écoute, sa patience, mais aussi par des propositions telles que le théâtre, le récit de vie, les histoires racontées, les lectures.

Indication bibliographique

- Osterrieth Paul, *Introduction à la psychologie de l'enfant*, De Boeck, 2004.

FICHE 4

Le narcissisme

Définition

« Le sujet se prend lui-même, son propre corps, comme objet d'amour. » (Freud)

Le narcissisme est donc l'amour que l'on se porte à soi-même.

La mythologie grecque parle de Narcisse, ce jeune berger d'une grande beauté qui est resté insensible à l'appel des jeunes filles, y compris de la nymphe Écho dont les appels résonnaient sans succès. Il n'aimait personne, jusqu'au jour où, voulant boire l'eau d'un puits, il vit en s'y penchant son image, l'image d'un beau jeune homme, dont il tomba amoureux au point d'en mourir sur place. On dit qu'une fleur poussa à cette place. On l'appela narcisse.

Commentaires

On distingue deux sortes de narcissisme.

Le narcissisme primaire : tout n'existe que pour soi et par soi.

On peut le trouver :

– chez le tout petit enfant qui « se fait passer en premier », sans en avoir conscience ;
– chez l'adolescent qui peut se porter une estime démesurée, à la hauteur des doutes qu'il peut avoir sur la valeur des autres ;
– chez la personne autiste repliée sur elle-même et qui trouve en elle, dans son propre corps, ce qu'il faut de stimulation et de mouvements pour se sentir bien en vie.

Ce narcissisme est une **centration excessive sur soi**.

Il est normal dans le développement de l'enfant et de l'adolescent ; c'est une phase transitoire où le « moi » fixe sur lui-même des pulsions amoureuses qui sont encore à la recherche d'autrui.

Il est pathologique dans l'autisme car il installe une coupure avec le monde extérieur. Apparemment rien n'est attendu d'autrui et le sujet se procure à lui-même les sensations vitales inséparables de la conscience de son existence.

Le narcissisme secondaire

Il est un « retournement sur le moi » (Freud) de sa capacité d'aimer (libido), en délaissant temporairement autrui.

Il est **l'estime que chacun se porte à soi-même**, la valeur que l'on prend à ses propres yeux : capacité de séduction, conscience de ses propres qualités de cœur, d'intelligence, de créativité, etc. On ne peut être aimé par d'autres si l'on ne s'aime pas soi-même.

Mais ce mouvement vers soi-même doit rester passager : il ne faudrait pas que, comme pour Narcisse, il apporte tellement de plaisir qu'il n'y ait plus d'envie d'aller à la rencontre de l'autre pour lui poser la question à risque : « M'aimes-tu ? »

Pratiques de l'AMP

Elles sont nombreuses à être concernées par cette question du narcissisme :
– **importance de la toilette, du vêtement, du maquillage, du parfum** pour des personnes en danger de perte d'estime de soi, par elles-mêmes et par les autres. Il ne s'agit pas pour autant de « toiletter », « pomponner » artificiellement les personnes handicapées ou âgées. Cela serait pour l'AMP une façon d'éviter la rencontre avec le sujet handicapé ou âgé pour ne s'intéresser qu'à son apparence et se la rendre, surtout pour soi, présentable ;
– importance de proposer à la personne des **activités « valorisantes »**, qui lui permettent d'être fière d'elle, de montrer aux autres ce qu'elle a fait. En ce sens, tout ce qui est entrepris avec les personnes handicapées ou âgées doit inclure le prolongement d'un échange avec autrui, si la personne le souhaite : une peinture, un canevas, un objet en bois, en fer, un plat cuisiné, une sortie, etc. Ainsi le narcissisme (« c'est moi qui ai vu, c'est moi qui ai fait ») alimente une confiance en soi nécessaire à chacun, et plus encore à des personnes atteintes d'un handicap ou de vieillissement.

L'AMP, par l'assimilation de ce qu'est le narcissisme, peut mieux comprendre ce que l'on appelle **« blessure narcissique »**. Souvent ce terme est appliqué aux parents qui ont eu un enfant handicapé, qui leur renvoie donc une image de parents qui mettront du temps à être fiers de leur enfant. L'accompagnement des parents dans ce cas nécessite une grande proximité, un parler vrai sur l'enfant, sans en rajouter dans la défectologie (ce qu'il ne sait pas faire, ce qu'il a mal fait), mais en sachant faire ressortir les efforts qu'accomplit cette personne (enfant, adulte, personne âgée) pour remporter des petites victoires quotidiennes contre le handicap ou la dépendance.

Une situation semblable se rencontre pour les enfants qui « placent » leurs parents âgés en maison de retraite : danger d'une perte d'estime de soi pour cette personne que l'on « place », souvent contre son gré, ce qui peut provoquer ce que l'on appelle un syndrome de glissement.

L'AMP et les équipes doivent être sensibles à l'effet de miroir que chacun éprouve quand il se trouve dans une collectivité. Nous avons souvent entendu des personnes handicapées ou âgées dire leurs réticences à cohabiter avec des gens « plus atteints » qu'elles. Cela doit être pris au sérieux car l'image de soi est composée aussi, comme par un effet de miroir, de l'image que les autres nous renvoient.

Il y a donc lieu, en équipe, de considérer en quoi la présence d'une personne dans tel ou tel groupe peut produire des effets de « dénarcissisation », voire d'effondrement psychique. C'est surtout vrai lors de l'entrée en maison de retraite ou des premiers jours d'un placement pour une personne handicapée.

Le narcissisme est aussi **celui de l'AMP** : est-il fier de son travail, en a-t-il une représentation positive ? Se sent-il utile ? Comment en parle-t-il à l'extérieur ?

Un peu de narcissisme permet de faire reculer le danger de l'usure professionnelle.

Indication bibliographique

- DESSUANT Pierre, *Le Narcissisme*, Que sais-je ?, n° 2 058, PUF, 2002.

FICHE 5

Déficience, incapacité, handicap : la classification de Wood

Définitions de l'Organisation mondiale de la santé (OMS), 1980

Déficience : « Perte ou anomalie d'une structure ou d'une fonction psychologique, physiologique ou anatomique. Elle peut être temporaire ou permanente. Elle inclut l'existence ou l'apparition d'une anomalie, d'un défaut ou d'une perte d'un membre, d'un organe, d'un tissu ou d'une autre structure du corps ou un défaut dans un système fonctionnel ou un mécanisme du corps, y compris les systèmes de fonction mentale. »
Exemples : lésion cérébrale (qui peut être à l'origine d'une infirmité motrice cérébrale, d'une déficience mentale, etc.), dérèglements hormonaux (qui peuvent créer une obésité), atteinte des nerfs optiques (qui provoque la cécité), mutilation (doigt coupé, etc.).
Incapacité : « Toute restriction ou absence d'aptitude résultant d'une déficience à exécuter une activité de la manière ou avec l'ampleur considérées comme normales pour un être humain [...] Les perturbations du comportement [...] sont considérées comme des incapacités et non des déficiences. »
Exemples : ne pas pouvoir se déplacer, ne pas voir, ne pas pouvoir lire ou écrire, etc.
Désavantage : « Ce qui, pour un individu donné, résultant d'une déficience ou d'une incapacité, limite et empêche l'accomplissement d'un rôle qui est normal pour cet individu, selon son sexe, son âge, son environnement social et culturel. »
Exemples : ne pas pouvoir conduire une voiture, ne pas pouvoir manger ce que l'on aime, ne pas aller à l'école, etc. Pour ces raisons, on parle surtout de « désavantage social ». Philip Wood, médecin de santé publique, consultant de l'OMS, a contribué à la définition de ces concepts et surtout à leur articulation :
déficience (atteinte) → incapacité (gêne dans un comportement) → désavantage (social).
« La perception de son incapacité ou de l'altération du comportement et du fonctionnement qui en découle entraîne un désavantage pour l'individu par rapport aux autres, faisant de son expérience un problème social. »

Commentaires

Ce que l'on a appelé la classification de Wood – certains ont dit « la clarification de Wood », J. Constant, *Revue de neuropsychiatrie de l'enfance*, 1993, p. 41 – met en place le concept de handicap comme un enchaînement qui conduit **d'un problème médical à un problème social**.
La déficience, source de maladies, d'infirmités, vient modifier la vie des personnes. Elle entraîne alors des problèmes sociaux majeurs nécessitant un engagement spécifique de la collectivité dans tous les domaines (travail, logement, ressources financières, déplacements, loisirs et culture).
On retrouve là les grands principes de la loi d'orientation de 1975, mais rapportés à une de leur origine : une atteinte corporelle, physiologique, psychique.
Un problème médical au sens large du terme devient, par ce qu'est l'expérience des gens qui en sont atteints, un problème social, avec engagement de la solidarité nationale. C'est ce que l'on appelle un handicap.
« Ainsi le handicap apparaît-il comme un désavantage individuel insuffisamment pris en charge et compensé par la société. » (Journée d'études du Comité technique national d'études et de recherche sur les handicaps et les inadaptations, avril 1989)

Par exemple, l'autisme a été reconnu récemment comme un handicap, à la grande satisfaction des associations de parents.

Pratiques de l'AMP

Le lien établi par Wood entre déficience, incapacité et désavantage est au cœur des pratiques de l'AMP.

L'AMP « soigne et prend soin ». Souvent, l'origine des problèmes rencontrés par les personnes est d'ordre médical : lésions cérébrales graves pour les polyhandicaps, trisomie 21, maladie d'Alzheimer, déficiences mentales, infirmités sensorielles (cécité, surdité, etc.), myopathie, épilepsie, etc., qui nécessitent donc une **approche médicale** et une thérapeutique adaptée dans laquelle l'AMP a sa place (soins corporels, actes de prévention).

Il a sa place dans les « incapacités » découlant de ces déficiences : aider à faire, assurer la **satisfaction des besoins élémentaires** des personnes, gestion des problèmes de comportements qui en découlent.

Il a sa place :

– dans la **prévention** et l'**accompagnement du désavantage social**, en favorisant chez la personne handicapée la prise de conscience des limites que lui impose son handicap, en l'aidant ainsi à mieux ajuster ses projets à ses capacités ;

– dans la **prévention de ce désavantage**, en mobilisant le mieux possible toutes les ressources intactes de la personne et en développant, par des apprentissages et une pédagogie adaptés, les compétences et potentialités de cette personne.

Il a surtout sa place pour éviter ce que l'on appelle le **« sur-handicap »**, c'est-à-dire la non-prise en compte par une collectivité des situations particulières provoquées par les incapacités d'une personne, qui alourdit encore les conséquences de l'incapacité.

Situations de sur-handicap : ne pas donner le temps à une personne de s'alimenter seule sous pretexte que l'horaire des cuisines est à respecter en priorité, ne pas installer des portes dont la largeur permettrait le passage d'un fauteuil roulant, ne prendre aucune disposition pour l'accessibilité des lieux publics, refuser des personnes handicapées à une terrasse de café, etc.

L'AMP, avec les usagers, avec son équipe, avec les familles doit lutter contre ces pratiques qui privent autrui de bien vivre sa vie, y compris avec ses incapacités.

Indication bibliographique

- *Classification internationale des handicaps : déficiences, incapacités, désavantages, un manuel de classification des conséquences des maladies*, éditions du CTNERHI-INSERM, 1988.

Handicap mental ou déficience intellectuelle

Définition

Le handicap mental est aujourd'hui reconnu sous l'appellation de « déficience intellectuelle ». Historiquement, ce terme fut le synonyme « d'idiotie, d'imbécillité, d'oligophrénie, d'arriération et de débilité ».

Alors que les Américains et les Belges envisagent le handicap mental par rapport à une norme inférieure à la moyenne, l'UNAPEI (Union nationale des associations de parents et d'amis de personnes handicapées mentales) nous donne cette définition et reconnaît le handicap à ce qu'il traduit « ...des difficultés plus ou moins importantes de réflexion, de conceptualisation, de communication et de décision. Ces difficultés doivent être compensées par un accompagnement humain permanent et évolutif, adapté à l'état et à la situation de la personne ».

Commentaires

Voici quelques indications non exhaustives que nous pouvons apporter aux origines du handicap mental. Elles peuvent se situer :

– À la conception : lors de maladies génétiques, d'aberration chromosomique, d'incompatibilité sanguine.

– Pendant la grossesse : à l'occasion de radiation ionisante, de la contraction de virus et de parasites, suite à la consommation d'alcool, de tabac, de médicaments.

– À la naissance : lors de souffrance cérébrale du nouveau-né ou de grande prématurité.

Après la naissance : lors de noyade, de traumatisme crânien, d'intoxication, de maladies infectieuses.

La distinction entre déficience intellectuelle et maladie mentale est à faire, car l'accompagnement auprès de ces personnes relève d'interventions éducatives, sociales, thérapeutiques adaptées.

Pratiques de l'AMP

Le travail auprès de personnes déficientes intellectuelles nécessite, de la part de l'AMP, analyse, éthique, patience et imagination.

– **Analyse** : les manifestations de la déficience vont parfois mettre à l'épreuve la capacité de l'AMP de dépasser le « comment » pour aller vers le « pourquoi », à chercher à savoir « pourquoi » il dit ou fait ceci ou cela.

Ce n'est pas parce que l'on peut faire changer d'avis une personne atteinte de déficience intellectuelle en 30 secondes qu'il faut en déduire « qu'on lui fait dire n'importe quoi ». Ce constat n'est pas professionnel. Il y a lieu de réfléchir sur cette fluctuation des réponses, selon le ton de la voix, selon l'interlocuteur. En effet, on sait que l'important pour la personne déficiente intellectuelle n'est pas forcément de donner la bonne réponse, mais de **ne pas décevoir l'AMP**. Son intelligence est alors entièrement mobilisée sur un autre registre : quelle réponse attend-il de moi ?

– **Éthique** : il faut savoir ne pas se moquer, ne pas exhiber des comportements « bizarres », ne pas faire de l'ironie facile et inacceptable car non comprise par le sujet ; savoir éviter des termes tels que : « Ils fabulent, font des caprices, nous font marcher, nous manipulent ». C'est leur prêter des intentions qu'ils n'ont pas, réduire les effets de leur déficience à de simples comportements et ainsi passer à côté de ce qui voulait être dit, mais qui a été mal dit.

FICHE 6

– **Patience** : il en faut pour l'AMP dans la relation avec une personne qui ne retient pas, qui fait autrement que ce qui est attendu, qui ne connaît ni le temps ni la durée, qui se fait mal comprendre, mais à laquelle cependant l'AMP se doit de proposer des apprentissages, des acquisitions, des productions, etc.

Cela renvoie à la nécessité d'une **pédagogie spécialisée**, qui a su faire le deuil des procédures normales et rapides des acquisitions de tous ordres pour s'adapter et surtout chercher à comprendre les **appuis nouveaux, originaux**, sur lesquels développer des apprentissages, des acquisitions en rapport avec les intérêts et les capacités de la personne déficiente intellectuelle.

– **Imagination** : la déficience se caractérise par la difficulté de prendre du recul, de contourner l'obstacle. En opposition, cette capacité doit être privilégiée chez l'AMP. Que proposer à la personne déficiente qui soit occasion de réussite, de valorisation ? Souvent la réponse sera de l'ordre des techniques d'expression : peinture, sculpture, théâtre, mais aussi dans le sport, la piscine, le cheval. L'AMP doit savoir sortir des sentiers battus et valoriser des initiatives qui permettent de quitter la spirale de l'échec.

Indications bibliographiques

- Berger Maurice, *Les Troubles du développement cognitif*, Dunod, 2006.
- « Intelligence, intelligences », revue *Autrement,* février 1984.
- Clot René-Jean, *L'Enfant halluciné*, Grasset, 1987.
- Mannoni Maud, *L'Enfant arriéré et sa mère*, coll. Point-Seuil, 1981.
- Mises Roger, *La Déficience mentale*, coll. Fil Rouge, PUF, 1981.

FICHE 7

L'autisme

Nous vous invitons, dans un premier temps, à lire le témoignage de Daniel Tammet extrait de l'ouvrage *Je suis né un jour bleu*.

Les 9 sont bleus, les mots rouges

« Je suis né le 31 janvier 1979. Un mercredi. Je le sais parce que, dans mon esprit, le 31 janvier 1979 est bleu. Les mercredis sont toujours bleus de même que le nombre 9 ou le bruit d'une dispute. J'aime la date de mon anniversaire parce que, lorsque je visualise les nombres qui la composent, je vois leur forme lisse et ronde, comme des galets sur une plage. Il s'agit de nombres premiers, 31, 19, 197, 97, 79 et 1979 qui ne sont divisibles que par eux-mêmes et par 1. Cette impression immédiate de galets me permet de reconnaître chaque nombre premier, jusqu'à 9973. C'est ainsi que mon cerveau fonctionne. »

Définition

L'autisme est un trouble du développement caractérisé par :
– Des perturbations dans le domaine des interactions sociales réciproques.
– Des perturbations de la communication.
– Des comportements, intérêts et activités au caractère restreint et répétitif.

Manifestations

Langage et communication : atteinte de la communication verbale et non verbale, de la compréhension et de l'expression (défaut d'intention communicative).

Le langage peut être absent ou, s'il est présent, ne pas avoir valeur de communication. La personne autiste ne communique pas non plus facilement à l'aide de gestes ou de mimiques. L'expression faciale est pauvre.

La personne autiste manifeste peu d'émotions ou les exprime de manière inadéquate :

– Anesthésie apparente de la vie émotionnelle.

– Rires ou pleurs incongrus sans raison apparente.

– Réaction d'angoisse, de colère vive, d'agressivité envers lui-même et autrui en situation de frustration (angoisse de morcellement, d'anéantissement).

Relation avec les personnes et les objets

Le retrait autistique se caractérise par une incapacité à développer des relations interpersonnelles, un manque de réactivité aux autres ou d'intérêt pour eux.

La personne autiste présente un évitement du contact (regard, toucher). Elle peut être agacée, anxieuse, inquiète lorsqu'on la sollicite. Elle manque d'empathie, ne partage ni les émotions, ni les activités ou intérêts.

Les objets sont utilisés de manière détournée. La personne s'attache à des objets inhabituels. Ses intérêts sont stéréotypés, restreints et répétitifs.

Elle a besoin d'immuabilité : des réactions d'angoisse, de colère vive, d'agressivité, surviennent lorsque des détails de l'environnement sont modifiés (réaction catastrophique à des changements mineurs : trajets, lieux, horaires, nourriture, vêtements).

Réactions d'automutilation ou stéréotypies incoercibles.

Modulation sensorielle et motricité

Les stéréotypies et l'absence de réponse au son seraient liées à des troubles de la modulation sensorielle et motrice. Beaucoup de personnes cherchent ainsi à induire des stimuli sensoriels : préoccupation de faire tourner des objets, balancement du corps, jeux de doigts devant les yeux, tournoiement, bruits de bouche, de langue, grincement de dents.

Des troubles perceptifs se manifestent : indifférence au monde sonore contrastant avec des réactions paradoxales ou sélectives à certains sons. Dans le domaine visuel, on observe des fascinations pour certaines lumières ou couleurs ; enfin, des manies alimentaires étranges dans le domaine gustatif.

Fonctions intellectuelles

Les performances cognitives de la personne autiste sont très variables.

Celles qui dépendent des capacités visio-spatiales et/ou de la mémoire sont supérieures à celles qui dépendent de la réflexion. La personne autiste, incapable de traiter les informations par les voies habituelles, développe des stratégies personnelles d'apprentissage.

Éléments de compréhension

Depuis le début de sa vie, la personne autiste présente un trouble majeur de contact avec l'environnement. La limite entre soi et l'autre (personne ou objet) est floue, le sentiment identitaire ne s'installe pas bien.

La personne autiste ne se sent pas contenue par une enveloppe suffisamment étanche et protectrice. La fonction de réponse aux excitations reste défaillante et les stimuli extérieurs (bruit, contact, toucher, tentative d'entrée en relation de l'entourage) peuvent être intrusifs, menaçants, entraînant des réactions paroxystiques d'angoisse de morcellement et de destruction, de façon imprévisible, énigmatique et déroutante pour l'entourage.

La personne autiste met en place des stratégies de pseudo-protection en s'isolant, se repliant sur elle-même, en développant des stéréotypies, des routines et des ritualisations sur lesquelles elle s'appuie pour évoluer. Ainsi, les comportements compulsifs et de ritualisation persistent de même que la résistance aux changements, l'attachement à certains objets et des préoccupations bizarres.
L'autisme est reconnu comme handicap par la loi du 11 février 2005.

Pratiques professionnelles

Le syndrome autistique reste difficile à prendre en charge du fait de l'expression des symptômes, de son caractère énigmatique et du manque de structures d'accueil. Il fait souffrir la personne qui en est atteinte, mais aussi ses proches et les différents professionnels qui en assument quotidiennement la responsabilité.
Accompagner la personne autiste en tenant compte de ses particularités cliniques, psychopathologiques, cognitives et affectives, de la diversité des situations, reste un pari de tous les jours et demande un **engagement des équipes au quotidien**.
Dans la rencontre singulière avec ces personnes, le professionnel devient la surface de projection d'un vécu interne chaotique, énigmatique, marqué par des angoisses massives, figées et souvent non médiatisées par la parole.
L'objectif est de ne pas laisser sa vie psychique s'asphyxier sous l'effet de ces mécanismes qui souvent neutralisent gravement la relation inter-humaine que nous savons vitale pour le psychisme humain. Pour cela, il convient de proposer au quotidien des situations contenantes, des lieux d'expérience psychique non dangereuse et de montrer que l'on n'est pas soumis à l'anéantissement qui les angoisse.
Il s'agit aussi de conjuguer les différents éléments intéressants pour la personne autiste dans son rapport au monde afin de **parvenir à reprendre contact avec elle.** Il sera formalisé et mis en œuvre un projet personnalisé articulant les aspects éducatifs, pédagogiques et thérapeutiques en concertation avec la famille.
À cet effet, **la qualité des liens entre tous les intervenants** doit faire l'objet de toutes les attentions de responsables de chacune des équipes.
Tenir ensemble, c'est apprendre les uns des autres. C'est reconnaître les signes que nous adresse la personne autiste pour **donner sens** au parcours que nous partageons avec elle à travers les expériences pédagogiques, éducatives et thérapeutiques qui l'aident à se construire comme personne. **Les groupes de paroles, les temps d'analyse des pratiques sont les outils indispensables pour s'engager dans une réflexion qui donne sens à ce qui se joue pour la personne autiste dans la rencontre et à ce que le professionnel propose de lui-même dans celle-ci.**
Textes officiels : « Recommandations de la haute autorité de santé juin 2005 », Plan autisme 2008/2010.

Indications bibliographiques

- Amy Marie-Dominique, *Comment aider l'enfant autiste*, Dunod, 2005.
- Axline Virginia, *Dibs*, Flammarion, 1999.
- Golse Bernard, Delion Pierre, *Autisme états des lieux et horizon*, Érès, 2005.
- Hébert François, *Rencontrer l'autiste et le psychotique*, Vuibert, 2006.
- Hochman Jacques, *Pour soigner l'enfant autiste*, Odile Jacob, 1996.
- Tustin Francès, *Autisme et protection*, Le Seuil, 1992.

Anorexie et boulimie

Définitions

L'anorexie et la boulimie sont deux expressions « cousines » des troubles de l'alimentation.

Toutes deux concernent le rapport d'un sujet avec la nourriture et son image du corps : un corps qui devient porteur de troubles psychiques que l'on rencontre le plus souvent à l'adolescence : rapport à ses parents, à son apparence corporelle, à sa sexualité, à son idéal de vie.

Plus précisément :

– **Anorexie** : « Absence ou perte d'appétit pouvant conduire à une dénutrition grave. L'anorexie mentale est d'origine psychologique. Elle se manifeste par un refus de manger ou des vomissements provoqués volontairement. Elle se manifeste surtout chez l'adolescente et s'accompagne alors d'une absence de règles (aménorrhée). » (Référence : *le Vidal de la famille*, 2004.)

– **Boulimie** : « Épisodes répétitifs d'ingestion excessive d'aliments, avec un sentiment d'absence de maîtrise sur le comportement alimentaire. La personne se fait vomir pour empêcher la prise de poids. Principaux symptômes : troubles digestifs, solitude et isolement, faible estime de soi, voire dégoût et haine de soi. » (Référence : *Anorexie et Boulimie* de Julia Buckroyd, J'ai lu, n° 719, édition 2000.)

Commentaires

L'anorexie et la boulimie sont des troubles graves de l'alimentation car ils vont au-delà du rapport avec la nourriture. Il ne faut donc pas les confondre avec des comportements pouvant conduire à l'obésité, ou des comportements pour maigrir, pour soigner son « look ».

Ils concernent un rapport perturbé à son image du corps. On entend par image du corps ce que chacun met de « relationnel » dans son corps : cela commence par son identité sexuelle – être fille ou garçon – et continue par l'image de soi : être beau, séduisant, mais aussi plaire à ses parents, savoir répondre à leurs attentes, savoir plaire aux autres et surtout à soi-même. Il n'est pas surprenant que l'on ait qualifié l'anorexie de « mentale » – on pourrait dire la même chose de la boulimie car leur origine est moins corporelle que « mentale » : le corps « trinque », mais c'est le psychisme qui ne va pas bien.

Il n'est pas surprenant que ces symptômes se développent particulièrement **à l'adolescence**, période très sensible de construction de soi, de recherche de confiance en soi, des premiers amours. L'adolescente peut « bloquer » devant ce chamboulement sexuel, familial, intellectuel et d'une certaine façon elle attaque ce par quoi elle grandit inexorablement, socialement et sexuellement : son corps.

On peut toutefois retrouver d'autres circonstances de conduites anorexiques ou boulimiques : par exemple pour **les personnes âgées**, qui vivent aussi une forte perturbation de l'image de leur corps. Il peut y avoir quelque chose de suicidaire dans des comportements de refus de nourriture ou de gavage : la personne ne peut plus ou ne veut plus « se voir » et attaque son corps dans ce qui le maintient en vie : la nourriture.

Les soins à apporter sont surtout d'ordre psychologique, dans le cadre d'une relation patiente, d'écoute, de non-jugement, d'aide discrète. Les obligations (« Il faut que vous mangiez ! »...) sont non seulement sans effet mais accentuent le sentiment d'échec vécu par la personne atteinte d'anorexie ou de boulimie.

Le soin peut aussi être une psychothérapie, individuelle ou familiale si les parents l'acceptent.

Dans certains cas où la vie même de la personne est en danger, le recours à une hospitalisation et à des interventions médicales contraignantes s'impose.

Pratiques de l'AMP

Les troubles liés à l'anorexie et à la boulimie sont graves. Mais avant de les qualifier ainsi, il faut s'assurer, par une bonne observation et par un contact relationnel soutenu avec les personnes, que nous sommes bien en présence de telles conduites.

La prise en charge d'une personne anorexique ou boulimique concerne l'ensemble de l'équipe et de la famille. Il revient souvent à l'AMP d'alerter les professionnels compétents sur les situations observées. Les invitations à « manger plus » ou « manger moins » sont inefficaces et peuvent parfois provoquer un rejet qui peut perturber les bonnes relations établies entre l'AMP et cette personne. Car il faut comprendre que ces personnes souffrent et qu'il ne s'agit pas pour elles d'un simple problème de comportement sur lequel on peut avoir prise (contrairement à l'obésité ou à l'observation de régimes amaigrissants).

Les interventions de l'AMP sont nécessaires car elles vont se développer sur la qualité d'une relation patiente, durable, respectueuse, apaisante. Elles sauront encourager avec tact la personne dans son désir de s'en sortir. Pour cela, l'AMP trouve un appui dans l'équipe pluridisciplinaire. Ces initiatives relationnelles vont concerner certains aspects de ces maladies : la dévalorisation de soi, le repli, la honte. L'AMP se propose comme interlocuteur, mais ne s'impose pas. Il assure un déroulement normal de la vie quotidienne de la personne, avec le souci de la qualité de son environnement et des occasions de rencontres et d'échanges.

Indication bibliographique

- Buckroyd Julia, *Anorexie et Boulimie*, n° 7191, J'ai lu, 2003.

FICHE 9

La trisomie 21

Nous vous proposons d'abord le témoignage de trois personnes adultes atteintes de trisomie 21, et recueilli au fil du temps.

L'une d'entre elles à qui l'on demandait ce qu'elle voulait exprimer en parlant de sa crise d'adolescence a répondu à son interlocutrice : « Il y a des choses possibles et des choses pas possibles… »

Une autre nous confie ceci : « Au début, je ne voulais pas voir ma trisomie, je voulais l'arracher de mon visage. Maintenant, je la porte comme une valise ou comme un sac à main. »

La troisième à qui l'on demandait où était sa place a répondu avec force : « Elle est dans la vie, ma place, avec les autres. C'est là qu'elle est, ma place ! »

Définition

La trisomie 21 est une anomalie chromosomique : il y a un chromosome supplémentaire au sein du noyau de la cellule. C'est une atteinte génétique. Ce n'est pas une maladie dans le sens où elle n'est pas soignable.

Signes principaux de la trisomie 21 :

– une morphologie particulière, qui est à l'origine de ce que l'on a appelé « le mongolisme » : visage plutôt rond, yeux plus ou moins bridés, cheveux raides et plantés en avant ;
– hypotonie musculaire ;
– déficit de croissance de la cage thoracique qui peut provoquer des difficultés respiratoires ;
– troubles de la motricité (muscles du pied et de la main) ;
– atteintes des muscles bucco-faciaux : troubles possibles de la déglutition ;
– troubles de la sensibilité tactile : baisse du seuil de la douleur ;
– fragilité oto-rhino-laryngologique ;
– pathologies de la peau : dartres, crevasses, etc. ;
– troubles qui peuvent toucher tous les organes sensoriels (vue, ouïe, etc.) ;
– déficience intellectuelle plus ou moins prononcée.

Commentaires

Ce n'est qu'en 1959 que le professeur Lejeune identifia la trisomie 21, là où l'on parlait auparavant de « mongolisme ». Ce terme venait des similitudes d'apparence physique que les « mongoliens » pouvaient avoir avec les habitants de la Mongolie : visage rond, yeux bridés.

Cette dénomination a été longue à céder la place à l'appellation scientifique de trisomie 21. On ne doit plus parler aujourd'hui de « mongolisme », car cela signifierait la méconnaissance des progrès réalisés dans le domaine de la trisomie 21 et le maintien de ces personnes dans une étiquette péjorative : « Quand on en a vu un, on les a tous vus » était-il dit à cette époque (Robert Lafon, *Vocabulaire de psychopédagogie et de psychiatrie de l'enfant*, PUF, édité pourtant en… 1963 !).

La découverte de la trisomie 21 a été une véritable révolution pour les enfants atteints, pour les familles, pour les professionnels.

Les enfants, adolescents, adultes : ils ne sont plus désignés par leur apparence. La cause de leur « anomalie » devient l'objet de recherches. Ils sortent de la zone d'ombre du « non-savoir ». Dans le même temps ils sont de plus en plus au centre d'initiatives éducatives, pédagogiques.

On peut noter avec étonnement que l'espérance de vie de ces enfants était un réel souci avant 1960 : « Ils sont souvent emportés jeunes par des maladies infectieuses et les affections pulmonaires : 63 à 75 % meurent avant la puberté » (Dr C. Koehler, *Les Problèmes neuropsychiatriques et médico-pédagogiques de l'enfant*, PUF, 1952, page 209).

Or une récente campagne d'information menée par une association de parents affichait le visage d'un adulte atteint de trisomie 21 et qui disait, devant le manque de lieux d'accueil : « Maintenant, mon problème, c'est d'avoir plus de 60 ans. »

Les familles : à partir du moment où l'affection dont souffrait leur enfant a été identifiée et a fait abandonner la stigmatisation par le faciès, les familles sont « sorties » de

chez elles, se sont regroupées en associations, ont contribué à la création d'établissements qui faisaient alors défaut, ont cherché à proposer à leur enfant un encadrement de qualité, avec des perspectives de socialisation de plus en plus réalisables.
Les professionnels : ils mobilisent leurs savoir-faire en matière d'éducation, de pédagogie (apprentissage), d'accompagnement économique et social (en centre d'aide par le travail par exemple, avec foyer d'hébergement ou appartements).
D'importantes initiatives ont permis une scolarisation des jeunes enfants et un suivi scolaire qui peut atteindre l'école primaire, voire davantage.
Ces progrès, là encore, ont fait mentir le tableau ancien du « mongolien » à la débilité profonde irréversible.
Que s'est-il passé entre 1960 et 2000 ? Un autre regard, d'autres moyens qui se constatent :
– sur le plan médical (bien que l'anomalie chromosomique demeure), avec un suivi médical mieux ciblé, une hygiène de vie mieux prise en compte ;
– sur le plan familial : les parents assument mieux le handicap de leur enfant ;
– sur le plan éducatif, pédagogique et thérapeutique : développement d'apprentissages, de mise au travail, de soutiens spécifiques ;
– sur le plan social et culturel : les personnes atteintes de trisomie 21 prennent place dans la vie quotidienne de la cité. En 1996, Pascal Duquenne tournera même un film : *Le Huitième Jour*.
« Le troisième jour, il a fait les disques. Ceux qui sont nés en Amérique parlent anglais. Moi, je ne sais pas où se suis né. Je crois que c'était en Mongolie… »
La découverte ou la redécouverte de ce film nous permet entre autres de questionner nos représentations et sans doute de changer notre regard sur la différence.

Pratiques de l'AMP

En général, les personnes atteintes de trisomie ont une indépendance totale pour les principaux moments de leur vie quotidienne. Il faut veiller, à l'aide d'un suivi médical, aux problèmes d'alimentation (danger d'obésité par suite de variations de la glycémie), au problème d'encombrement pulmonaire, aux soins de la peau. Les activités physiques sont conseillées.
L'AMP proposera des repères stables, dans le temps et dans l'espace. Les stimulations cognitives seront à envisager, en partant des données de l'intelligence sensori-motrice d'après Piaget. L'expression libre (théâtre, peinture, mime, histoires) est à favoriser, tant ces personnes cherchent la nouveauté, la créativité.
Enfin, dans le domaine de la vie affective et sexuelle, l'AMP peut apprécier le contact chaleureux, affectueux qui caractérise les personnes atteintes de trisomie 21. Est-ce une conséquence de leur différence physique, qui fait que, n'étant semblable à aucun de ses parents, il cherche plus que tout autre à plaire, séduire, etc. ? Il y a lieu alors pour l'AMP de savoir analyser cela, tout en aidant à équilibrer vie affective et bonne intégration sociale.
En outre, le droit à la sexualité est évidemment à prendre en compte, avec les méthodes de contraception et de protection qui conviennent.
Il est vrai que le recours à l'amniocentèse, pour détecter le risque de trisomie 21 et procéder le cas échéant à un avortement thérapeutique, fait que ces enfants sont dans le registre inconscient du « non-désirable ».

Comme le note Simone Sausse dans son livre *Le Miroir brisé* : « Cela revient à dire à une femme trisomique qu'elle ne doit pas avoir d'enfant parce que cet enfant risque d'être trisomique et donc que les trisomiques, c'est-à-dire elle-même, ne devraient pas exister. »

Indications bibliographiques

- CUILLERET Monique, *Trisomie 21. Aides et conseils*, Masson, 2003.
- VAGINAY Denis, « Accompagner l'enfant trisomique. Trisomie et quête d'identité », *Chronique sociale*, 1997.

FICHE 10

La maladie d'Alzheimer

Définition

La maladie d'Alzheimer est une démence sénile caractérisée par la notion de perte : perte de la mémoire, des praxies (savoir-faire), des gnosies (acquisition d'un certain nombre d'outils de compréhension utiles à la vie quotidienne), du langage et des opérations mentales.

Elle est provoquée par des lésions cérébrales, sans que l'on puisse pour l'instant établir un lien précis entre ces lésions et les signes cliniques de la maladie (Dr Ploton, « Maladie d'Alzheimer, à l'écoute d'un langage », *Chronique sociale*, 1996).

Commentaires

Aloïs Alzheimer était un neurologue allemand qui, en 1906, décrivit le cas d'une femme de 51 ans atteinte de graves troubles de la mémoire et de l'orientation. Après sa mort, une autopsie révéla d'importantes lésions cérébrales. On donna le nom de ce médecin à cette forme de démence qui atteint les principales dimensions de la vie quotidienne d'une personne.

Les **symptômes de cette maladie**, outre ceux évoqués ci-dessus dans la définition et qui affectent le mode de vie, peuvent aussi se trouver sur le plan organique : raideurs musculaires, troubles de la déglutition, incontinence, troubles de l'équilibre.

Causes présumées : il n'y a pas une cause unique faisant l'accord unanime des médecins. Plusieurs hypothèses ont été évoquées : lésions neurologiques, encéphalopathie d'origine virale, causes psychosomatiques (stress, etc.), désorganisation de l'appareil psychique (pulsions non maîtrisées), inhibitions intellectuelles et psychomotrices.

Cette maladie progresse rapidement**.** En France, sur 100 personnes atteintes de la maladie d'Alzheimer, 10 % ont moins de 60 ans. En l'an 2005, on comptait 800 000 cas de maladie d'Alzheimer en France.

Les premiers signes : la personne ne peut plus utiliser le téléphone, ni remplir un chèque, ni écrire, ne se souvient plus du prénom de ses enfants, etc.

Thérapeutique : des médicaments existent qui peuvent freiner la progression de la maladie, surtout si elle est détectée rapidement. Les thérapies les plus répandues sont des soins concernant le contact, la stimulation de la communication, de l'activité de mémoire et de pensée.

Pratiques de l'AMP

Dans un contexte d'aide et d'accompagnement de personnes souffrant de la maladie d'Alzheimer, la notion de « soin » prend tout son sens : à la fois soin médical, mais aussi **prendre soin** de la personne dans une présence quotidienne, familière.

L'AMP doit savoir saisir les occasions d'une conversation, d'une stimulation, d'un jeu qui fait appel à la mémoire, à l'anticipation, à la stratégie. Dans la maladie d'Alzheimer, **l'AMP devient tuteur** de la personne, à la fois sur le plan physique et sur le plan psychique et intellectuel.

L'accompagnement doit être le plus individualisé possible, car il ne porte ses fruits que dans **une relation sécurisante, proche, régulière**. Il convient de préserver autant que possible la stabilité du cadre de vie et des personnes qui interviennent. Le travail **avec et auprès des familles** est un élément important : l'AMP doit être préparé à l'accueil des familles, à leur écoute, et agir en cela en collaboration étroite avec l'équipe des professionnels soignants. Enfin, le travail auprès de personnes atteintes de la maladie d'Alzheimer peut se révéler **très prenant, voire usant** : les progrès sont peu perceptibles, les situations répétitives, les manifestations de la maladie parfois difficiles à supporter. Le vieillissement aggravé par la démence vient bousculer l'AMP dans sa représentation de la vie et de la mort. La maladie d'Alzheimer met à nu certains ressorts profonds de l'humain : sa respectabilité, sa dignité, son intimité, sa sexualité, etc.

Il est alors nécessaire que l'AMP s'appuie sur une équipe au sein de laquelle il pourra parler de ce travail, de ses émotions, des difficultés rencontrées, des satisfactions comme des découragements. Un soutien spécifique au personnel est nécessaire (**groupe de parole** par exemple).

Indications bibliographiques

- Brouillet Denis et Syssau Arielle, *La Maladie d'Alzheimer*, Que sais-je ?, n° 3227, PUF, 2005.
- Derouesne Christian et Selmès Jacques , *La Maladie d'Alzheimer au jour le jour*, éditions John Libbey, décembre 2004.
- Monfort Jean-Claude, *La Psychogériatrie*, Que sais-je ?, n° 3333, PUF, 2006.
- Montani Claudine, *La Maladie d'Alzheimer : quand la psyché s'égare*, éditions L'Harmattan, 2000.

L'épilepsie

Définition

L'épilepsie est une décharge électrique localisée dans le cerveau, due à un hyperfonctionnement momentané des cellules cérébrales et provoquant des crises. On parle donc surtout de crises d'épilepsie. Le mot « épilepsie » vient d'un verbe grec qui veut dire « surprendre », ce qui traduit bien la soudaineté d'apparition de ces crises.

Commentaires

On peut classer les crises en deux grandes catégories selon l'ampleur de la décharge cérébrale : les crises généralisées et les crises partielles.

Les crises généralisées

Toutes les cellules du cerveau sont touchées en même temps.

• La crise tonico-clonique généralisée appelée « grand mal »

Phase tonique :

– contractures, mâchoires serrées ;
– risque de morsure de la langue.

Phase clonique : secousses rythmiques involontaires.

Phase résolutive : relâchement musculaire, jets urine.

Signes :

– perte de connaissance et chute ;
– respiration bruyante, salivation qui peut être importante.

Fin de la crise : reprise de conscience, perte de repères, fatigue, besoin de dormir.

Durée : quelques minutes.

• La crise tonique

Signes :

– fléchissement de la tête ;
– bras fléchis qui s'élèvent ;
– chute en avant ;
– perte de conscience de très courte durée ;
– absence de convulsions.

Fin de la crise : reprise de conscience presque immédiate.

Durée : quelques secondes.

• L'absence

Signes :

– arrêt de l'activité en cours ;
– pâleurs, secousses des paupières ;
– perte de conscience très courte.

Fin de la crise : reprise de conscience et de l'activité très rapide.

Les crises partielles

La décharge électrique ne touche qu'une partie du cerveau. Ce sont des crises aux effets très variables :

– convulsion d'un seul membre, sans perte de conscience ;
– hallucinations visuelles ;
– perte de conscience avec maintien d'une motricité automatique.

Les personnes souffrant d'infirmité motrice cérébrale, d'encéphalopathie (polyhandicap), de lésions cérébrales (cérébro-lésions ou traumatismes crâniens) ou d'autres atteintes neurologiques sont sujettes aux crises d'épilepsie.

Facteurs déclenchants :

- manque de sommeil ;
- émotions, chocs affectifs, situations conflictuelles ;
- la télévision dans certaines situations de luminosité (contrastes trop rapides).

Traitement : à base de médicaments anticonvulsants. Une crise d'épilepsie ne nécessite pas de réanimation.

Pratiques de l'AMP

Conduites à tenir en cas de crises généralisées :

- ne pas perdre son sang-froid ;
- assurer la sécurité autour de la personne ;
- l'allonger et la mettre sur le côté ;
- poser un coussin léger sous sa tête (ne pas « plier le cou ») ;
- faciliter la respiration (ouverture du col de chemise) ;
- mettre la tête en position basse pour faciliter l'écoulement de la salive et éviter les fausses routes ;
- au cours d'un repas, sortir les aliments de la bouche ;
- ne pas vouloir contenir la personne : la présence doit être souple, adaptée aux mouvements de la personne. À l'issue de la crise, la qualité de l'accueil et du regard de l'accompagnant est essentielle. Il apparaît aussi important de mettre des mots sur ce qui s'est passé afin de resituer la personne dans le temps et dans l'espace.

Les activités ainsi que tout ce qui sollicite l'attention, la concentration, l'application réduisent la fréquence des crises. Ce serait une erreur de penser éviter les crises en favorisant un environnement sans stimulations ou sans activités.

Indication bibliographique

- Jallon Pierre, *L'Épilepsie*, Que sais-je ?, n° 2693, PUF, 2002.

FICHE 12

Inadaptation sociale et situation d'exclusion[1]

Définitions

Le terme « adaptation » est apparu dans le domaine psychologique vers la fin du XIXe siècle, on parlait alors d'« acclimater ». Ce terme « adaptation » a donné l'adjectif « adapté », le préfixe « in- » indiquant la négation a donné « inadapté » (non adapté). Ces termes désignent le développement d'un être en plus ou moins grande harmonie avec ce que l'on attend de lui : nous sommes dans la première moitié du XXe siècle. Dans la foulée, les termes « réadapter » et « réadaptation » témoignent des moyens visant à corriger cet état de fait.

C'est à partir des années 1920, avec la naissance de la psychologie sociale aux États-Unis, que l'étude du comportement des individus dans un contexte social a réellement débuté. En Europe et en France plus précisément, la question de l'exclusion sociale

1. Fiche réalisée par Hervé Sue, directeur dans une association d'insertion par le logement.

a connu des formes diverses et a marqué un tournant décisif à partir des périodes de récession économique qui ont entraîné une augmentation massive du chômage. Auparavant les « marginaux » étaient considérés comme des inadaptés sociaux, ce qui sous-entendait que le problème venait de leur choix de vie et renvoyait par là à une dimension, à une aptitude individuelle.

Commentaires

Le développement de la pauvreté et de la grande pauvreté a irrémédiablement lié la notion de l'exclusion sociale à celle d'exclusion économique. Aujourd'hui, dans une société où les rapports sociaux sont portés par les rapports de production/consommation, la baisse ou la perte des revenus engendre un processus d'exclusion sociale. L'environnement socioculturel tend à se résumer à l'environnement socio-économique. Le phénomène est d'autant plus massif qu'il est de nature à remettre en question l'équilibre social, il se développe dans une société complexe, multiforme et en évolution constante.

L'exclusion d'un nombre croissant de personnes est considérée par les uns comme provenant d'une crise sociale, engageant un processus de « désaffiliation » (Robert Castel, *Les Métamorphoses de la question sociale, une chronique du salariat*, Fayard, 1995). Les causes en sont la perte d'influence des institutions (politique), la crise du modèle économique (chômage endémique) et la déstabilisation des réseaux sociaux (famille, école, entreprise). Ce schéma ainsi en place, une famille moyenne subissant un des aléas de la vie (rupture familiale, problème de santé, décès, chômage…) peut se trouver très vite en situation de précarité, voire d'exclusion sociale. La vulnérabilité sociale est plus importante du fait de la crise de la société salariale et de l'État qui ne garantit plus l'équilibre social.

Une analyse autre met en lumière le processus de « disqualification » sociale qui se développe du point de vue des personnes exclues (Serge Paugam, *La Disqualification sociale : Essai sur la nouvelle pauvreté,* Paris, Presses Universitaires de France, 2000). L'auteur s'intéresse aux effets de l'exclusion sur les personnes plus qu'aux causes sociales de ce phénomène. Les liens avec la situation économique d'une société ne sont pas bien évidement à écarter, mais la question des représentations réciproques domine. Celles de la société vis-à-vis des pauvres et celles des pauvres vis-à-vis de la société dans laquelle ils évoluent. Sont donc définis des comportements et des situations qui signent l'état de pauvreté.

Pratique professionnelle de l'AMP

Aujourd'hui nous assistons à une extension du domaine de la pauvreté, comme si cette société tolérait de moins en moins les fragilités de certains de ses membres. Cette fragilité est immédiatement « sanctionnée » par un phénomène de mise à l'écart. La question de l'exclusion sociale concerne les personnes usuellement considérées comme telles (rupture ou précarité économique). Elle concerne depuis un temps les ménages dits des « classes moyennes » entraînés dans les difficultés sociales au détour d'une rupture familiale, des problèmes économiques et de santé. Elle concerne depuis peu les personnes fragilisées et prises en charge dans d'autres domaines du secteur social et médico-social comme si la difficulté sociale était une problématique transversale aux autres pour une part au moins. Les problèmes sanitaires qui accentuent l'exclusion sont plus anciens. Les addictions, les infections sexuellement transmissibles (IST), le retour des affections respiratoires, les défauts ou retards de soins chez les personnes précarisées sont depuis assez longtemps repérés comme surajoutant aux difficultés sociales. D'autres secteurs comme celui de la déficience intellectuelle et celui de la psychiatrie accueillent des personnes présentant également des difficultés sociales.

Ainsi les ESAT (établissements et services d'aide par le travail) voient se présenter des personnes en situation de handicap au sens de la loi de 2005, mais également en situation de handicap social tel que R. Castel ou Serge Paugam le décrivent.

Il en va de même pour l'Aide sociale à l'enfance (ASE).

Si ces services accueillaient des enfants issus de familles précarisées, ils n'avaient pas recours aux services d'insertion sociale afin de poursuivre leur travail au-delà de 21 ans. Ce recours est de plus en plus observé.

Cette « tranversalisation » de la pauvreté ou de la précarité sociale interpelle bien évidement l'ensemble des acteurs des professions sociales et médico-sociales. La profession d'AMP aujourd'hui est de fait concernée par cette évolution ; sa situation d'intervenant de proximité le place dans un quotidien où il est de fait en position de constater ces changements qui le conduisent par extension à travailler dans ces secteurs.

3 Le domaine de formation 1 en questions

a. Le développement de la personne tout au long de la vie, dans ses différentes dimensions physique, psychique, culturelle et sociale

La naissance, le bébé

- Décrivez la relation entre la mère et son bébé pendant la première année de la vie. À l'aide d'exemples, précisez ce que Winnicott appelle « la mère suffisamment bonne ».
- Décrivez les gratifications nécessaires au nourrisson pour lui assurer un développement physique et psychique harmonieux.
- Quels sont les besoins fondamentaux du nourrisson pendant la première année de sa vie ?

Nous savons que les nouveau-nés ont des compétences.

- Quelles sont-elles ?
- À quoi servent-elles ?

L'enfance

- Quel est le rôle de la famille dans le développement de l'enfant ?
- En quoi l'entrée en école maternelle est-elle une étape importante dans le développement de l'enfant ?
- Montrez l'importance du jeu dans le développement de l'enfant : pourquoi joue-t-il et à quoi lui sert le jeu ?
- L'apprentissage de la propreté : énoncez les conditions d'un bon apprentissage et montrez l'importance du rôle de la mère durant cette période.

- Sur le plan physique et psychomoteur, quels sont les éléments qui permettent de juger d'un développement normal d'un enfant de 0 à 2 ans ?
- Comment s'exprime la socialisation de l'enfant de 6 à 12 ans ?

Le « non », la séparation

Dans le développement psychologique de l'enfant, René Spitz décrit trois organisateurs. Le troisième est l'acquisition du non.

- Quand apparaît-il ?
- Faites-en une description.
- Que permet-il dans le développement de l'enfant ?
- Dans le développement de l'être humain, les séparations sont inévitables et nécessaires. En quoi peuvent-elles être bénéfiques ? Appuyez-vous sur au moins deux exemples.

Dans son développement de la naissance à l'âge adulte, l'individu est amené à s'opposer à l'image parentale.

- Quelles sont les périodes du développement où cette opposition est particulièrement nette ?
- Quels sens ont ces comportements dans le développement de l'être humain ?

Carences affectives

- Quelles sont les conséquences d'hospitalisations répétées au cours de la première année d'un enfant ?

Objet transitionnel

- Il arrive souvent qu'un enfant, voire un adolescent ait avec lui une peluche, un mouchoir qu'il ne quitte pas. Que représente cet objet pour lui ? Que faites-vous de cela ?
- D. Winnicott (pédiatre et psychanalyste anglais) parle de l'objet transitionnel. De quoi parle-t-il ?

Langage

- Quels sont les trois facteurs nécessaires à l'acquisition du langage chez le jeune enfant ?
- Quels facteurs interviennent principalement dans le développement du langage ?

Stades « freudiens »

- Montrez que le développement de l'enfant de 6 à 12 ans est en lien avec la résolution du complexe d'Œdipe.
- Qu'est-ce que le complexe d'Œdipe ? Décrivez comment cela se manifeste chez le garçon.
- Le rôle de la mère est très souvent mis en évidence pour le développement de l'enfant, mais qu'en est-il de celui du père ?
- La période de latence est un des stades du développement psycho-affectif de l'enfant. Quels sont les points essentiels à retenir de cette période ?

L'adolescence

- Quels changements se produisent chez l'enfant quand il entre dans la période de l'adolescence ?
- Comment nomme-t-on la période de transformations corporelles intervenant à l'adolescence ? Citez ces transformations. Quelles en sont les répercussions psychologiques ?
- L'adolescence est en « quête d'identité ». Comment comprenez-vous cette phrase ?
- L'adolescence est assez généralement considérée comme une « période de crise ». Quelles sont les manifestations possibles de cette crise ?

« J'avais 20 ans, disait Paul Nizan, et je ne laisserai personne dire que c'est le plus bel âge de la vie. »

La maturation à l'adolescence demande à l'être humain un travail intérieur aussi essentiel que difficile.

- Vous décrirez dans une première partie les différentes métamorphoses auxquelles sont confrontés les adolescents.
- Dans une deuxième partie, vous montrerez en quoi cette période de transition peut être source de tourments intérieurs, de malaises.

Lors de la période de l'adolescence, le sujet est amené à s'opposer, notamment aux images parentales.

- Pourquoi l'individu est-il amené à s'opposer ?
- Quels sens ont ces comportements d'opposition ?

L'adulte

- Quelles sont les différences essentielles sur le plan psychologique entre un adolescent et un adulte ?
- « Être adulte » signifie « avoir cessé de croître ». Partagez-vous ce point de vue ? Développez les éléments qui définissent la notion d'adulte.
- La maturité, vers l'âge de 45-50 ans, est marquée par la crise dite du « milieu de la vie ». Vous donnerez les caractéristiques de cette crise et vous en préciserez les évolutions possibles.
- Pour vous, que signifie « être adulte » ? Dites quelles sont les caractéristiques principales de cette période de la vie. Citez-en trois.

Le vieillissement

- Le vieillissement peut avoir des répercussions sur plusieurs plans. Citez-en deux, en illustrant chacun d'un exemple.
- La prise de conscience du phénomène du vieillissement chez l'être humain peut entraîner des difficultés psychologiques. Quelles sont-elles ? Expliquez-les.
- La vieillesse n'est-elle que déclin ? Quels sont les signes pouvant évoquer un vieillissement franchement pathologique ?
- Quels sont les principaux aspects psychologiques du vieillissement chez l'individu ? Quelles sont les incidences dans la relation à autrui ?
- Quels sont les besoins fondamentaux de la personne âgée « placée en institution » ? En tant qu'AMP, dites comment vous pouvez y répondre.

À travers son discours, la personne vieillissante se rattache à ses souvenirs et à son passé.

- Que diriez-vous de l'importance de ce récit pour l'équilibre de la personne ?
- La personne âgée a avec son corps un rapport qui lui est propre à cette période de la vie. Quelles sont les caractéristiques de ce rapport, que vous illustrerez brièvement en puisant dans les observations que vous avez pu faire sur votre terrain de stage ou professionnel ?

b. Le corps humain. Ses fonctions

- Qu'est-ce qui favorise un bon transit intestinal ?
- Citez les vaccinations obligatoires
- Pourquoi les femmes perdent-elles plus de substance osseuse que les hommes au cours du vieillissement ? Comment peut-on retarder chez la femme (vers l'âge de 50 ans) le vieillissement osseux ?
- Les rôles du rein.
- Expliquez les rôles de la peau.

c. Pathologies et déficiences

Classification de Wood

Il est impératif de faire la distinction entre les termes « déficience », « incapacité » et « handicap ». Pour chacun de ces termes, donnez une définition et un exemple puisé dans votre pratique.

Névroses et psychoses, généralités

- Énoncez ce qui caractérise névrose et psychose.
- Donnez une définition et les principales caractéristiques des psychoses chez l'adulte. Citez au moins deux formes de psychose en les détaillant.

Troubles psychiatriques

- Donnez une définition de la dépression. Quels en sont les signes observables ?

Pour illustrer chaque signe que vous avez cité, donnez un exemple des répercussions dans la vie de la personne atteinte de cette pathologie.

- Dans le cadre de votre rôle d'AMP, vous pouvez être amené à accompagner des personnes dépressives. Expliquez ce qu'est la dépression et présentez différentes formes d'aide que l'on peut apporter ou proposer aux personnes dépressives.
- Quelle est la principale pathologie traitée par les neuroleptiques et quels sont les effets secondaires qu'ils peuvent engendrer ?
- Le délire : définition, description. Donnez un exemple
- À quoi servent les antidépresseurs, les anxiolytiques, les neuroleptiques ?
- La notion d'« angoisse » est au centre du vécu des personnes souffrant de troubles psychotiques.

Quels sont les principaux types d'angoisse que rencontrent ces personnes au niveau corporel ? dans leur relation avec les autres ?

- La schizophrénie : quels sont les symptômes observés dans cette pathologie ? Quels sont les risques encourus par la personne et son entourage ? Développez.
- Quelles sont les principales caractéristiques d'une personnalité hystérique ?

Déficiences mentales

- Quels maladies ou accidents peuvent être à l'origine d'une déficience intellectuelle ?
- Définissez la notion de déficience intellectuelle. Sur quels critères repose le diagnostic ?
- Qu'est-ce que le retard mental (définition et différents degrés) ? Quel travail doit mener l'AMP pour favoriser l'autonomie de ces personnes ?

Troubles de l'alimentation

- Anorexie et boulimie : définissez ces deux termes. Dites ce que vous en savez.
- Quels sont les principaux signes cliniques de l'anorexie de l'adolescence ? Les expliquer succinctement.

Autisme

- Comment se traduit « l'isolement » de l'enfant autiste ?
- Quels sont les principaux symptômes de l'autisme infantile ?
- Signes caractéristiques de l'autisme selon Kanner.

Trisomie 21

- Quels en sont les principaux signes cliniques ?
- Quelle est la conduite à tenir en institution, du point de vue de l'aide médico-psychologique ?
- Qu'est-ce que la trisomie 21 ? Quelle en est l'origine et quelles en sont les manifestations chez le sujet ?
- Définissez la trisomie 21 et énoncez les signes principaux qui la caractérisent.

IMC et autres infirmités motrices

- L'infirmité motrice cérébrale (IMC) : quelles en sont les causes ? Quelles en sont les conséquences dans la vie quotidienne pour les personnes atteintes de cette déficience ?
- Qu'appelle-t-on « déficience motrice » ? Quels projets de prise en charge est-il possible de mettre en place pour un enfant souffrant d'infirmité motrice cérébrale ?
- Donnez les différences des pathologies suivantes et citez les causes qui en sont à l'origine : hémiplégie, tétraplégie, paraplégie.

Polyhandicap

- Quelles sont les principales complications physiques rencontrées chez les personnes polyhandicapées ? Citez-en au moins trois.
- Après avoir défini le polyhandicap, illustrez la grande dépendance des personnes polyhandicapées par des exemples concrets.

- Comment pouvez-vous définir le polyhandicap ? En tant qu'AMP, que pensez-vous pouvoir mettre en place dans l'accompagnement quotidien d'enfants ou d'adultes polyhandicapés ? Quels seraient vos objectifs principaux et comment, concrètement, pourriez-vous les atteindre ? Donnez des exemples.

Épilepsie

La crise d'épilepsie généralisée type grand mal : principaux signes et conduites à tenir.

- Donnez la définition de l'épilepsie. Que faut-il faire pendant et après une crise ?

Maladies

- Donnez les principales caractéristiques des affections génétiques suivantes : la myopathie de Duchenne, la mucoviscidose.
- Quels sont les principaux symptômes de la maladie de Parkinson ?
- Qu'est-ce qu'une escarre ? Prévention et évolution.
- Qu'est-ce qu'une infection nosocomiale, quels sont les modes de transmission ? À partir de ce constat, à son niveau d'intervention dans l'équipe, que doit faire l'AMP pour en prévenir les risques ?
- Définissez la contamination et l'infection. Nommez les trois voies d'entrée d'une infection chez une personne.

La prévention des infections au sein de votre établissement s'applique à trois niveaux : le personnel, les locaux et surfaces, les circuits, le résident.

Choisissez un de ces niveaux et donnez pour celui-ci deux exemples d'action d'AMP qui participent à cette prévention.

Pathologies du vieillissement

- La dépression de la personne âgée : quels sont les facteurs de risque ? Quels en sont les symptômes ?
- Le vieillissement pathologique présente certaines caractéristiques. Pouvez-vous en citer quelques-unes et expliquer pourquoi l'AMP doit les connaître ?

Illustrez brièvement vos réponses à l'aide d'exemples tirés de votre pratique.

Maladie d'Alzheimer

- Donnez les principales caractéristiques de la maladie d'Alzheimer en essayant de préciser le retentissement des troubles sur la vie quotidienne du patient et de son entourage.
- Quels sont les signes ou symptômes qui font penser qu'une personne peut être atteinte d'une maladie d'Alzheimer ?
- Donnez la définition et les symptômes de la maladie d'Alzheimer. En quoi ces symptômes perturbent-ils la communication ?

Propositions de réponses

1. Peut-on dire qu'une séparation peut être bénéfique ?
Argumentez votre réponse à partir de deux exemples, l'un concernant une séparation vécue par un enfant, l'autre par un adulte. (2004)

Se séparer : prendre de la distance avec la personne aimée proche.

Ne pas rester en relation « fusionnelle », trop proche, ce qui empêche le sujet de se construire dans la distinction, la différenciation.

La séparation permet la construction d'un « moi » autonome. Elle permet à l'enfant de prendre conscience qu'il n'est pas le centre de l'univers, que d'autres existent.

Elle permet l'ouverture à la relation avec d'autres personnes.

Elle permet de faire soi-même ses expériences et de construire ses propres centres d'intérêt, ses goûts, etc.

Il faut savoir se séparer quand la relation à deux devient source de souffrances. Dans ce cas, elle peut permettre de nouvelles relations qui peuvent être bénéfiques.

La séparation est donc nécessaire, à condition d'être parlée, acceptée et non subie.

Bien préparée, elle permet une progression, une maturité, une confiance en soi plus forte.

Exemple pour l'enfant : le premier départ à l'école.

Exemple pour l'adulte : quitter ses parents, laisser partir ses enfants, changer de travail, de lieu de vie, etc.

2. L'être humain est doté de cinq sens. Lesquels?
Avec l'âge ils se modifient. Citez pour chacun d'eux une activité qui le stimule particulièrement, et qui serait mise en œuvre auprès de personnes âgées.

Cinq sens : vue, ouïe, odorat, toucher, goût.

Activité proposée : elle doit faire apparaître la prise en compte des intérêts de la personne âgée et s'adapter à ses besoins.

Vue : photographies de famille, magazines, diapositives, etc.

Ouïe : musique.

Odorat : parfums.

Toucher : travail sur des tissus différents.

Goût : plats cuisinés.

3. Le corps a-t-il un rôle dans la construction de l'intelligence ? Lequel ?
Donnez un exemple à partir d'une activité qui met en jeu le corps de la personne.

Le corps a un rôle dans la construction de l'intelligence.

Les premières découvertes de l'enfant se font grâce à son corps, et plus particulièrement grâce à ses **cinq sens** et à sa **motricité**.

Il découvre ainsi les couleurs, les formes, les sons, les goûts : petit à petit les objets se construisent dans leurs qualités physiques.

Par la motricité, il assimile les distances, les espaces.

Puis le corps peut lui servir d'outil : **la main est le premier outil de l'homme**, ce qui lui permet de fabriquer, modifier, inventer.

Le corps peut aussi être **comme un langage** : le mime, le théâtre sont une expression de l'intelligence : savoir prendre de la distance, se mettre en scène dans des rôles différents, exprimer des émotions avec son corps, etc.

Activités pouvant être citées : activités sensorielles, manuelles, d'expression corporelle, etc.

4. Combien de dents constituent la denture de l'adulte ? Quelles sont-elles ? Comment contribuez-vous à l'hygiène dentaire des personnes dont vous vous occupez ?

Chez l'adulte il existe 32 dents auxquelles peuvent s'ajouter les dents de sagesse (jusqu'à 4).

Les dents sont : les dents de sagesse, les molaires, les prémolaires, les canines, les incisives.

(Le candidat peut nommer : 8 incisives, 4 canines, 8 prémolaires, 12 molaires.)

Hygiène dentaire :

Lavage des dents après chaque repas.

Utiliser des brosses en bon état (poils bien droits, non blessants).

Laver les dents dans les deux sens : verticalement (le plus important) et horizontalement.

Éventuellement pratiquer un massage des gencives.

Pour les personnes qui ne peuvent cracher, utiliser un dentifrice qui puisse s'avaler.

Chaque personne a sa brosse à dents et son verre.

Recours possible à des jets dentaires.

Expliquer le pourquoi d'une bonne hygiène dentaire.

5. Quels sont les signes physiques de la maturité sexuelle chez l'homme et la femme ?

Comment prenez-vous en compte cette dimension dans votre travail quotidien auprès d'adultes handicapés?

Les signes physiques de la maturité sexuelle chez l'homme :

- stature d'adulte ;
- modification de la silhouette avec largeur des épaules ;
- voix qui a terminé sa mue, pilosité ;
- développement des organes génitaux (testicules, verge) ;
- sécrétion de sperme par les testicules.

Chez la femme :

- stature d'adulte, pilosité ;
- modification de la silhouette avec élargissement du bassin ;
- développement des seins ;
- menstruations.

Prise en compte :

- hygiène corporelle ;
- respecter les manifestations de cette sexualité adulte et y remédier quand elles provoquent du désagrément pour la personne (émission de sperme, règles) ;
- parler avec la personne du caractère normal de ces manifestations, en donner le sens ;
- respecter les diverses expressions de la sexualité : manifestation de tendresse, d'affection, relations sexuelles si l'institution le permet ;
- aider, par la parole et l'initiative, à faire face à des expressions mal contrôlées de la sexualité (masturbation publique, exhibitionnisme, manifestations exagérées, violences sur autrui) ;
- être l'interlocuteur discret et respectueux de la vie sexuelle de ces adultes ;
- informer quand cela est possible à propos des MST : sida, etc.

6. Il arrive souvent qu'un enfant, ou même un adulte, ait avec lui un nounours, une peluche, un mouchoir, etc., qu'il ne quitte pas.Que représente cet objet pour lui ? Quel psychiatre anglais en a parlé pour la première fois ? Que faites-vous par rapport à cela ?

Cet objet le rassure, le sécurise. Cet objet est familier, il le prend dans des moments où il doit faire face à des séparations (l'endormissement), ou dans des moments de « nostalgie », de rêverie, de difficultés dans des actes de la vie quotidienne.

Cet objet s'appelle un **objet transitionnel** (transition entre soi et la mère).

D. W. Winnicott en a parlé pour la première fois.

Il est important de respecter cet objet et la place qu'il occupe auprès de la personne, quel que soit son âge.

Mais cela ouvre aussi sur des attitudes professionnelles qui conduisent à davantage de proximité, de sécurité, de permanence. Par exemple, lors de la présence de l'AMP à l'endormissement de la personne handicapée ou bien dans des moments libres de la journée.

7. Qu'évoque pour vous la notion de déficience mentale? Quelle définition en donnez-vous ? Que signifie QI ? À partir de vos observations, donnez quelques caractéristiques de la déficience mentale.

La déficience mentale est une **difficulté à comprendre**, à apprendre, à s'exprimer. Elle touche le développement de l'intelligence.

Elle entraîne deux séries de conséquences.

Sur le plan intellectuel :

- difficultés pour la lecture, l'écriture, le calcul ;
- difficultés d'orientation dans le temps et dans l'espace ;
- difficultés dans les apprentissages, la mémorisation ;
- troubles du langage.

Sur le plan relationnel :

Les personnes atteintes de déficience mentale sont souvent émotionnellement fragiles, avec des difficultés à se remettre en cause. Elles sont souvent influençables. Elles ont une grande sensibilité. Elles ont besoin de repères stables dans leur cadre de vie et en ce qui concerne les personnes qui les accompagnent.

QI : **quotient intellectuel**. Il détermine le niveau de l'intelligence à partir de tests. Le QI « normal » est un QI de 100.

En dessous, il y a les déficiences légères, moyennes, profondes.

Le candidat développera ensuite un des aspects de la déficience.

8. Citez deux grandes formes de psychose.

À partir d'exemples tirés de votre pratique professionnelle, donnez pour chacune d'elles les principales caractéristiques.

La bouffée délirante, délire aigu ou psychose aiguë, est l'apparition soudaine d'un délire riche mais transitoire.

Signes : idées délirantes, troubles de l'humeur, idée de persécution, automatisme mental : perte d'intimité de la pensée, hallucinations, illusions, dépersonnalisation, troubles du sommeil, troubles digestifs.

Les schizophrénies : dissociation, dislocation de la vie psychique dans les différents secteurs de l'intelligence, de la pensée, de l'affectivité.

Signes : appréhension du réel, dépersonnalisation, délire, replis autistiques, automatismes psychomoteurs, stéréotypies.

La confusion mentale

État de malaise indéfinissable.

Signes :

– modifications de l'humeur et du caractère ;

– troubles du comportement (impulsivité, errance, etc.) ;

– troubles intellectuels ;

– troubles somatiques.

Psychose maniaco-dépressive : se caractérise par une perturbation cyclique de l'humeur sous forme d'accès maniaque ou d'accès mélancolique, le patient retrouvant son état normal entre les deux accès.

Signes de l'accès maniaque : exaltation de l'humeur, débordement instinctuel, agitation motrice et mentale, insomnie.

Signes de la mélancolie : douleur morale profonde, inhibition psychique et motrice, avec ralentissement, insomnie, anorexie.

Psychoses délirantes chroniques

Délires paranoïaques : personnalité marquée par la méfiance, la psychorigidité ; pensée qui construit des interprétations.

Signes : délire de jalousie, délire de revendication, délire de persécution, impression d'être entouré de malveillance, de personnes cherchant à nuire.

Le cours des choses est interprété dans le sens d'une volonté persécutoire.

Psychoses hallucinatoires chroniques

Elles apparaissent dans un contexte d'isolement. Plus fréquentes chez les femmes. Le délire peut se structurer autour de thèmes de persécution, de grandeur, de jalousie.

Signes : hallucinations auditives, cénesthésiques, olfactives.

Paraphrénie

Elle fait partie des psychoses délirantes.

Signes : délire juxtaposé à la réalité, fabulation.

Prédilection pour les choses fabuleuses ou surnaturelles.

Prédominance du langage sur l'action.

Tenue extravagante, exaltation.

Psychoses de l'enfant :

Autisme de Skanner : début très précoce.

Signes de l'autisme : troubles du contact, retrait sur soi, utilisation stéréotypée des objets, écholalie, troubles du langage, absence apparente d'émotivité, motricité réduite ou inhabituelle, troubles affectifs : crise d'angoisse.

Psychoses infantiles précoces (3-6 ans).

Psychoses de la seconde enfance (6-12 ans).

9. Le vieillissement atteint toutes les grandes fonctions de l'organisme. Citez quatre pathologies liées au vieillissement et dites quelles peuvent en être les conséquences dans la vie quotidienne.

Squelette et articulations : moins de souplesse, davantage de raideurs, douleurs osseuses, ostéoporose avec fractures fréquentes, fracture du col du fémur.

Rhumatismes et arthroses.
Difficultés de déplacement, peur de se déplacer, atteinte à l'autonomie motrice en cas de fractures.
Musculation : fonte des masses musculaires, ce qui limite la marche et, de ce fait, accentue la diminution des capacités musculaires.
Diminution de la qualité du contrôle gestuel : tremblements, difficulté de gestes fins, pour se servir de couverts, d'outils, de crayons, etc.
Diminution des capacités respiratoires : essoufflement rapide, problème pour monter des escaliers. Danger de maladies cardiovasculaires.
Sommeil léger : la personne âgée dort peu ou mal. Modifications des temps de sommeil. Apparition de somnolences pendant la journée.
La vue est moins bonne : presbytie. Parfois, opération de la cataracte nécessaire.
L'audition est moins bonne. Fatigabilité à la conversation, danger de repli sur soi.
Problèmes urinaires : chez l'homme : grossissement anormal de la prostate, diminution de la musculation de la vessie : urine plus fréquemment. Doit se lever la nuit.
Problèmes de contrôle anal : constipations possibles, selles plus fréquentes.
Problème de la mastication, de la déglutition, de la dentition : faiblesse musculaire, danger de fausses routes, perte de dents qui nécessite une nourriture adaptée.
Diminution des capacités mentales. Pertes de repères dans le temps, dans l'espace. Modification des capacités de mémorisation.

10. Citez et décrivez les principales manifestations cliniques de la maladie de Parkinson. (2004)

Une maladie lente, insidieuse.
Troubles moteurs.
Tremblements aux extrémités des membres (particulièrement les doigts).
Rigidités.
Lenteur, voire absence de mouvements.
Absence de mobilité du visage qui devient de moins en moins expressif.
Voix basse, monocorde.
Marche progressivement affectée.
Buste en avant, à la limite de la rupture d'équilibre, y compris en fauteuil roulant.
Sensibilité à la chaleur, transpiration.

4 La certification des compétences dans ce domaine

L'évaluation porte sur une épreuve écrite visant un contrôle de connaissances.
Cette épreuve est organisée en centre d'examen par la DRASS.
Elle dure une heure trente.
Trois questions sont à choisir parmi quatre proposées. Elles concernent les éléments de l'enseignement théorique donné dans le cadre du domaine de formation 1, tout en prenant

en compte des illustrations de l'accompagnement pédagogique et de la construction de l'identité professionnelle.

a. Objectif de l'épreuve

« Contrôle des connaissances du candidat en ce qui concerne :

- les différents stades du développement de l'être humain ;
- l'influence du contexte socioculturel sur le développement de la personne ;
- les pathologies ;
- les déficiences et situations de handicap.

Compétences repérées :

- connaissances permettant de situer la personne au stade de son développement ;
- connaissances des éléments permettant de situer la personne aidée dans son contexte socioculturel ;
- appréhender les incidences des pathologies, handicaps et dépendances dans la vie quotidienne des personnes. » (annexe 2 du référentiel de certification)
- Ainsi, la construction de ces questions est très souvent la même :
- la **définition** d'un concept, d'un mot technique, d'une théorie par exemple : séparation, croissance, conflit, psychose, anorexie, fausse route, agressivité, socialisation, avec quelques commentaires ;
- une **illustration démontrant pour vous l'utilité** de ce mot, de ce concept, de cette théorie, dans votre pratique professionnelle, en vous appuyant sur des exemples tirés de votre pratique.

b. Conseils

Vous avez le choix entre quatre questions :

- sachez choisir les trois questions que vous retiendrez ;
- pour chacune, repérez bien le **mot-clé** autour duquel la question est construite ;
- donnez-en la définition, avec des mots précis, simples, que vous connaissez bien ;
- ajoutez quelques commentaires – parfois demandés dans la question – qui peuvent être d'autres mots proches de celui qui a été défini, des noms d'auteur, de praticien, qui ont été à l'origine du mot ou auquel ce mot ou ce concept sont attachés. Peut-être avez-vous lu quelque chose à ce sujet ?

Enfin, passez à la partie « exposé de votre pratique ». Elle est souvent délicate car elle doit être construite : il ne suffit pas de raconter une situation, il faut l'organiser autour du mot-clé de la question posée.

Gardez toujours du temps pour vous relire.

5 Les annales du DEAMP

Dans cette édition nous présentons les questions soumises aux candidats pour le domaine de compétences 1 avec des pistes de correction.

Les candidats ont à traiter trois questions au choix. L'épreuve dure 1 h 30. Elle est notée sur 20.

a. Région Bretagne, 2009

QUESTIONS

1 La peau, enveloppe de notre corps, a plusieurs fonctions. Citez au moins trois de ces fonctions.
Avec l'âge, la peau se transforme et peut se fragiliser. Citez trois conséquences du vieillissement de la peau.

2 Quelles sont les principales situations génératrices de carences affectives ? Quelles sont les conséquences possibles chez l'enfant et l'adolescent ?

CORRIGÉ

1 La peau est l'enveloppe du corps. Sa fonction principale est de le protéger contre :
– les agressions mécaniques (chocs et pressions excessives) et chimiques (produits chimiques) ;
– les rayons UV du soleil ;
– les agents pathogènes (les microbes).
Elle a d'autres fonctions, notamment :
– la thermorégulation, car elle contient les glandes qui fabriquent la sueur ;
– la fabrication de la vitamine D, indispensable à notre organisme.
En vieillissant la peau se fragilise. Elle devient moins élastique car elle est moins riche en eau. Les conséquences sont notamment :
– l'apparition de rides (surtout au niveau des mains et du visage, ce qui prouve le rôle important de l'exposition au soleil) ;
– l'augmentation du risque d'escarres, notamment pour les personnes alitées ou en fauteuil ;
– la présence plus fréquente d'hématomes, surtout au niveau des avant-bras et des jambes plus exposés aux chocs ;
– l'apparition éventuelle d'un lentigo sénile (taches colorées de la peau).

2 L'affection est indispensable à l'être humain. La relation entre l'enfant et ses parents (ou un substitut parental) joue un rôle primordial dans le développement général de la personne.
L'absence d'affection prolongée peut avoir des conséquences graves sur le développement et la santé. C'est notamment ce qui se passe pour le tout jeune enfant en cas de carence affective maternelle (séparation du nourrisson d'avec sa mère et placement en institution, séparations successives, soins et attention insuffisants ou inexistants de la part de la mère).
Chez l'enfant, les carences affectives peuvent avoir des effets sur le développement physique (retard staturo-pondéral, retard psychomoteur), le comportement psychoaffectif (apathie, tristesse, refus de s'alimenter, énurésie, maladies psychosomatiques, etc.), les performances intellectuelles (retard scolaire).
Chez l'adolescent, les carences affectives peuvent amener à des conduites asociales (vol par exemple).

Chez l'adulte, des activités de compensation peuvent être mises en place pour combler le vide affectif (altruisme, bénévolat, etc.).
De façon générale, les carences affectives peuvent parfois induire un état dépressif grave pouvant mener au suicide.

b. Région Provence-Alpes-Côte d'Azur, 2009

QUESTION

Comment le complexe d'Œdipe se manifeste-t-il chez le garçon ?

CORRIGÉ

Le terme « complexe » fait référence à une relation « compliquée » et non pas au fait « d'avoir des complexes » (comme le complexe d'infériorité par exemple). Il a pour origine le mythe d'Œdipe. D'après la tragédie du poète grec Sophocle, Œdipe aurait tué son père et épousé sa mère sans le savoir. Le complexe d'Œdipe a été défini par Sigmund Freud comme l'une des étapes constitutives du psychisme chez l'enfant, étape qui se caractérise par le désir amoureux pour le parent de l'autre sexe et par l'hostilité envers le parent du même sexe. Freud situe le complexe d'Œdipe dans la période de 3 à 5 ans.
– Le garçon veut séduire la mère et vit le père comme un rival. De cette rivalité naît une angoisse de castration de son pénis, sanction paternelle imaginaire. Cette angoisse de castration va permettre au garçon de sortir du complexe d'Œdipe. Pour y échapper, il renonce à son désir de séduction de la mère et s'identifie au père. Il ira plus tard chercher, comme lui, une femme en dehors du cercle familial.
– Chez la fille, le désir de posséder un pénis comme le garçon conduit au rejet de la mère vécue comme « castrée ». La fille désire alors un enfant du père, à la place du pénis qu'elle n'a pas. La mère devient une rivale. Le complexe d'Œdipe dure plus longtemps car il n'y a pas de menace extérieure pour l'obliger à arrêter la séduction à l'égard du père. Elle y renoncera par identification à la mère.
Le complexe d'Œdipe permet l'interdit de l'inceste grâce à ce que Lacan appelle la « Loi du Père » qui interdit toute relation sexuelle avec la mère pour le garçon et avec le père pour la fille.
Il structure la personnalité et l'orientation du désir sexuel. L'enfant s'identifie au parent du même sexe. Il devra alors chercher ailleurs d'autres objets de désir et pourra ainsi investir d'autres relations.

c. Région Rhône Alpes, 2009

QUESTIONS

Qu'est-ce qu'une psychose ? Quels sont les principaux symptômes rencontrés dans cette maladie ?

CORRIGÉ

Il existe deux formes de maladies mentales : les psychoses et les névroses.
La psychose est un trouble grave de la personnalité. La personne psychotique n'est pas consciente de ses troubles. C'est ce qui distingue la psychose de la névrose, dans laquelle la personne a conscience de ses troubles.
Les symptômes les plus fréquents sont les suivants :
- confusion de la pensée ;
- délires ;
- perte de contact avec la réalité ;
- troubles du comportement.

Il existe différentes formes de psychoses parmi lesquelles :
- La schizophrénie se traduit par une dissociation, une dislocation des fonctions psychiques et mentales. Elle touche plus fréquemment l'adolescent ou l'adulte avant 40 ans. Elle se caractérise par des hallucinations visuelles ou auditives, un délire, une catatonie (périodes d'inertie s'accompagnant d'une absence d'activité et de pensée), des stéréotypies, un repli sur soi.
- La paranoïa se caractérise par un délire systématisé (raisonnement logique et interprétations sur des bases fausses) sans diminution des capacités intellectuelles. Elle associe une rigidité psychique à une méfiance pouvant aller jusqu'au délire de persécution.
- La psychose maniaco-dépressive (ou maladie bipolaire) se caractérise par une perturbation cyclique de l'humeur sous forme d'accès maniaque (exaltation, excitation, agitation, logorrhée, insomnie) et d'accès mélancolique (dépression, tristesse, inhibition motrice et intellectuelle, angoisse, tentative de suicide). La personne alterne ces deux phases et retrouve son état normal entre deux crises.

d. Région Provence-Alpes-Côte d'Azur, 2008

QUESTIONS

1 Il arrive qu'un enfant, un adulte ou même une personne âgée souhaite avoir auprès de soi, une peluche, un mouchoir ou un autre objet particulier. Que représente cet objet pour cette personne ? Quel psychiatre anglais en a parlé pour la première fois ?

2 Quelles sont les causes à l'origine des chutes chez la personne âgée ? En vous appuyant sur des exemples tirés de votre pratique, donnez des moyens de prévention en institution.

3 En quoi l'usage régulier et important de l'alcool peut-il être interprété comme appartenant au domaine du pathologique ?
À l'aide d'exemples, illustrez-en les conséquences sur le comportement de la personne.

4 Après avoir défini la maladie d'Alzheimer, citez puis expliquez les caractéristiques de cette maladie.

CORRIGÉ

1 Cet objet s'appelle l'objet transitionnel (transition entre soi et la mère), il rassure et sécurise. Il est familier, il est pris dans les moments où il faut faire face à des séparations (endormissement) ou des moments de nostalgie, de rêverie, de difficultés dans la vie quotidienne.
C'est D. Winnicott qui en a parlé le premier.

2 **1.** Les causes des chutes sans malaise ou avec malaise sont :
– les causes liées aux thérapeutiques ;
– les causes liées à l'environnement, au mode de vie ;
– les causes liées au vieillissement : perte de l'équilibre, perte de l'acuité visuelle, ankylose de l'appareil locomoteur ;
– les causes liées aux pathologies.
2. Les moyens de prévention peuvent être les suivants :
– maintenir une activité physique ;
– veiller à une alimentation équilibrée ;
– surveiller la prise de médicaments et ses effets ;
– accompagner la personne selon sa pathologie ;
– aménagement de l'habitat : dégagement des couloirs, rampes de soutien, lumières suffisantes, aménagement de la salle de bain et des sanitaires : poignées de maintien, tapis antidérapant, meubles adaptés.

3 L'usage régulier et important de l'alcool relève du domaine de la pathologie car il devient alors une addiction qui crée une dépendance à une substance : l'alcool.
Les conséquences sont :
– physiques : troubles alimentaires, obésité, maladies cardiaques et vasculaires, maladies hépatiques (cirrhose), etc. ;
– psychologiques : violence, altération de la communication, troubles de la communication, etc. ;
– sociales : perte du travail, marginalisation, divorce, etc.

4 Perte irréversible des fonctions supérieures, d'évolution insidieuse et progressive. C'est une démence présénile.
– Troubles mnésiques : perte de mémoire.
– Perte des praxies (savoir-faire) et des habiletés (outils et compréhensions utiles à la vie quotidienne).
– Perte d'opérations mentales : compréhension, logique.
– Perte d'opérations physiques : troubles de la déglutition, raideurs musculaires, incontinences, troubles de l'équilibre.

e. Région Pas-de-Calais, 2008

QUESTIONS

1 À partir de votre pratique expliquez les notions de handicap, de déficience et de désavantage.

2 Citez les principaux aspects psychologiques du vieillissement chez la personne et leurs incidences dans la relation à autrui.

3 Définissez le développement psychomoteur de l'enfant, citez-en les grandes étapes chez l'enfant de 0 à 2 ans. Précisez en quoi un bon développement psychomoteur chez l'enfant est important.

4 Quelles sont les carences affectives ? Quels effets ont-elles sur la personne ?

CORRIGÉ

1 **Handicap** : c'est la conséquence socioprofessionnelle d'une déficience : handicap de situation.
Déficience : altération d'une structure ou d'une fonction physiologique, anatomique ou psychologique. Cette altération gêne l'activité normale de l'organisme.
Désavantage : limitation ou interdiction d'accomplir un rôle social normal en raison d'une déficience.
Il s'agit de la classification de Wood.

2 Aspects psychologiques du vieillissement :
- Repli sur soi avec tendance à la dépression.
- Modification des relations affectives.
- Refus d'être différent.
- Pertes de mémoire, etc.

Incidences dans la relation à autrui : on peut observer chez la personne âgée divers comportements :
- Elle essaie de s'imposer à son entourage comme centre d'intérêt exclusif.
- Elle peut sembler indifférente face à ce qui l'aurait touchée auparavant.
- Elle refuse l'aide de l'entourage, etc.

3 Le développement psychomoteur de l'enfant concerne l'ensemble des progrès accomplis sur le plan moteur (mouvements du corps et des membres) et sur le plan psychique (intelligence, langage, affectivité).
Les grandes étapes de ce développement chez l'enfant sont :
- Acquisition du contrôle de la tête vers quatre mois.
- Acquisition de la préhension volontaire vers quatre ou cinq mois.
- Acquisition de la position assise vers huit mois.
- Préhension des objets avec les deux mains vers six à huit mois.

– Préhension des objets avec le pouce et l'index (pince fine) vers neuf mois.
– Acquisition de la marche entre douze et quinze mois.
– Vers deux ans : l'enfant court, saute, grimpe et acquiert le contrôle sphinctérien des urines.

Un bon développement psychomoteur chez l'enfant est important car c'est un signe de bon état général au niveau de la maturation cérébrale, de la construction de la personnalité, de la qualité des échanges affectifs et des interactions avec l'environnement.

4 Les carences affectives sont des manques affectifs ressentis par l'enfant dans sa toute petite enfance. Le terme de carence indique un manque quantitatif ou qualitatif d'interaction mère-enfant.

Le psychiatre autrichien René Spitz a mis en évidence dans de nombreux ouvrages les relations entre la mère et l'enfant. Il distingue :

– Les carences affectives quantitatives

Elles ont pour effet la dépression avec trois phases de développement :

1. Pleurs et recherche de contacts.
2. Retrait et indifférence mais avec des pleurs, des difficultés alimentaires et un arrêt des acquisitions.
3. Phase de désintérêt total pour l'entourage de même que pour ses activités. L'enfant devient passif, il reste allongé. Il présente une vulnérabilité somatique et perd ses acquisitions.

L'hospitalisme qui fait suite se traduit par un retard de développement pouvant parfois conduire à la sidération, voire à la mort.

– Les carences affectives qualitatives

C'est une relation inadaptée entre la mère et son enfant sans qu'il y ait forcément séparation. Les causes peuvent être :

• Le rejet de l'enfant : peu de stimulation, enfant mal soigné, voire maltraité.
• La pauvreté des échanges entre la mère et son enfant : mère présentant un syndrome dépressif, un déséquilibre psychique, ou atteinte de psychose ou d'alcoolisme chronique.
• Les relations affectives chaotiques, ambivalentes, faites de marques de tendresse puis de gestes agressifs.

Les séquelles de ces carences peuvent être :

• Un retard affectif : l'enfant peut être très ambivalent et refuser la relation parce qu'il craint la rupture. Il peut voler des objets appartenant à l'adulte aimé.
• Le sentiment d'abandon : fréquent lors des situations de frustration, il provoque des états d'angoisse et d'anxiété. Il se retrouve dans les situations de rupture provoquant une grande insécurité.
• L'agressivité : elle prend sa source dans l'avidité affective et dans le sentiment d'être frustré d'amour. Elle se manifeste de quatre manières :

– des exigences de plus en plus grandes ;
– la vengeance due au sentiment d'incomplétude ;
– le test de la relation afin de connaître la solidité de celle-ci ;
– la destruction de l'adulte aimé.

• Le sentiment de non-valeur et d'exclusion : il peut entraîner un repli rancunier.
• Les difficultés cognitives : l'adaptation aux exigences scolaires est très difficile.

f. Région Lorraine, 2008

QUESTIONS

1 Stade anal, stade oral : quelles sont leurs caractéristiques ?

2 Citez les principaux aspects psychologiques du vieillissement et leur incidence dans la relation à autrui.

g. Région du Limousin, 2008

QUESTIONS

1 Donnez quelques caractéristiques des psychoses chez l'adulte.

2 L'autisme : quels sont les principaux symptômes caractéristiques ?

h. Région Paris-Île-de-France, 2008

QUESTIONS

1 De la naissance à l'âge adulte, la personne se développe en s'opposant à ses parents. Quelles sont les principales périodes d'opposition ?
En quoi ces deux périodes sont-elles importantes pour la construction de la personne ?

2 Dans certaines pathologies on retrouve quatre grands syndromes : aphasie, agnosie, apraxie, amnésie. Définissez chacun de ces termes et illustrez d'un exemple concret.

II Domaine de formation 2 : accompagnement éducatif et aide individualisée dans les actes de la vie quotidienne

- **Apport théorique :** domaine de formation 2 : 90 heures
- **Domaines de compétences visés :**

– Repérer les dimensions éducatives, affectives, sociales et culturelles des temps clés du quotidien.
– Repérer et évaluer les besoins et capacités de la personne aidée dans les actes de la vie quotidienne.
– Établir une relation d'aide dans les actes de la vie quotidienne associant aspects éducatifs et/ou relationnels et techniques.
– Satisfaire les besoins fondamentaux et veiller au bien-être et au confort de la personne.

1 Programme

- Les dimensions affectives, éducatives, sociales et culturelles des situations d'accompagnement.
- Les temps clés du quotidien comme support à la relation d'aide et/ou à la relation éducative. Modalités d'intervention.
- Les besoins fondamentaux de l'être humain.
- L'hygiène de la personne (corporelle, alimentaire, sommeil, notion de soins aux défunts).

- Notions d'amélioration du cadre de vie, d'ergonomie, d'hygiène et de sécurité (principes d'ergonomie, aides à la mobilisation, notions générales d'hygiène et de sécurité, formation aux premiers secours : AFPS).
- Accompagnement pédagogique de la professionnalisation et de la construction de l'identité professionnelle.

2 Développement des contenus par fiches

FICHE 13

Les besoins fondamentaux de la personne

Définition

Les besoins de la personne sont l'ensemble des éléments physiques, physiologiques, psychiques et sociaux nécessaires à sa vie. On a pu dire que le besoin était l'écart entre ce qui est et ce qui devrait être. Le besoin est un état de manque qui produit une tension. Celle-ci s'apaisera et disparaîtra en obtenant satisfaction. Cette satisfaction peut être rapide (besoin de manger qui disparaît à la fin du repas) ou, à l'opposé, toujours précaire et fragile quand elle touche des attentes non matérialisables (besoin de sécurité, d'estime, etc.).

Commentaires

Les besoins de la personne ne sont pas tous du même ordre.

– **Besoins physiques** concernant la motricité et la sensorialité : besoins de mouvements, de déplacements, de stimulation corporelle et sensorielle.

– **Besoins physiologiques** concernant le maintien en vie, en bonne santé, et la capacité à faire face à des agressions extérieures (microbes, blessures, etc.). Parmi ces besoins, notons les plus importants :

• nourriture solide, liquide, pour donner à l'organisme les apports indispensables à son fonctionnement ;
• vêture, pour lutter contre le froid ;
• soins concernant les fonctions physiologiques de l'organisme.

– **Besoins psychiques élémentaires** :

• le besoin de sécurité ;
• le besoin d'un environnement stable et durable.

Ces besoins sont habituellement assurés par les parents. Le pédiatre et psychanalyste britannique Winnicott en parle quand il évoque les qualités de la « mère suffisamment bonne ».

– **Besoins psychiques secondaires** :

• le besoin d'éducation (savoir vivre en société) ;
• le besoin d'enseignement et d'apprentissage (connaître la lecture, l'écriture, le calcul, un métier, etc.) ;
• le besoin de parler et d'être écouté ;
• le besoin d'être considéré, de compter pour quelqu'un.

– **Besoins économiques et sociaux** :

• le besoin d'appartenir à une famille, à un groupe ;

• le besoin de se sentir utile à la société ;
• le besoin d'avoir un revenu, un logement ;
• le besoin de se projeter dans l'avenir.

À l'articulation entre ces différents besoins se trouve la sexualité. Elle est un besoin physique et physiologique (pulsionnel) qui se réalise dans la satisfaction de besoins psychiques : rencontre avec autrui, narcissisme (voir fiche n° 4) et séduction, estime réciproque, respect, projet, etc.

Les besoins de la personne ne sont donc pas tous de même nature. De plus ils peuvent **varier** selon les personnes et, chez une même personne, selon les temps de sa vie.

On ne peut donc comprendre tous les besoins de la personne. Certains sont communs à l'espèce humaine, d'autres sont propres à chaque personne et nécessitent, pour être reconnus, d'être exprimés par la personne elle-même.

Il faut se méfier des tableaux qui présenteraient des « hiérarchies » de besoins qui seraient comme un mode d'emploi du bien vivre pour chacun. Nous savons que quelqu'un peut être mal nourri et parfaitement intégré dans un groupe et, *a contrario*, très bien nourri mais isolé et dépressif.

Cela veut dire que, pour l'être humain, **les besoins ne sont pas isolés les uns des autres** : ils se complètent, se remplacent parfois (on oublie que l'on a faim quand on est passionné par un travail, etc.).

De plus, **la satisfaction des besoins dits « physiologiques » est toujours porteuse d'une dimension psychique, relationnelle, affective, émotionnelle**. La façon de donner à manger compte autant que ce que l'on donne à manger. Il y a des bébés qui vomissent leur biberon, non pas parce qu'il n'est pas bon, mais parce qu'il a été donné par une personne angoissée, qui a « passé » son angoisse à son bébé en même temps que le lait. Le bébé le manifeste en rejetant le lait.

Pratiques de l'AMP

La réponse aux besoins des personnes accompagnées est un élément majeur de la fonction de l'AMP. L'AMP « soigne et prend soin » dit l'arrêté de 1992, ce qui signifie que dans tous les domaines évoqués ci-dessus, l'AMP se mobilise et sait trouver, en équipe, les réponses nécessaires au bien-être de la personne. Parmi l'ensemble de ces besoins, retenons-en quelques-uns qui doivent faire l'objet d'une vigilance particulière de la part de l'AMP et de son équipe :

– le besoin de boire (hydratation) ;
– le besoin de proposer une nourriture adaptée aux difficultés fonctionnelles de la personne (haché, mixé, etc.), mais aussi à ses goûts ;
– le besoin de sécurité : sur le plan physique (prévenir les chutes, mobilier adapté, etc.) et sur le plan psychique (vigilance particulière par rapport à des situations de maltraitance, d'agressivité, de violence, etc.) ;
– le besoin d'un « chez-soi » : comment personnaliser le cadre de vie des personnes, surtout quand elles vivent en collectivité ;
– le besoin d'être « utile » : savoir proposer des productions utiles à la collectivité (aide dans la vie quotidienne, mais aussi production d'objets, etc.) ;
– le besoin d'être écouté : savoir proposer des choix aux personnes, et surtout savoir en tenir compte : en expérimentant que sa parole peut avoir un effet sur son environnement, la personne dépendante ou âgée se trouve à la fois valorisée sur le plan personnel et insérée dans un groupe familial ou social.

Indications bibliographiques

- Dolto Françoise, *Tout est langage*, Folio Essais, n° 412, octobre 2002.
- Kellmer Pringle Mia, *Les Besoins de l'enfant*, Éditions du CTN, 1979.

La « fausse route », trouble de la déglutition

Définition

Lors du repas, des éléments de nourriture prennent une « fausse route » et se dirigent vers les voies respiratoires et les poumons. Au lieu de prendre la voie digestive (l'œsophage), les aliments ou liquides prennent la voie respiratoire : la trachée puis les bronches. C'est donc une erreur de trajet, comme lorsque l'on dit : « J'ai avalé de travers. »

Commentaires

La cause de la « fausse route » vient de ce que, chez la personne polyhandicapée ou dans certaines autres affections graves liées au vieillissement, les mouvements de montée et de descente du larynx sont réduits : un centimètre au lieu de trois habituellement. Quand la personne avale, le larynx ne peut monter assez haut et l'épiglotte, sorte de couvercle actif, est obligée de descendre très bas pour obturer, imparfaitement, la trachée.

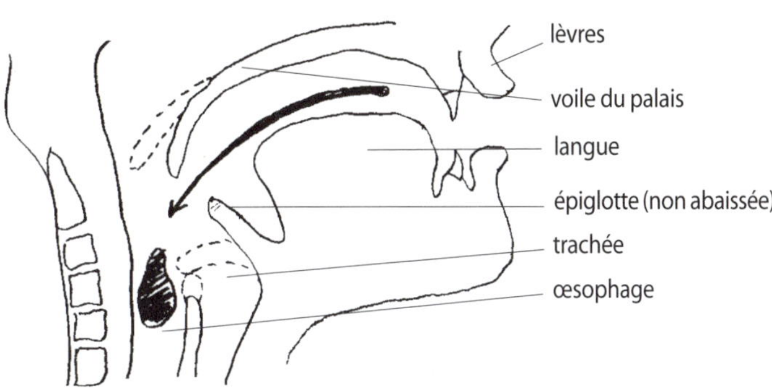

Conséquences : si la quantité d'aliments est peu importante, le réflexe de toux est suffisant pour faire expulser le corps étranger de la trachée. Si des « fausses routes » se répètent, il peut y avoir un risque d'infection pulmonaire, qu'il faut traiter. Si des quantités importantes passent dans la trachée, il peut y avoir atteinte de la fonction du poumon qui provoque une détresse respiratoire.

La mortalité de sujets atteints de polyhandicaps est due pour 50 % à des défaillances pulmonaires, auxquelles peuvent contribuer les « fausses routes ».

Pratiques de l'AMP

Il faut favoriser au maximum l'autonomie alimentaire : la personne handicapée ou âgée est la mieux placée pour réguler sa façon de se nourrir, même si cela doit prendre du temps. L'AMP doit contribuer à faire du repas un **moment de détente**, où l'on prend son temps, où l'ambiance est calme, sans passages impromptus de visiteurs. Il faut limiter au maximum les déplacements.

Toutes remontrances, disputes, exigences vis-à-vis de la personne sont à éviter : elles vont provoquer de la tension musculaire, de l'anxiété, du stress, autant de facteurs de troubles favorables à un mauvais fonctionnement de la déglutition.
Il est important d'adapter la nourriture aux difficultés de mastication ou de digestion de la personne : mixé moyen, mixé lisse (à voir avec les médecins, kinésithérapeutes, cuisiniers).
Il faut savoir fractionner les repas au long de la journée et veiller à une installation confortable et adaptée à la prévention des « fausses routes » : ne jamais donner à manger à quelqu'un dont la tête est en hyperextension. Au contraire, il faut toujours veiller à la flexion de la tête : l'AMP doit donner à manger « par en dessous » en se situant à la même hauteur : ne jamais donner à manger debout, mais **s'asseoir pour être au même niveau** que la personne que l'on aide à manger.
Observer la pomme d'Adam qui doit toujours être en position basse lorsqu'on présente les aliments : dégager le cou, éviter les serviettes qui montent trop haut.
Dans tous les cas, le port de tête de la personne, qu'elle soit polyhandicapée ou âgée, doit être vertical, légèrement incliné vers l'avant. Un soutien de la tête peut se révéler nécessaire à l'aide d'un appui-tête, ou mieux du bras de l'AMP passé derrière le cou.
Au lit, il faut éviter tout départ de la tête en arrière et avoir recours à des supports de la nuque, afin d'obtenir toujours une légère flexion de la tête en avant du tronc : on ne peut pas boire un verre d'eau la tête tournée vers le plafond !
En cas de « fausse route », il ne faut jamais aller chercher un aliment avec les doigts au fond de la gorge, mais provoquer l'expulsion par pression sur l'estomac (méthode de Heimlich).
L'AMP ne doit pas être seul dans les moments de repas.
La coordination avec les kinésithérapeutes est indispensable pour prévenir les « fausses routes ».
L'AMP doit avoir reçu une formation spécifique pour cela : formation de Michel Le Métayer et de Ch. Valette à Hyères, par exemple.

Indications bibliographiques

- Finnie N. R., *Éducation à domicile de l'enfant infirme moteur cérébral*, Abrégés, Masson, 1979.
- Lacau J., Viala P., « Les troubles de la déglutition chez l'enfant polyhandicapé », in *Colloque « Polyhandicap »*, CTNERHI, 1995.
- Rodifal T., « L'encombrement respiratoire chez la personne polyhandicapée », in *Matricité cérébrale*, 1999.

Éducation posturale

Définition

Les personnes à mobilité réduite ne peuvent réaliser un certain nombre de mouvements nécessaires à la vie quotidienne qu'avec l'aide d'une tierce personne. Cette aide, appelée auparavant « technique de portage », fait l'objet d'une compétence relevant de « l'éducation posturale », permettant de réaliser dans les meilleures conditions un soutien corporel, voire le portage complet de la personne.

Commentaires

L'éducation posturale met l'accent sur le couple que constituent, dans une action de portage, la personne aidée et la personne aidante (l'AMP en l'occurrence). Elle cherche à mettre en place les compétences réciproques de celui qui est aidé – et qui a toujours des ressources motrices à mobiliser – et de celui qui aide. Elle permet de travailler sur l'ensemble des gestes de soutien, de portage d'une personne à mobilité réduite.

Elle a pour objet :

– la réalisation du geste ou du mouvement attendu pour aider à accomplir une action ;

– le confort physique et psychique pour la personne aidée pendant cette aide ;

– le confort physique pour le personnel qui réalise cette aide.

L'éducation posturale touche essentiellement ce que l'on appelle les **transferts**, c'est-à-dire les passages fauteuil-lit, fauteuil-toilettes, fauteuil-chaise, fauteuil-chariot douche, etc. On parle aussi de **« techniques de manutention »** au sens de « tenir avec les mains ».

L'éducation posturale permet une relation privilégiée : celle qui engage deux ou trois personnes dans un contact de proximité. Ce contact de corps à corps ne va pas de soi : **le corps fait partie de la personne**. Il est, par la peau, une enveloppe qui protège de l'extérieur, mais sur laquelle peut être reçu un « langage » corporel : caresses, massages, frôlements, pressions, bousculades, coups. Si le contact corporel est nécessaire pour venir en aide à une personne infirme motrice, il demeure que son corps garde cette capacité d'être un « langage relationnel » et que toute aide doit se faire dans le respect de ce corps-sujet.

Il ne faudrait pas que le corps bougé, porté, déplacé devienne l'objet que l'on « manipule » alors qu'il est un des lieux où s'inscrivent en priorité la souffrance et la dépendance obligée à autrui. Si le corps à corps est nécessaire, il va s'accompagner de **paroles,** d'**échanges corporels « non verbaux »** où celui qui porte commentera ce qu'il fait ou va faire et s'assurera du confort de la personne et de l'efficacité de ses gestes. Pour cela, le langage « corporel » de la personne handicapée est significatif : décontraction, rétraction, fuite, engagement. Il doit être perçu par le professionnel. Pour certaines personnes handicapées, ces moments de « portage » sont des moments de **relation privilégiée** : ils permettent la proximité, et font vivre une situation d'aide concrète, précise. La personne sent qu'elle compte pour autrui : « on s'occupe bien de moi » dira une personne qui a besoin d'aide pour se mettre dans son fauteuil, aller aux toilettes, etc.

Pratiques de l'AMP

Mise en place de techniques de portage :

– bien connaître les capacités ou impossibilités de la personne infirme : savoir les gestes, postures encore mobilisables, mais aussi les gestes impossibles à accomplir, voire douloureux ;

– avoir une bonne connaissance du matériel nécessaire au moment du portage, l'avoir à proximité et en bon état ;
– avoir préparé les lieux pour permettre un déplacement court et sans danger : éviter les obstacles (chaises, tapis, fils, etc.).

Contact préalable avec la personne :
– l'informer de l'action qui va avoir lieu. Il faut accompagner tous les gestes d'une description, d'une explication ;
– solliciter sa participation, même si ses capacités sont très réduites. Il est possible de demander un léger soulèvement de la tête, ou d'un bras, de regarder de tel ou tel côté. En aucun cas il ne faut faire un geste que la personne pourrait faire par elle-même ;
– n'engager aucun « portage » seul : se trouver toujours à deux (plus de 80 % des accidents du dos ont lieu au cours d'un portage où le professionnel est seul). Souvent, de mauvaises habitudes peuvent se prendre : on n'a pas le temps d'attendre le collègue pour effectuer un portage, on pense que le transfert à réaliser est court, sans risque et on oublie que la personne « portée » est un être vivant qui peut bouger, glisser, se raidir et mettre alors en difficulté un portage que l'on croyait facile à réaliser. Quand on est plusieurs, savoir qui va donner les consignes pour les mouvements, afin d'assurer une parfaite coordination des gestes.

Le portage proprement dit

Un être humain est « un volume et un poids » difficile à saisir, déplacer, porter :
– se rapprocher au maximum de la personne : plus le poids porté est loin de la colonne vertébrale, plus il est lourd ;
– avoir des prises douces et sur des masses corporelles importantes : ventre, fesses, cuisses. Pour éviter de pincer ne jamais utiliser le pouce ;
– savoir faire glisser, tourner, pivoter. S'assurer de travailler sur des surfaces lisses, glissantes ;
– pour soulever : plier les jambes et non le dos, bloquer le bas du dos, bloquer sa respiration ;
– s'appuyer au maximum sur les muscles des cuisses et non des bras ;
– si l'AMP travaille seul, il lui faut se placer devant ou derrière la personne, jamais sur le côté.

Il existe des matériels d'aide pour certains portages difficiles type « levex » par exemple. Leur utilisation demande de la part de l'AMP une réassurance adressée aux personnes qui peuvent être insécurisées par ce type de « levage ». Par ailleurs des précautions sont à prendre pour bien placer le harnais. Les techniques de portage nécessitent **une formation permanente du personnel**.

Enfin l'AMP doit savoir se protéger : il peut bien faire son travail sans avoir à peiner, souffrir, se faire mal. Il faut analyser certains comportements de « mise en danger » de soi-même dans les pratiques quotidiennes auprès de personnes très handicapées. L'AMP n'a pas à apporter son « tribut » à la souffrance réelle due à un handicap irréversible. Plutôt que de se mettre lui-même dans la peine, il devrait se permettre de la détente, de la patience, de l'humour : ces qualités sont compatibles avec un travail sérieux. Elles en complètent la dimension de convivialité.

Mieux que des livres… la pratique à réaliser avec des kinésithérapeutes.

Accompagnement à la toilette

Nous vous proposons cette citation de **Marcel Nuss.**[1]

« Toucher, c'est donner à l'autre la possibilité de réintégrer son corps. C'est un accès à soi-même. Et ça, c'est valable pour tous types de handicaps, qu'on soit déficient mental, autiste ou handicapé physique. Le toucher, c'est l'essence même, à mon avis, de l'humanité. C'est par le toucher qu'on prend physiquement sens. Sans toucher, on n'a pas de sens. Dans la mesure où je ne peux pas me toucher si on ne me touche pas, au bout de *x* temps je deviendrai fou. »

Définition

La toilette est le soin fréquent apporté à la peau.

Commentaires

La peau est l'interface obligée entre environnement et monde intérieur. Elle nous enveloppe, nous protège. La peau respire, absorbe, excrète les substances toxiques. C'est un organe vital comme en témoignent les risques dus à des atteintes étendues (les grands brûlés par exemple). La peau nous renseigne par l'intermédiaire du toucher.

Notre peau s'affirme comme un **modèle de communication**. Il existe un langage de la peau. Le lien entre elle et le psychisme a été reconnu très tôt. Elle révèle notre vie intérieure.

L'importance du toucher a été soulignée par Spitz à partir de ses travaux sur les nourrissons. Le toucher est l'un des premiers sens développés par le bébé *in utero*. Il fait partie des besoins fondamentaux et se révèle indispensable à la sécurité interne de base.

Être privé de contact corporel entraîne de graves perturbations dans le développement de l'enfant.

Le sujet âgé, alors qu'est réactivée la peur de perdre le contact avec les autres, privilégie le toucher dans la relation. Ainsi, revient dans la mémoire le besoin d'être touché, caressé. Un toucher respectueux apaise les tensions, fait céder l'angoisse.

Les soins apportés au corps, c'est aussi « se faire beau », ce qui participe à la construction narcissique. Enfin, parler, regarder, c'est aussi toucher.

Pratiques de l'AMP

Objectifs de la toilette :

–maintenir la propreté de la peau et prévenir l'altération du revêtement cutané et les complications du décubitus ;
– recueillir un certain nombre de données ;
– procurer bien-être, confort, plaisir ;
– établir une relation, entrer en communication avec autrui ;
– améliorer l'estime de soi.

Préliminaires :

– lecture des transmissions ;
– recueil d'informations auprès de la personne ;
– préparation du matériel.

1. Émission « Sur les docks », France Culture.

La toilette peut être réalisée au moment le plus opportun en fonction :
– des habitudes de vie ;
– des besoins spécifiques de la personne ;
– de son état.
Ainsi, sont à éviter :
– une toilette trop longue, trop perfectionniste et mal adaptée à une personne fatiguée ;
– le savonnage quotidien excessif, vigoureux, d'une peau fine, fragile, comme celle du sujet âgé.

Réalisation

L'ordre des soins corporels n'est pas immuable. Le geste doit être efficient, mais la technique non rigide. Il convient plutôt de s'adapter, de s'ajuster avec bon sens, méthode, discernement. La toilette est un moment privé intime. La nudité ne peut être exposée aux regards. Enfin, dispensée sans paroles échangées, elle est privée de tout son sens.

Toilette au lit : rassembler le matériel à portée de main :
– utiliser deux cuvettes dont l'eau sera changée fréquemment et maintenue à une température appréciée par la personne ;
– agir avec douceur, sans brusquerie ;
– travailler par régions en commençant par la zone ano-génitale si la personne est souillée.

Veiller à ce que la personne ne se refroidisse pas. Après avoir rincé, sécher soigneusement en tamponnant. Vérifier l'absence d'irritations (aisselles, dessous des seins, pli de l'aisne, ombilic). Masser les points d'appui.

Toilette au lavabo : installer la personne confortablement, en sécurité, et l'aider si nécessaire.

Toilette génitale :

Chez la femme : procéder de haut en bas. Laver grandes lèvres, petites lèvres, méat urinaire en faisant pivoter le gant, rincer, sécher.

Chez l'homme : décalotter avec douceur, laver le gland, recalotter, laver la verge, les bourses, rincer et sécher.

Le siège : laver les fesses puis l'anus en remontant vers le dos pour éviter que les germes aillent vers les organes génitaux.

Les dents : l'hygiène bucco-dentaire est primordiale. Apporter le plus grand soin aux prothèses dentaires.

Les cheveux : avoir des cheveux propres, bien coiffés participe à la réhabilitation de l'image corporelle et de l'estime de soi.

– L'habillage : les vêtements seront choisis avec la personne. Commencer par le côté invalide. Solliciter la participation de la personne.

Manucure, maquillage, parfum, eau de toilette, après-rasage complètent la toilette.

Savoir faire les transmissions utiles concernant l'état cutané, le comportement en général, les besoins particuliers (coiffeur, pédicure, etc.).

Bien qu'énoncés, les aspects techniques ne prévalent pas sur la qualité de la relation. Accompagner la toilette, c'est d'abord l'appréhender comme un temps de rencontre et d'échanges. Pour prendre sens, le soin est d'abord un support à la relation.

3 Le domaine de formation 2 en questions

a. Les dimensions affectives, éducatives, sociales et culturelles des situations d'accompagnement

Dimension culturelle

- Quelle place accordez-vous à la culture dans le cadre d'activités proposées au sein de votre établissement ? En quoi la culture contribue-t-elle à l'épanouissement et à l'intégration des personnes que vous accompagnez ? Argumentez à partir d'exemples issus de votre pratique.
- Inventer, créer : les personnes dont vous vous occupez peuvent-elles y accéder ? Argumentez votre point de vue à partir de situations rencontrées.

Dimension affective et sexuelle

- La sexualité des personnes handicapées est une réalité. Quelles questions peut poser l'instauration de couples dans le cadre d'une vie institutionnelle ?
- Deux résidents expriment le souhait de vivre en couple au sein de l'institution où ils sont placés. Quelles réflexions suscite chez vous cette demande ? Comment pourriez-vous formuler votre réponse et quels arguments utiliseriez-vous ?

b. Les temps clés du quotidien

Alimentation

- Le temps du repas occupe une place importante dans les institutions. Par des exemples tirés de votre expérience professionnelle, montrez-en les dimensions affectives, sociales et culturelles.
- L'alimentation est au cœur de la relation mère-enfant. L'acte de manger chez l'enfant est un acte complexe et répond à plusieurs fonctions. Lesquelles ?
- Quelle signification revêt pour la personne âgée le moment du repas en institution ?
- Dans votre pratique professionnelle, vous êtes susceptible d'accompagner des personnes qui présentent des troubles de l'alimentation. Citez puis définissez deux types de troubles alimentaires.
- Il est décidé au sein de votre établissement de consacrer un temps de réflexion à l'hygiène alimentaire des résidents. On vous demande votre avis. Quelles grandes règles prônerez-vous ?
- Quelles précautions prenez-vous pour éviter les « fausses routes » lors de la prise du repas d'une personne handicapée, sujette à des troubles de la déglutition et que vous faites manger ?
- Comment pouvez-vous découvrir ou reconnaître une maladie d'origine infectieuse chez un(e) résident(e) ? Quelles conséquences cela a-t-il sur votre activité et celle de l'équipe ?

- Conduites à tenir face aux troubles du transit intestinal chez une personne handicapée physique.
- Donnez la définition du vomissement. Nommez les signes qui peuvent s'associer à des vomissements. Quelle est la conduite à tenir face à une personne qui vomit ?

Troubles du sommeil, la nuit

- Face à une personne ayant des difficultés à s'endormir, à quoi seriez-vous attentif ?
- L'AMP est souvent amené à effectuer des nuits auprès des personnes handicapées ou âgées. À votre avis, en quoi consiste son rôle à ces moments-là ?
- En tant qu'AMP à quoi êtes vous vigilant lors du coucher ? Étayez votre discours d'exemples pris dans votre pratique professionnelle.
- Précisez les principaux troubles de l'endormissement et du sommeil rencontrés chez les personnes que vous accompagnez. Quelles sont les attitudes à adopter face à ces symptômes ?
- Madame Dupont, âgée de 85 ans, est accueillie depuis peu dans l'établissement où vous travaillez. Le matin elle se plaint régulièrement de « mal dormir ».
  Après l'évaluation de la plainte, il est constaté que Mme Dupont éprouve surtout des difficultés à s'adapter à sa nouvelle vie, est anxieuse et doit faire face à des rythmes différents.
  Quels conseils pouvez-vous donner à Mme Dupont ?

c. Les besoins fondamentaux de l'être humain

- Quels sont les besoins fondamentaux des personnes handicapées que l'AMP doit aider à satisfaire dans son travail au quotidien ?
- Dans sa pratique quotidienne auprès des personnes dépendantes, l'AMP doit tenir compte de ses besoins fondamentaux. Quels sont ces besoins ? Illustrez par des exemples tirés de votre pratique.
- La déshydratation a été un problème rencontré auprès des personnes dépendantes lors de la canicule de l'été 2003. Quelle prévention mettre en place pour éviter aux personnes dépendantes une déshydratation ?

d. L'hygiène de la personne

Hygiène, toilette, peau

- Quels objectifs peuvent être recherchés à travers la réalisation d'une activité de soins esthétiques auprès de personnes placées en institution ?
- Quelle importance accordez-vous à l'esthétique des personnes dont vous avez la charge ? Que faites-vous pour répondre à cette dimension ?
- Le bain n'est-il pour vous qu'un outil d'hygiène ou lui attribuez-vous d'autres valeurs, lesquelles ?
- Le moment de la toilette est important dans la vie quotidienne d'une personne dépendante. Indiquez comment l'AMP l'accompagne dans ce moment particulier.

- Comment l'AMP peut-il contribuer à faire de la toilette un moment de bien-être pour le résident ?
- Citez les objectifs de la toilette. Comment prenez-vous en compte l'intimité dans ce soin ?
- Le lavage des mains est un acte fondamental de l'hygiène dans les institutions où des soins sont réalisés. Expliquez pourquoi et décrivez-en les différentes étapes. Illustrez par deux exemples tirés de votre pratique professionnelle l'importance de ce geste.
- À la maison de retraite, Madame D. qui est fatiguée aujourd'hui reste alitée. L'AMP présent(e) ce matin-là lui fait la toilette du torse, des bras et du ventre. Comment procède-t-il (elle) ?
- Quels sont les objectifs que peut se donner un AMP dans la prise en charge des soins d'hygiène d'une personne ?

e. Stimulation et activités corporelles

La relation au corps

- Quelles dispositions devez-vous prendre quand vous animez une activité corporelle avec des personnes dépendantes et quels intérêts ces dernières en retirent-elles ?
- Vous avez abordé durant votre formation des notions de travail de psychomotricité. En quoi cette technique peut-elle être bénéfique pour des personnes handicapées ou âgées ?
- En vous appuyant sur votre pratique professionnelle, dites quelle place occupe le corps dans votre travail d'AMP.
- La dépendance physique de certains résidents nécessite de nombreuses manipulations. Quelles précautions prenez-vous pour que celles-ci s'effectuent dans un climat d'échange ?

Amélioration du cadre de vie

- Quels impacts a la possession d'objets personnels dans la vie quotidienne des résidents des structures médico-sociales ?
- Votre travail d'AMP vous amène à effectuer des tâches matérielles : entretien, lingerie, vaisselle, rangement, préparation et répartition des plats du repas.
  À partir d'un ou deux exemples vécus, montrez pourquoi et comment les personnes accueillies qui vous sont confiées peuvent y être associées.
- L'espace influe sur les relations humaines et induit des comportements. Quelles sont, selon vous, les répercussions inévitables liées au manque d'espace, au bruit, au manque de lumière, etc. ? Dans le cadre de votre travail, que proposeriez-vous ?
- En quoi l'organisation de l'espace permet-elle l'amélioration du cadre de vie de la personne accueillie ?

Propositions de réponses

1. Toute personne a besoin d'être hydratée. Pourquoi ? Quelle doit être l'action de l'AMP dans ce domaine ?

Le besoin en eau de l'organisme est de 1,5 à 2 litres par jour, davantage en cas de diarrhées, de transpiration, de vomissements.

L'hydratation se fait par l'apport d'eau, de jus de fruits, de bouillons, d'eau gélifiée nature ou aromatisée.

Une déshydratation se remarque par : la soif, la sécheresse de la peau, la sécheresse des muqueuses (lèvres, langue), une baisse du volume des urines, une constipation, une fièvre sans contexte infectieux.

Les personnes les plus exposées sont les personnes à mobilité réduite (handicapés, personnes âgées).

Il ne suffit pas de faire boire, il faut aussi assurer un peu de nourriture pour apporter les compléments nécessaires en sels minéraux.

2. Le choix des vêtements des personnes handicapées ou âgées est parfois source de conflits avec la famille. Quelle est votre attitude professionnelle concernant ce domaine de la vie de la personne âgée ou handicapée ?

Le vêtement est une expression de l'identité. On l'appelle aussi « la seconde peau ».

Les parents se sont occupés du vêtement de leur enfant pendant de longues années, et souvent ils se rattachent à cela pour **exprimer leur influence** durable dans l'éducation et la vie de leur enfant – même si celui-ci est devenu adulte.

Il peut en être de même pour les enfants des personnes âgées qui se conduisent alors comme des « parents ».

L'éducateur et l'AMP doivent comprendre la force de ce lien et le faire évoluer, si besoin est, dans la concertation avec les parents (taille des vêtements, mode, caractéristiques féminines ou masculines).

Favoriser **le choix des vêtements** par ceux qui les portent doit rester un objectif éducatif permanent, autant pour les enfants que pour les adultes ou les personnes âgées.

Par le vêtement s'expriment :

– le souci d'être bien dans sa peau ;
– la confiance en soi, l'estime que l'on se porte ;
– le plaisir de plaire, d'être beau ;
– la nostalgie des vêtements chargés de souvenirs, car le vêtement est une partie de l'histoire de la personne.

3. Le repas est un moment important pour les personnes dont vous vous occupez. Essayez de montrer quelle est votre démarche pour le rendre agréable.

Ce qui doit être pris en compte pour agrémenter un repas :

Le cadre : la pièce : décor, odeur, bruit, lumière ; le mobilier : confort, propreté, ergonomie (adaptation à des mobilités réduites) ; le couvert : esthétique, disposition, ergonomie (adaptation aux possibilités de préhension).

Le menu : connaissance préalable (accessibilité à l'information des menus) ; prise en compte des goûts ; équilibre diététique (participation à l'élaboration des menus ?).

La convivialité du repas : place de chacun, place de l'AMP ; la conversation ; la tenue.
Importance d'avoir autant que possible des objets personnalisés (couverts, serviette, etc.).

4. **Pour favoriser le confort des résidents, vous veillez à la qualité de leur sommeil.**
Citez des facteurs pouvant le perturber et que vous allez prendre en compte dans vos actions.

Éléments de perturbation :
Souvent les causes se trouvent dans les heures qui précèdent la mise au lit.
Des soucis, des contrariétés, des conflits ou des douleurs empêchent de trouver la paix, le repos, l'apaisement nécessaires à l'endormissement. Ils peuvent même provoquer des insomnies qui se traduisent par un réveil en cours de nuit avec impossibilité de se rendormir.
Il peut y avoir des causes plus durables : appareillage de nuit mal supporté, postures douloureuses, crainte de l'énurésie, confort de la chambre (luminosité, bruits, etc.). Dans des chambres à plusieurs, il peut y avoir des gênes réciproques (ronflements, mouvements, cris, etc.).
Les causes peuvent aussi être d'ordre psychologique : nostalgie de la famille, dépression durable, phobies, etc.

Prise en compte :
À l'endormissement :
- savoir passer du temps auprès du lit de la personne, parler avec elle pour élucider ses peurs, s'il y a eu des conflits dans la journée, etc. ;
- écouter ce qu'elle peut demander à ce moment-là (y compris une certaine ritualisation du coucher : objet familier, place des habits, boire une dernière fois, laisser une petite lumière, etc.) ;
- prendre en compte la gêne que peut représenter la cohabitation avec des personnes agitées dans la chambre ;
- prendre en compte des douleurs musculaires par le recours à des postures plus confortables.

Si besoin est, alerter le service médical.

5. **L'alimentation a une place importante dans la vie de l'être humain. Montrez-en les dimensions affective, sociale et culturelle par des exemples tirés de votre pratique professionnelle.**

Dimension affective :
À propos de l'alimentation, souvent l'on dit : « j'aime » ou « je n'aime pas ».
Le goût a déjà une **dimension affective**, de plaisir, et l'alimentation est souvent choisie en fonction de ces goûts et non d'abord pour sa valeur nutritionnelle ou son équilibre pour les besoins de l'organisme.
Dimension affective selon la personne qui prépare le plat.
Dimension affective selon qui donne à manger (pour le petit enfant, mais aussi pour la personne dépendante qui est « alimentée » par une tierce personne).
Dimension affective enfin parce que les goûts sont porteurs de souvenirs parfois très anciens, bons ou mauvais.

Dimension sociale :

On prend son repas ensemble, et être ensemble, se parler, s'écouter, est aussi important que ce que l'on mange.

On respecte des **règles sociales** quand on est à table pour s'alimenter : tenue à table, respect des horaires, respect de la table, des convives, de certains rites pour le repas.

Dimension sociale en ce que l'alimentation est le résultat d'une production alimentaire qui a nécessité l'intervention de nombreuses personnes, de nombreux métiers, de nombreux savoir-faire.

Dimension culturelle :

Chaque pays a ses habitudes alimentaires et ses coutumes, qui contribuent à la construction de l'identité des personnes. Chaque région a son plat préféré, chaque ville parfois. Être de tel pays, c'est aimer telle alimentation. Le Provençal aime l'huile d'olive, le Normand préfère le beurre... Les Anglais aiment mélanger le sucré, le salé, le bouilli, ce que n'aiment pas les Français, qui adorent les cuisses de grenouilles.

6. Pour toute personne dépendante, la toilette est un moment délicat. En quoi est-ce un moment délicat ? Pourquoi cette toilette est-elle nécessaire quotidiennement ? Comment vous y prenez-vous ?

C'est un moment délicat car il touche l'**intimité** physique et psychique de la personne. Son corps nu, exposé, doit être respecté dans sa pudeur.

Ce moment est délicat aussi pour le professionnel qui se trouve dans cette situation : comment faire cette toilette **dans le respect de l'autre**, comment en éviter ou en gérer les possibles significations érotiques ou l'impression d'intrusion pour les jeunes, adolescents, adultes et personnes âgées ?

Cette toilette est nécessaire pour des questions d'hygiène, de propreté, d'odeur. Elle permet aussi de déceler des problèmes de peau, de cheveux, d'ongles, d'escarres, etc., qui doivent être pris en compte.

Le candidat décrit ensuite ses façons de faire la toilette, en insistant sur la dimension de respect, de verbalisation, de précaution (avertir), mais aussi d'encouragement à faire soi-même et de valorisation du résultat.

Peuvent être évoquées les diverses possibilités de faire une toilette : debout au lavabo, dans la baignoire, sous la douche, en chariot douche ou dans le lit de la personne.

7. L'image de soi est souvent atteinte par les effets du handicap ou du vieillissement. Que proposeriez-vous dans votre pratique quotidienne pour l'améliorer chez les personnes que vous accompagnez ?

L'image de soi concerne aussi bien l'aspect physique que social.

Pour l'aspect physique :

– Proposer coiffeur, soins des ongles et de la peau.
– Susciter chez l'autre le désir d'être bien habillé.
– Travailler aussi les postures, les déplacements, pour éviter des tenues « avachies » ou un retrait sur soi.
– L'AMP doit favoriser l'émergence de ce désir par des encouragements et parfois même des initiatives, sans jamais contraindre la personne.

Pour l'aspect social :

– Aider la personne à s'exprimer, à s'associer aux conversations, aux initiatives prises dans son entourage.

– L'encourager à participer aux animations.
– Favoriser les sorties, les rencontres à l'extérieur.
– Aider à maintenir les liens familiaux et sociaux de la personne auprès de ceux qui « comptent » pour elle.

8. Qu'évoque pour vous le cadre de vie d'une personne que vous accompagnez ? Dites, à partir d'un exemple tiré de votre pratique professionnelle, quelles initiatives vous pouvez prendre pour l'améliorer.

Le cadre de vie est l'environnement proche de la personne : à domicile, il s'agit de son appartement. En institution, il s'agit en premier lieu des lieux « privés » tels que la chambre, la salle de bains, et des lieux collectifs.
Le cadre de vie doit être personnalisé (décoré par ce que la personne aime).
Si la personne ne peut le faire par elle-même, il convient d'avoir son accord pour prendre des initiatives.
Pour cela, il faut lui proposer des choses proches de sa vie, de son histoire, de ses goûts, et non de ceux de l'AMP.
La famille peut être associée à cet aménagement, pour autant que les propositions faites correspondent bien aux souhaits de la personne.
En l'absence de cette capacité de s'exprimer, il revient à l'AMP de prendre par lui-même, mais avec échange en équipe, des initiatives pour agrémenter le cadre de vie.

9. Qu'est-ce qu'une « fausse route » ? Les moyens de l'éviter ? Que faire quand elle survient ?

On parle de « fausse route » quand la personne avale de travers ce qu'elle a dans la bouche : l'aliment est propulsé trop vite vers le pharynx. La déglutition n'est pas préparée, et au lieu d'aller vers l'œsophage et l'estomac l'aliment va vers les voies respiratoires avec encombrement possible d'alvéoles pulmonaires.
Cela peut provoquer, en l'absence de réflexe de rejet par la toux, une détresse respiratoire grave. Cette situation peut se rencontrer chez les personnes atteintes de polyhandicap.
Prévention : favoriser une bonne posture pour le repas : détente, éviter le « départ en arrière de la nuque », amener la tête vers l'avant.
Installation confortable de celui qui donne à manger, qui se place face à la personne et permet ainsi d'éviter des mouvements incontrôlés de la tête.
Donner à manger lentement de la nourriture qui peut être mastiquée correctement. Assurer en même temps des espaces de respiration.
Prendre en compte les savoir-faire de la personne, car elle peut elle-même se réguler dans sa façon de se nourrir.
Si la « fausse route » provoque une détresse respiratoire, alerter aussitôt le médecin et les kinésithérapeutes.

10. Qu'est-ce qu'une escarre ? Comment se forme-t-elle ? Comment la prévient-on ?

Une escarre est une plaie due à la nécrose des tissus.

Les causes des escarres :

– la compression trop prolongée des tissus sur une surface dure, ce qui empêche le sang de circuler et entraîne une oxygénation incorrecte des tissus ;
– une immobilité trop longue ;
– la macération dans un milieu humide (urine) ;
– l'irritation de la peau par frottements.

Prévention :

– la suppression des points de pression grâce à un matériel adapté (matelas spéciaux, draps faciles à tendre, etc.) ;
– le changement fréquent de position ;
– les massages ;
– favoriser les mouvements ;
– une alimentation suffisamment riche en protéines.

11. Le diabète : définition, conduites à tenir dans les actes de la vie quotidienne

Définition : élévation chronique de la glycémie (taux de glucose dans le sang).

Il est dû à une insuffisance de sécrétion d'insuline par l'hormone pancréatique.

Il y a deux types de diabète.

Type 1 : diabète juvénile ou diabète maigre ou insulinodépendant, qui doit être traité par l'insuline. Risque de coma hyperglycémique.

Type 2 : diabète de la maturité ou diabète gras.

Conduites à tenir : contrôle du volume des urines, de la soif, de la sensation de faim, de la fatigabilité, des malaises.

Hygiène de vie : suppression des sucres rapides, des graisses.

Favoriser l'activité physique.

Surveiller l'aspect du pied.

12. L'épilepsie : définition, conduites à tenir en cas de crise

Définition : perturbation neurologique, due à une décharge excessive des neurones, et qui se manifeste par des crises.

Elle est l'expression d'un fonctionnement anormal, aigu et transitoire de l'activité électrique du cerveau.

Il existe deux types de crise :

– les **crises généralisées** : toutes les cellules sont touchées en même temps. Ces crises ont des symptômes et des degrés de gravité variables :
• crise « grand mal » avec chute et perte de connaissance,
• crise tonique avec perte de conscience de courte durée,
• absences brèves, avec interruption des actions, perte des contacts sensoriels ;

– les **crises partielles** : la décharge électrique ne touche qu'une partie du cerveau, convulsion d'un seul membre sans perte de conscience, hallucinations visuelles ou auditives, etc.

Conduites à tenir :

– ne pas perdre son sang-froid ;
– allonger délicatement la personne et dès que possible la mettre sur le côté ;
– mettre la personne en sécurité ;
– protéger sa tête contre les blessures éventuelles ;
– assurer une bonne respiration : ne pas plier le cou, dégager le col de chemise, sortir si nécessaire les aliments qui seraient dans la bouche, introduire si possible quelque chose de mou entre les dents, faciliter l'écoulement de la salive en mettant la tête en légère position basse ;
– noter les circonstances et le déroulement de la crise ;
– alerter le personnel médical.

13. **Citez les principaux symptômes de l'autisme infantile. Quel est pour vous le symptôme le plus difficile à comprendre ? Pourquoi ? Aidez-vous d'un exemple.**
Principaux symptômes :
Isolement.
Incapacité à établir une communication avec l'entourage.
Stéréotypies (balancements, mouvements des mains, flairage, etc.).
Troubles du langage (écholalie, mutisme, mauvais emploi des pronoms personnels).
Troubles sphinctériens.
Crises d'angoisse, etc.
Dans la réponse sur le symptôme le plus difficile à comprendre, on appréciera en quoi le candidat peut faire état de ses propres difficultés, en les rapportant à lui-même, non comme une incompétence, mais comme une limite qui peut être dite et travaillée en équipe.

14. **Les chutes chez les personnes âgées deviennent un problème de santé publique. Quelles sont les principales causes de chute chez les personnes âgées et quels sont les moyens de prévention adaptés ?**
Principales causes de chute : à l'intérieur de la maison, à l'extérieur sur la voie publique, puis raisons « internes » selon l'état neuromusculaire de la personne âgée.
À l'intérieur de la maison : les escaliers, les seuils de porte ou de balcon, les tapis, les fils au sol, le mauvais éclairage de certains couloirs, leur encombrement, le mauvais aménagement des toilettes ou de la salle de bains, etc.
À l'extérieur : marche sur la voie publique : les bousculades, les voitures ou autres composantes de la circulation, les trottoirs, les espaces non aménagés, non « accessibles ».
Moyens de prévention adaptés :
Réduire les risques domestiques : plan incliné pour passer les seuils, barres d'appui, suppression des tapis, bon éclairage, éviter les fils au sol.
Aménagements facilitant les actes de la vie quotidienne : toilettes, salle de bains, accès au lit, etc. Faire appel à un ergothérapeute.
À l'extérieur : aménagement de la voie publique aux personnes âgées.
Pour prévenir les faiblesses neuromusculaires : exercices, faire de la marche, de la natation si possible, des rééducations d'entretien musculaire.

4 La certification des compétences dans ce domaine

Deux évaluations viendront valider ce domaine de connaissance.

- **Soutenance orale du compte rendu d'une intervention de 5 à 8 pages** présentant les modalités d'intervention de l'AMP dans un ou plusieurs temps clés du quotidien auprès d'une ou de plusieurs personnes (coefficient 1). Ce document est réalisé par le candidat à l'occasion d'un des stages ou sur le lieu d'exercice professionnel.
  Cette épreuve orale est organisée par la DRASS en centre d'examen.
  Elle est conduite par un professionnel et un formateur.
  Elle dure 30 minutes.

- **Une évaluation du stage ou de l'exercice professionnel**, à l'aide d'une grille d'évaluation remplie par le terrain de stage ou le lieu d'exercice professionnel. Elle est réalisée par un professionnel et un formateur.

Objectifs de l'épreuve

- Évaluer au moyen du compte rendu et de la soutenance qui en est faite par le candidat son positionnement professionnel dans l'accompagnement des personnes aidées. Le compte rendu sert de support à l'entretien mené par le jury mais sa qualité littéraire n'est pas évaluée en tant que telle.
- Évaluation technique.

Compétences repérées

- Repérer les dimensions affectives, sociales et culturelles des temps clés du quotidien.
- Repérer et évaluer les besoins et les capacités de la personne aidée dans les actes de la vie quotidienne.
- Établir une relation d'aide dans les actes de la vie quotidienne, associant aspects éducatifs et/ou relationnels et techniques.
- Satisfaire les besoins fondamentaux et veiller au bien-être et au confort de la personne. » (annexe 2 du référentiel de certification)

a. La construction du compte rendu d'intervention

Il s'agit d'un écrit permettant de présenter la qualité de d'intervention de l'AMP au cours de « temps clés » de son activité professionnelle.
Qu'est-ce qu'un « temps clé » ?
Il s'agit d'un moment de la vie quotidienne durant lequel les personnes aidées ont particulièrement besoin d'une tierce personne, l'AMP en particulier.
Ces besoins peuvent demander une aide précise, technique : aide au lever, aide à l'habillage, aide au repas, aide à la toilette, aide au déplacement, etc.
Ils peuvent demander une présence qui rassure : au coucher, la nuit, un accompagnement chez le médecin, etc.
Ils peuvent être une situation relationnelle privilégiée à l'occasion d'un événement régulier ou exceptionnel : l'accueil d'un nouveau résident, le travailleur qui rentre de l'ESAT pour rejoindre sa chambre, les veillées, les week-ends, la préparation d'une rencontre familiale importante, etc.
L'AMP doit savoir anticiper ces moments clés où sa présence sera non seulement utile, mais nécessaire. Il doit s'y préparer et toujours accompagner son action des mots qui donnent du sens à son intervention et qui permettent à la personne aidée de s'approprier aussi ce moment de sa vie, afin de ne pas être que le spectateur passif, plus ou moins « manipulé » des initiatives d'autrui.
Cette gestion des « temps clés » peut nécessiter l'appui d'autres collègues.
Elle peut faire l'objet d'échanges en équipe si des éléments nouveaux apparaissent dans ces moments d'aide et d'accompagnement.
Enfin, il ne faut pas oublier que le temps de la personne aidée n'est pas celui du professionnel qui aide. Il revient à l'AMP de bien savoir discerner les moments qui comptent pour la

personne handicapée ou âgée et y consacrer alors le temps professionnel adapté à cette demande ou ce besoin.

b. La certification sur les lieux de pratique professionnelle

Les grilles servant de support à cette évaluation sont intégrées dans le livret de formation. Elles ont pour but :

- de repérer les dimensions éducatives, affectives, sociales et culturelles des temps clés du quotidien ;
- de repérer et d'évaluer les besoins et les capacités de la personne aidée dans les actes de la vie quotidienne ;
- d'établir une relation d'aide, dans les actes de la vie quotidienne, associant aspects éducatifs et/ou relationnels et techniques ;
- de satisfaire aux besoins fondamentaux et de veiller au bien-être et au confort de la personne.

À partir de ces objectifs, nous pouvons dégager quelques points forts qui caractérisent la compétence de l'AMP. Il est possible de dégager quelques contenus de l'action professionnelle de l'AMP auxquels le candidat sera particulièrement attentif dans le cadre de la validation de ce domaine de connaissance.

Par exemple, durant son stage, l'AMP en formation a-t-il su :

- trouver des moments d'échanges privilégiés avec les personnes ?
- veiller au respect du rythme biologique ?
- installer confortablement les personnes ?
- aider avec efficacité et douceur, en évitant de faire à la place si cela n'est pas nécessaire ?
- avoir le souci d'une hydratation régulière et adaptée ?
- ne pas donner de médicaments sans qu'ils aient été prescrits par le médecin et sans délégation de l'infirmière ?
- observer tous signes révélateurs de problèmes de santé ?
- prévenir et réagir en cas de chute de la personne ?
- prendre part à la décoration des lieux de vie ?
- favoriser la participation des personnes aux activités quotidiennes ?
- aider aux déplacements des personnes à mobilité réduite ?
- favoriser les soins apportées aux personnes à leur coiffure, leur maquillage, leur tenue vestimentaire ?
- proposer des temps de détente, de relaxation, par exemple par des bains ou des temps de repos sur tapis ?

Ces éléments renvoient aux indicateurs de compétence du référentiel professionnel présenté par ailleurs.

La grille est notée sur 20 par le responsable de formation et le référent professionnel.

Vous aurez par ailleurs à remplir dans votre livret de formation une page intitulée « Observations du candidat ».

La rédaction de cette page doit être précise, concrète, et permettre au jury d'évaluer les liens que vous aurez établis entre les objectifs de ce domaine de compétences et votre pratique professionnelle.

III

Domaine de formation 3 : animation de la vie sociale et relationnelle

- **Apport théorique** : domaine de formation 3 : 70 heures
- **Domaines de compétences visés :**

– Participer à la dynamique du groupe et gérer les relations à l'intérieur de celui-ci.
– Favoriser et accompagner les relations familiales, sociales et la participation citoyenne.
– Concevoir, proposer, mettre en œuvre et évaluer des activités, pour un individu ou un groupe, contribuant au développement dans ses différentes dimensions (sensorielle, psychomotrice, cognitive, affective, relationnelle, etc.).

1 Programme

- Vie collective, dynamique de groupe, gestion des relations et des conflits.
- La famille : l'évolution sociologique de la famille, les situations de handicap et la famille, vieillissement et famille, les relations avec les professionnels.
- Les représentations psychosociales du handicap et du vieillissement.
- Socialisation et inscription dans la vie citoyenne.
- Les différentes dimensions de l'accessibilité.
- Notions d'apprentissage et de pédagogie (outils et stratégie).
- Techniques éducatives et projet d'activité.
- Méthodologie et projet d'animation.
- Accompagnement pédagogique de la professionnalisation et de la construction de l'identité professionnelle.

FICHE 17

Le projet

Définition

Projet vient du latin *projicere* qui signifie « jeter en avant ». Le terme apparaît au XVIe siècle : d'abord connu sous le vocable « project », en 1937 il prend la forme que l'on connaît. Plus tard nous le retrouvons dans les expressions politiques et législatives. On peut y établir un lien avec la Révolution, période prolixe en matière d'écrits juridiques : « projets de décret », « projets de loi »…

Son usage reste rare jusqu'au milieu du XXe siècle. Il apparaît en éducation pour qualifier des pratiques pédagogiques. Le projet est alors un moteur motivant l'élève dans ses apprentissages. Dans les années 1970 il s'élargit aux champs du social et de la culture. Les années 1980 sont marquées par la dimension individuelle des projets et, dans les années 2000, ceux-ci sont envisagés comme outils d'évaluation.

Commentaires

Dans ce terme coexistent deux significations : la première consiste à mettre en avant une idée, la deuxième à proposer un plan pour permettre sa réalisation. Autrement dit, il s'agit d'anticiper une action à partir d'informations relatives au présent afin de la mettre en œuvre dans le futur.

Le projet consiste à rendre concrète une pensée. Il représente le passage de la théorie à la pratique. C'est dire toute la difficulté qu'il peut présenter, car l'expérience pratique, la mise en œuvre révèlent toujours des problèmes que l'on ne pouvait envisager au stade théorique. Il faudra donc une réelle motivation, de la constance et un travail en équipe pour parvenir à atteindre l'objectif fixé.

La pratique de l'AMP

L'AMP est aujourd'hui force de proposition dans ce domaine. L'accompagnement dans les actes du quotidien permet à l'AMP une réelle proximité avec les personnes auxquelles il propose son aide. Ces temps d'intimité lui offrent à maintes reprises des occasions d'observer, d'écouter les résidents, l'analyse des informations qu'il détient lui permettra par la suite de proposer des projets d'animation adaptés à leurs besoins et à leurs demandes.

L'élaboration, la conception, la collaboration, la mise en œuvre et l'évaluation de ces projets ont pour objectif essentiel d'introduire la personne en situation de handicap dans la société à laquelle elle appartient. (Voir fiche animation.)

En terme de méthodologie de projet, on peut retenir trois étapes :

– La première étape consiste à cibler les **fondements,** les motifs, la nature, l'objectif du projet. Cette partie découle d'un **constat** issu du terrain professionnel.

– La deuxième étape porte sur le **plan d'action**. Il s'agira ici d'anticiper l'aspect organisationnel et logistique. Les lieux, les planifications, le matériel, les personnes participantes feront l'objet d'une réflexion approfondie pour chacun des éléments choisis.

– La troisième étape est orientée sur les ajustements prévus (outils et moyens d'évaluation), le suivi du projet, l'anticipation des difficultés.

Pour conclure, nous reprenons l'idée de Heidegger, il envisage le projet comme étant la question du devenir de l'individu « jeté dans le temps ». Il ajoute que l'effort pour comprendre l'individu « jeté au monde » a ce caractère projectif qui constitue « l'être au monde ».

FICHE 18

La dynamique de groupe

Définitions[1]

Étymologiquement, le nom féminin « dynamique » est apparu en 1692. Il est emprunté au grec *dunamikos* qui signifie « puissant, efficace » et constitue un dérivé plus tardif de *dunamis*, « force » au sens très général.

L'adjectif est employé par des philosophes tels que Leibniz qui l'oppose à « statique » alors qu'Auguste Comte l'utilise afin de qualifier la vie en mouvement, le devenir, le progrès. C'est seulement au XXe siècle qu'il est employé au sens figuré en parlant de personnes pleines de vie et d'entrain. En 1940, en psychologie, Kurt Lewin lui donnera le sens qui nous intéresse aujourd'hui, celui d'un « ensemble des forces en interaction et en opposition ».

Le nom masculin « groupe » a des origines italienne et germanique. Dans le premier cas *gruppo* désigne une « réunion de plusieurs figures formant un ensemble, dans une œuvre d'art » pendant la Renaissance italienne. La seconde origine *kruppa* qualifie une masse arrondie « croupe ». Au XVIIIe siècle il est utilisé plus généralement pour nommer un « ensemble d'êtres ou de choses ayant des caractères communs, qu'on utilise pour les classer ». Groupe se dit couramment (1755) d'un ensemble de personnes ou de choses réunies dans un même lieu et d'un ensemble de personnes ayant un point commun.

En psychologie sociale, le groupe présente des caractéristiques. Il est composé de 3 personnes dans sa forme la plus restreinte et composée de plus de 50 personnes pour sa forme la plus élargie. D. Anzieu et J.-Y. Martin les nomment : foule, bande, regroupement, groupe restreint ou groupe primaire, groupe secondaire.

Commentaires

L'expression « dynamique de groupe » est écrite dans un article en 1944 pour la première fois. Kurt Lewin, psychologue de l'École de Berlin, utilise ce terme et lui donne alors le même sens que la physique, afin de distinguer la statique de la dynamique d'un système.

Dans l'ouvrage de Didier Anzieu et Jacques-Yves Martin, *La Dynamique des groupes restreints,* on peut lire qu'un « groupe est un tout dont les propriétés sont différentes de la somme des parties ».

En d'autres termes, le groupe est une organisation d'individus en relation les uns avec les autres dans un environnement donné. Chaque action individuelle naît de cette structure (des interactions dans un environnement)**. C'est ainsi que certains individus ont un comportement dans un groupe qu'on ne retrouvera jamais par ailleurs.**

1. Voir le *Dictionnaire historique de la langue française*, d'Alain Rey aux éditions Le Robert.

FICHE 18

Pratique de l'AMP

L'AMP en situation d'exercice professionnel se trouve quelquefois en situation d'animer un groupe de personnes. Il ne s'agit pas forcément des ateliers éducatifs et culturels auprès des résidents. On peut penser aux différentes situations d'accompagnement.

La réflexion porte sur les relations entretenues par les membres du groupe, le nombre de personnes qui le constituent et le but de leur union. Par ailleurs, la connaissance des personnes qui constituent le groupe, la prise en compte de chacun dans les situations rencontrées sont nécessaires pour garder une cohésion de groupe.

Une observation fine des membres permet de gérer des conflits éventuels.

L'AMP, dans sa pratique, intervient auprès de groupes de personnes. Les interventions, diverses, dépendent de la pratique institutionnelle. On peut identifier ces moments comme des « temps collectifs ».

Lorsque l'AMP se trouve en situation d'animation de groupe, il est le garant du respect des personnes, des lieux, des règles établies au sein du groupe. Il est la personne ressource, le gardien du sens, il oriente tous les participants vers l'objectif fixé au départ de l'activité.

L'AMP portera une attention particulière aux lieux, à leur adaptation, leurs dimensions, aux conditions d'accueil des personnes en fauteuil, à la décoration, la configuration, la disposition du mobilier. Ces éléments influencent la dynamique du groupe.

Par exemple, la disposition des tables en arc de cercle ou en cercle favorise les échanges car tout le monde peut se voir, s'observer. Le rond est une figure permettant la libre circulation à l'infini, à l'inverse du carré dont les angles cassent le mouvement. Une salle trop petite pour un groupe de personnes risque de créer de l'agressivité. Nous avons tous besoin d'un espace intime minimal, si cette distance n'est pas prise en compte, une trop grande proximité laisse chacun dans un malaise, voire un mal-être qui se manifeste souvent par de l'agressivité envers l'« autre ». À l'inverse, une pièce trop grande pour un petit groupe de personnes créera de l'insécurité et ne favorisera pas les échanges entre les personnes en présence.

L'AMP, dans sa pratique professionnelle d'accompagnement des groupes, se voit contraint de penser les conditions d'accueil de ces personnes. Cette compétence se trouve dans le référentiel de certification 3.

FICHE 19

Animation

Définitions[1]

Étymologiquement, ce nom féminin est emprunté au XIVe siècle, dérivé du latin *animatio*. Il est passé de l'acceptation ancienne, « colère », au sens fort d'« animer », de « création de la vie » en 1488, puis aux valeurs correspondant à celles du verbe (l'animation du regard, etc., vers 1800), « chaleur, vivacité » (1845), puis « mouvement humain » dans le courant du XIXe siècle. En 1969, il prend la signification de la conduite des activités d'un groupe, d'une collectivité, en relation avec un animateur.

1. Ces informations sont issues du *Dictionnaire historique de la langue française* sous la direction d'Alain Rey aux éditions Le Robert.

Commentaires

Dans les établissements d'accueil de personnes handicapées ou âgées, l'animation est une mission à part entière. Son objectif principal est le maintien des liens familiaux, sociaux, culturels et aussi la participation citoyenne. Il en est ainsi des liens de la personne avec ses proches, son passé, ses intérêt en matière de loisirs, de culture et d'engagement associatif.

L'animation prend en compte la personne dans toutes ses dimensions. De ce fait, elle participe au « prendre soin » que chacune et chacun est en droit d'attendre de sa vie en institution. L'animation a donc une fonction de stimulation intellectuelle, physique, sociale et culturelle. Elle permet de prévenir l'isolement, l'ennui, le repli sur soi et les comportements régressifs. C'est avant tout un plaisir – plaisir dans l'évocation de ce que l'on a aimé ou dans la découverte de nouveaux centres d'intérêt ouvrant sur d'autres perspectives.

L'animation a un sens spécifique dans la fonction d'AMP, d'ailleurs le terme appartient au titre du domaine de compétences 3. Cependant les confusions sont nombreuses, il est souvent entendu comme étant la mise en place d'un atelier de type « occupationnel », c'est-à-dire une activité comme par exemple le loto, la peinture, la journée portes ouvertes, l'atelier esthétique, le thé dansant… Si ces animations sont mises en place sans autres objectifs que celui d'inscrire des personnes dans une organisation de leur temps, alors ces actions ne relèvent qu'en partie de la fonction d'AMP.

Le référentiel annonce : « Animation de la vie sociale et relationnelle », il s'agit de « créer de la vie » dans la relation avec autrui. **Créer ou maintenir des liens** avec la famille, la société, un groupe. L'AMP devra placer les personnes au centre d'un réseau humain comme, par exemple, les voisins de quartier, les membres d'une association, les militants d'un parti politique, les adhérents d'un club, les résidents d'une commune… **Cette démarche permet d'inscrire ou de garder la personne en situation de handicap dans la société à laquelle elle appartient.**

La pratique de l'AMP

L'activité, l'atelier, l'animation, l'événement… mis en œuvre par l'AMP partira d'un constat. L'observation et l'écoute des besoins, des demandes, des désirs des personnes en situation de dépendance feront l'objet de réflexion et d'analyse. Ces compétences sont requises car elles orientent et déterminent le choix de l'activité à venir.

Ensuite l'AMP élaborera et proposera un projet qu'il mettra en œuvre avec l'accord et la participation des parties concernées. (Voir fiche projet.)

Cette action sera pertinente si elle fait l'objet d'une évaluation afin de reprendre certains points. L'évaluation sert à mesurer l'écart entre le besoin du résident et l'activité réalisée ; ainsi, si le projet d'animation comble en partie seulement les besoins, demandes, des personnes concernées, il est alors possible de le modifier.

La vie affective et sexuelle des personnes dépendantes

Définition

La vie affective et sexuelle d'un être humain est constituée de l'ensemble des attitudes, paroles, gestes, actes par lesquels cette personne manifeste son désir pour une autre personne. Elle représente l'expression de son amour pour elle. Alors que d'autres langues distinguent l'amour-émotion (aimer la musique) et l'amour charnel (acte sexuel), le français a un seul mot pour désigner à la fois la tendresse, l'émotion, l'affection, les caresses et l'acte sexuel : l'amour.

Donc, parler de vie affective et sexuelle est une façon de dire à la fois la grande variété des expressions amoureuses et leur complémentarité.

Commentaires

Comme tout un chacun, les enfants polyhandicapés, les adolescents infirmes moteurs, les adultes atteints de maladie mentale ou les personnes âgées sont animés d'une vie affective dont l'expression peut aller, à partir de la puberté, jusqu'à une sexualité agie. Car la vie affective et sexuelle ne dépend pas d'un quotient intellectuel ni d'un degré d'autonomie : **elle fait partie de l'humain** et en constitue une des dimensions essentielles : celle du désir.

Le nier serait mutiler la personne et la priver d'un ensemble de situations relationnelles au cours desquelles se mettent en jeu la séduction, l'image de soi, l'art de la rencontre et de la négociation, l'exercice de la maîtrise de ses pulsions dans le respect de l'autre et enfin le plaisir.

L'expression de la vie affective et sexuelle des personnes dont s'occupe l'AMP peut être variée. **Il n'y a pas de modèle** dans ce domaine, pas plus pour ces personnes que pour le reste de la population. Les pulsions sexuelles se manifestent chez toute personne pour laquelle l'autre représente un attrait.

La vie affective et sexuelle est donc l'ensemble des manifestations par lesquelles cet attrait prend corps, de la tendresse à l'acte sexuel. Pourtant son expression demeure encore souvent mal comprise car elle renvoie à des craintes – parfois justifiées – de la famille et des professionnels, mais surtout à des représentations selon lesquelles la sexualité serait facteur de désordre, de violence, de risques.

Pratiques de l'AMP

Plus que tout, le domaine de la vie affective et sexuelle des personnes dont s'occupe l'AMP demande à la fois un travail en équipe, mais aussi une relation fondée sur la discrétion et la confiance.

Travail en équipe : l'institution d'accueil a dû définir dans son **projet** les attitudes requises par les professionnels concernant la vie affective et sexuelle des personnes accueillies. Il faut souhaiter que de plus en plus cette question trouve une réponse ouverte, cohérente avec les besoins des personnes et responsable dans son suivi. L'AMP, à l'écoute des personnes dans leur vie quotidienne, peut trouver **auprès de l'équipe** une aide pour les situations auxquelles il serait confronté.

Une circulaire ministérielle du 10 décembre 1996 évoquant la prévention du VIH dans les établissements d'accueil de personnes handicapées recommandait la mise en place de « **personnes ressources** » au sein des équipes en ce qui concerne la prise en compte de la vie sexuelle des résidents. Il faut souhaiter que ce dispositif ait été mis en

FICHE 20

place car il permet un échange plus direct de l'AMP avec ce collègue « référent » sans avoir à toujours passer par la réunion d'équipe, où la liberté de parole sur de tels sujets n'est pas facile à assurer. L'interdit de l'activité sexuelle peut encore malheureusement être la règle dans certaines institutions, et l'AMP doit intégrer cet interdit dans ses réponses professionnelles. **Le refus d'en parler est la pire des positions institutionnelles**. Il maintient la sexualité dans le domaine des tabous – souvent au même titre que la mort –, et empêche ainsi chacun de « penser » cette dimension de la personne et d'en partager les manifestations parfois délicates, voire douloureuses. Ne pas en parler développe la culpabilité des personnes soumises à ces pulsions. Cette attitude est irresponsable car elle renvoie chacun à sa solitude et peut provoquer des passages à l'acte ou des situations de détresse ou de violence.

En ce qui concerne **l'AMP dans sa relation individuelle**, il faut insister sur des qualités d'écoute, de respect, de discrétion.

– **Écoute** : il y a des questions qui viennent seulement à l'oreille de ceux qui sont prêts à les entendre. Les personnes handicapées ou âgées ne parleront de leur vie affective et sexuelle que si elles ont confiance en la personne à laquelle elles vont parler sans être jugées ni moquées.

– **Respect** : chacun vit sa sexualité ou son affectivité à sa façon, avec son éducation, l'image qu'il se fait de lui-même et des autres, ses stratégies de séduction, de rencontre. Il n'y a pas de modèle et l'AMP n'a pas à influer d'une façon ou d'une autre sur le cours des choses, pour autant que l'autre n'est l'objet ni d'acharnement ni de violence.

– **Discrétion** : l'AMP sait écouter et garder pour soi ce qui peut être considéré comme une confidence. En ce sens, on peut parler d'une relation privilégiée, et c'est pour une équipe faire preuve de maturité que d'accepter ces situations où l'humain donne de sa consistance au professionnel, sans que tout soit systématiquement répété en équipe.

Cette discrétion touche aussi la vie quotidienne des personnes, en sachant sauvegarder leur intimité physique au moment des soins du corps. Elle s'applique enfin aux espaces géographiques où, trop souvent, tout se passe au vu et au su de tout le monde.

En conclusion, l'AMP devra travailler ses connaissances et représentations concernant l'expression de la vie affective et sexuelle des personnes dont il s'occupe, particulièrement autour des situations suivantes : la sexualité des personnes en maison de retraite, le désir d'enfant des adultes handicapés, la masturbation, le contrôle des naissances, la prévention du VIH et autres maladies sexuellement transmissibles (MST), et, au sein de l'équipe pluridisciplinaire, le travail avec les familles.

FICHE 21

Le travail avec la famille

Définition

La famille d'une personne confiée à un établissement ou un service au sein duquel travaillent des AMP comprend :

– les parents s'il s'agit d'un enfant ou d'un adulte ;
– les enfants s'il s'agit d'une personne âgée ;
– dans tous les cas la fratrie.

Le travail avec la famille recouvre l'ensemble des initiatives que peuvent prendre aussi bien les professionnels que la famille elle-même pour que les soins prodigués se fassent **dans une cohésion qui bénéficie à la personne handicapée ou âgée**.

Commentaires

Le premier chaînon de ce travail se trouve dès la naissance de l'enfant handicapé, dans ce qui correspond à l'annonce du handicap par les professionnels à la famille, ce moment dont Simone Sausse dit qu'il laisse « sans voix ». Des efforts sont faits pour mieux accompagner cette révélation du handicap, mais il reste beaucoup à faire, et ces premiers sentiments d'extrême solitude des parents peuvent avoir des conséquences dans la qualité des relations ultérieures avec les professionnels.

Pourtant les grandes lignes de ce que l'on appelle « le travail avec la famille » ont été définies par l'annexe XXIV, et plus particulièrement par la circulaire du 30 octobre 1989. « La famille est associée au projet éducatif et thérapeutique individuel : elle doit être informée. Cette information vise tous les aspects de la prise en charge et de l'éducation. Elle doit être associée, afin de permettre aux parents, dans toute la mesure du possible, de participer au projet de soins et au projet éducatif. Elle doit être soutenue. »

Et la circulaire poursuit : « Les relations avec les familles se font dans le strict respect du secret professionnel auquel tous les membres du personnel sont tenus vis-à-vis des personnes extérieures à l'établissement et vis-à-vis des autres parents. »

Bien que rédigée pour le secteur de l'enfance polyhandicapée, cette circulaire rappelle qu'aucun travail de qualité ne peut se faire sans ou contre l'avis et la participation de la famille. C'est une évidence si l'on songe que la famille représente pour chacun l'ensemble des liens affectifs et des identifications qui ont permis le développement du sujet. Même si le milieu familial a pu connaître des carences, il n'empêche que les liens précoces et durables tissés entre la personne et sa famille sont une composante essentielle dans la compréhension de la personne et l'élaboration des divers projets de travail individualisé.

Pour les personnes âgées, ce sont les liens tissés tout au long de leur histoire avec leurs propres enfants qui se trouvent réactivés lors de l'accueil dans une maison de retraite et qu'il convient de savoir prendre en compte.

Enfin, la fratrie est trop souvent ignorée dans cette forme de travail et les établissements et services devraient se doter des moyens nécessaires pour lui proposer des espaces d'écoute permettant de comprendre des situations vécues en famille (surprotection, jalousie, prise en charge mal acceptée, honte, culpabilité).

Il y a cependant des limites à garder dans le travail auprès des familles : l'objectif de ce travail demeure le bien-être de la personne aidée. Or il peut arriver que celle-ci souhaite garder ses « jardins secrets » et que tout ne soit pas dit à la maison sur ce qu'elle fait dans l'établissement et réciproquement. Les personnes les plus handicapées savent le faire comprendre aux professionnels.

De plus, parents et professionnels sont pris dans ce que l'on appelle leur « ambivalence » : vouloir une chose et faire son contraire. Les professionnels peuvent par exemple vouloir pour lui une autonomie : « sois autonome », sans évaluer les capacités de la personne, et ainsi favoriser le sentiment d'une dévalorisation, et la famille

peut vouloir également cette autonomie, tout en la craignant : tout progrès n'est-il pas un risque de souffrance, celle de mieux prendre conscience de son handicap ?
Enfin, il faut rappeler qu'entre professionnels et famille se développent souvent, quoi qu'on fasse, à la fois culpabilité et agressivité. La souffrance des parents d'une personne handicapée, quel que soit son âge, s'offre fréquemment à la culpabilisation, et les professionnels sont parfois tentés de jouer sur ce registre, surtout quand eux-mêmes se trouvent en difficulté dans leur travail auprès de cette personne handicapée ou âgée.
Le travail avec la famille est donc plutôt à comprendre comme un partage d'une même mission : celle de contribuer au bien-être d'une personne handicapée ou âgée, sachant que le handicap ou le vieillissement peuvent pousser chacun à ses limites de tolérance, de compréhension, d'initiatives.

Pratiques professionnelles de l'AMP

– Favoriser les **meilleures conditions de l'accueil** de la personne handicapée ou âgée en présence de sa famille dans un établissement ou dans un service.
– Savoir, dans le domaine qui le concerne (vie quotidienne, alimentation, habillement, loisirs), donner à la famille les **informations utiles** concernant la vie quotidienne de leur enfant ou parent.
– Savoir **écouter la famille** et l'orienter vers les personnes de l'équipe compétentes dans les domaines évoqués (médical, psychologique, administratif, réglementaire).
– **Communiquer** aux personnes habilitées toute information utile au travail des professionnels donnée par la famille.
– Veiller au **devoir de réserve** et de discrétion concernant les échanges avec la famille.
– Au cours des réunions, l'AMP, comme tous les autres professionnels, sera attentif à parler d'abord de ses propres pratiques, et à ne pas favoriser un « glissement » du discours sur les attitudes parentales.

Indication bibliographique

▸ SAUSSE Simone, *Le Miroir brisé*, Calmann Lévy, 1996.

FICHE 22

Productions

Définition

Le mot « pro-duire » a une étymologie latine qui veut dire « conduire en avant ».
Il veut dire aussi : mettre en avant (produire une personne dans la société), faire connaître (un produit), montrer (produire des preuves). Produire est également associé à ce qui donne de la valeur. **Une production est une action par laquelle quelque chose est « montré », et peut être source de valeur**.

Commentaires

Tout être humain produit au cours de sa vie des objets ou des services qui lui donnent une place sociale reconnue. Nous envisageons ici la production comme une action au terme de laquelle un objet est « fait », fabriqué par une personne handicapée ou âgée **pour être montré, échangé, apprécié**.

La production n'est pas nécessairement liée à la rentabilité ou à la valeur marchande : la rentabilité est recherchée pour obtenir le maximum de profits financiers à partir d'une production d'objets. La logique de la rentabilité n'est pas celle de la personne, mais celle de l'argent gagné.

La production dont nous parlons est d'un autre ordre : une peinture faite par une personne âgée n'a pas de valeur marchande, et pourtant **elle a de la valeur, pour la personne qui l'a faite et pour ceux à qui cette peinture est montrée**.

Une étagère pour CD faite par un adolescent handicapé mental n'est pas « rentable » : c'est souvent un exemplaire unique, qui a demandé beaucoup de temps, de travail de reprise, de conseils… et pourtant elle a de la valeur pour cet adolescent et pour les personnes qui s'en serviront, car avec l'objet c'est le sujet qui offre une partie de ce qu'il sait et aime faire.

Ainsi, la production est un prolongement de la personne à travers un objet qu'elle fabrique et qui est socialement reconnu.

Quelles peuvent être ces productions ?

– l'entretien d'un jardin avec production comestible : légumes, fruits, etc. ; ou jardin d'agrément : fleurs, pelouse, etc. ; ou la gestion d'un poulailler, etc. ;
– la réalisation d'un plat, d'un vêtement, etc. ;
– la fabrication d'objets usuels : chaises, paniers ;
– la mise en place d'un service : distribution de courrier ;
– la gestion du cadre de vie : ménage, repas, décoration ;
– des productions dans le domaine artistique : peinture, sculpture, vitraux ; théâtre ;
– des productions d'objets de décoration ;
– des écrits, des photographies, de la vidéo.

Ces productions peuvent donner lieu à une vente (dans le cadre d'un stand lors d'une fête, d'une journée portes ouvertes), à une exposition, à des dons. Alors la valeur de ces productions, si elle peut être comprise comme « marchande » car ayant un prix, reste surtout « mise en valeur » des qualités manuelles, artistiques, intellectuelles que la personne a su mobiliser pour réaliser cet objet.

Cette valeur vient conforter le narcissisme des personnes, leur confiance en elles-mêmes : « C'est moi qui l'ai fait… » ; « Est-ce que ça vous plaît ? »

Enfin la production permet à chacun de **se reconnaître utile pour les autres**, pour le groupe social auquel il appartient. Cette utilité vient de l'usage possible que l'on peut faire de l'objet (production de légumes, d'un plat, d'un vêtement), de l'intérêt esthétique qu'il suscite (peinture, sculpture), de l'occasion d'échanges sociaux qu'il permet (théâtre, vidéo) ou du service rendu.

Pratiques de l'AMP

L'AMP doit avoir le souci de favoriser toutes formes de production chez les personnes qu'il accompagne. Trop souvent les effets du handicap ou du vieillissement provoquent de nombreuses situations de dépendance dans la vie quotidienne qui conduisent à parler, avec beaucoup d'ambiguïté, de « prise en charge » des personnes.

Se placer dans une perspective de production de la part de ces personnes est une démarche professionnelle qui ne peut se satisfaire de cette « prise en charge ». Elle cherche en effet à **prendre en compte les espaces d'initiatives, de création, de fabrication encore mobilisables chez les personnes**. Pour chaque personne, l'AMP doit poser la question des occasions qu'il lui propose pour qu'elle se rende utile, se valorise, se fasse reconnaître à travers un objet.

Mais cela ne s'improvise pas et la réalisation d'un objet suppose :

– une **technicité** : la personne la possède-t-elle ? Peut-elle l'acquérir ? L'AMP peut-il contribuer à cette acquisition, sinon à qui faut-il faire appel ? L'AMP a-t-il cette technicité ?

– un **outillage** adapté et de qualité ;

– un **cadre régulier**, avec éventuellement toutes les normes de sécurité nécessaires (atelier bois, cuisine, couture) ;

– un **financement** (achat de la matière première, investissement dans des outils) ;

– une **évaluation de la qualité de l'objet produit** : ce n'est pas parce que la personne est handicapée ou âgée qu'il faut se satisfaire d'à peu près ou d'objets mal finis, qui demanderaient « l'indulgence » de ceux à qui ils sont présentés : ce serait aller à l'encontre des objectifs de la valorisation recherchée ;

– enfin de s'assurer d'un **espace social d'exposition**, de présentation, d'utilisation et d'échange. Cet espace peut être interne à l'institution, mais il serait souhaitable qu'il soit extérieur : salle des fêtes, bibliothèque, journée des associations de la commune, locaux commerciaux (banques, galerie marchande, etc.).

FICHE 23

Culture

Définition

La définition de ce terme est délicate, car elle renvoie à la fois à quelque chose de personnel et de collectif : on dit en effet que l'on appartient à une culture, mais chacun a cependant « sa » culture. Pour tenir compte de ces deux dimensions, on peut dire que la culture est un ensemble de valeurs reconnues par un groupe et qui constituent ce groupe, mais aussi qu'elle est l'ensemble des « coutumes, croyances, langue, idées, goûts esthétiques, et de la connaissance technique de l'environnement de l'homme (outils, habitat, cuisine) qui régulent les rapports et comportements d'un groupe social avec l'environnement ». (*Encyclopædia Universalis*, 1998)

Commentaires

De ces définitions, nous pouvons retenir :

– que **la culture touche des domaines très vastes** :

- esthétiques : ce que la personne trouve « beau » dans les domaines artistiques : musique, architecture, peinture, littérature, mais aussi dans le domaine de la nature : aimer la campagne, la mer ou la montagne ;
- les coutumes de vie : cuisine, mobilier, outils ;
- le rapport à son corps (le toucher, le vêtement, les soins, l'accouchement, la sexualité) ;
- les valeurs « sociales » : place de la femme, éducation des enfants, respect des personnes âgées, convivialité, hospitalité, etc. ;
- la langue : le parler « patois », les expressions populaires ;
- les croyances : la religion, les pratiques religieuses ;
- les idées philosophiques, politiques, etc. ;

– que **la culture est une dimension essentielle de l'identité de la personne**, car elle signifie tout ce par quoi cette personne est rattachée à un groupe social dont

elle partage les valeurs, les coutumes, les habitudes. On parle d'ailleurs des « racines culturelles » de la personne ;
– qu'**il n'y a pas de hiérarchie dans la culture**, comme s'il y avait une culture « noble » et une culture de second degré. Ce qui qualifie la culture est la façon dont la personne se sent « bien » dans ce qu'elle croit, ce qu'elle aime, et la façon dont elle peut le partager avec son entourage immédiat, son groupe social ;
– que **la culture est en constante évolution** : les goûts des personnes, leur adhésion à des valeurs sociales, religieuses, philosophiques se font progressivement et peuvent changer avec les années.

Pratiques de l'AMP

Deux situations peuvent se présenter pour l'AMP :
– **L'enfant, l'adolescent ou l'adulte handicapé dont le « groupe social » est surtout le groupe familial et l'institution où il vit**. Dans ce cas on peut parler de **construction de la culture** de la personne, avec la prise en compte de ses goûts, de ses intérêts, mais aussi de son environnement familial qui est le premier groupe de référence pour la construction de son identité.
– **La personne âgée qui**, **avant d'arriver en maison de retraite, a vécu sa vie comme tout un chacun**. Il s'agit alors d'être **à l'écoute de sa culture** et d'en favoriser la reconnaissance et l'expression.

Pour les enfants, adolescents et adultes vivant en institution, l'AMP favorise l'« enracinement culturel » de la personne, c'est-à-dire son sentiment d'appartenance à un groupe par le partage des mêmes goûts, des mêmes comportements quotidiens, des mêmes conduites sociales.

Les supports de cet enracinement sont à trouver :
– dans une information auprès de la famille : ce qui a fait l'éducation et l'environnement quotidien de la personne handicapée dans sa famille ;
– dans une information auprès des établissements où la personne a vécu auparavant : les intérêts manifestés, les habitudes et coutumes de la vie quotidienne ;
– dans la mise en place de « fenêtres » donnant accès au langage culturel du groupe social : la télévision, les disques, les vidéos, les sorties, les habitudes vestimentaires ou gustatives, la décoration de sa chambre, etc. ;
– dans une « éducation » à la culture en proposant des activités nouvelles : visites d'expositions, de musées, de monuments, de villes ; sorties dans des théâtres, cinémas, boîtes de nuit, etc.

La culture des personnes handicapées se construit aussi autour de valeurs inséparables de leur vie quotidienne et nécessitant d'être formulées, échangées avec autrui et l'AMP en particulier : la place des personnes handicapées dans la société, le regard des autres, le droit à la différence, l'accessibilité des lieux publics, etc.

En ce qui concerne les **personnes âgées**, la démarche est en partie différente, car il s'agit avant tout de respecter les « racines culturelles » déjà établies dans tous les domaines : musique, chansons, théâtre, livres ou poésies, journaux, séries à la télévision, cinéma, etc. Le domaine de leurs loisirs est également bien construit autour de ce qu'elles ont aimé dans le passé : jeux de cartes, jeux de société, sorties. Il s'agit pour l'AMP de favoriser ce langage culturel, sans chercher à mettre en place des « animations » qui pourraient être en décalage avec ce que les personnes attendent, et sans chercher à faire passer ses propres goûts avant ceux de la personne âgée.

L'expression de cette culture passe aussi par les choix vestimentaires, les menus proposés, le mobilier choisi pour meubler une chambre. Enfin, la personne âgée exprime souvent des idées personnelles sur les événements contemporains, sur l'histoire, ainsi que des aspirations d'ordre philosophique ou religieux. Dans ce cas, l'AMP doit non seulement respecter cette expression, mais tout faire pour en faciliter la réalisation (participer à un office religieux par exemple).

En conclusion, aussi bien pour les personnes handicapées que pour les personnes âgées, l'AMP, en collaboration avec d'autres membres de l'équipe, doit contribuer à la sauvegarde et au développement de la dimension culturelle des personnes. Cela peut se faire en mettant en place des groupes d'échanges ayant pour thèmes l'actualité, la vie sociale et les événements culturels de l'environnement proche.

Ainsi, la mission culturelle de l'AMP, trop peu mise en avant, permet à toute personne, quel que soit son degré de dépendance, d'être présente à sa façon et de s'approprier une partie de ce langage symbolique d'un groupe que l'on appelle la culture. Il serait intéressant, dans ce domaine, d'approfondir par exemple ce que les personnes sourdes veulent affirmer de leur identité en parlant de « culture sourde ».

Indication bibliographique

- « Cultures populaires aujourd'hui : qui sont ces créateurs au quotidien ? », revue *Autrement*, novembre 1978.

3 Le domaine de formation 3 en questions

a. Vie collective, dynamique des groupes, gestion des relations et des conflits

- Quel est l'intérêt des « journées portes ouvertes » pour l'institution, les professionnels, les familles, pour les enfants ou adultes accueillis ?
- Qu'est pour vous l'autorité ? Comment, dans votre pratique quotidienne, posez-vous des actes qui visent au bien-être et à la sécurité du groupe ?
- La vie en institution risque d'être monotone. Comment y introduire de la fantaisie, de la joie, du changement ?
- Comment essayez-vous de concilier le respect des rythmes individuels des personnes dont vous assurez l'accompagnement avec la nécessité de la prise en charge collective ?
- Un nouveau résident arrive dans l'institution. Comment l'accueillez-vous et que faites-vous pour favoriser son intégration ?

b. La famille

- En quoi la naissance d'un enfant en mauvaise santé et/ou handicapé est-elle un traumatisme pour les parents ? Comment peuvent-ils réagir ?

- La naissance d'un enfant handicapé provoque toujours de vives réactions psychiques chez les parents. Présentez les réactions possibles pouvant être observées chez les parents lors de l'annonce du handicap de leur enfant.
  En tant que professionnel, comment peut-on accompagner ces parents dans leur souffrance ?
- Les personnes accueillies dans l'établissement ont des liens avec leur famille plus ou moins réguliers. Comment la famille, partenaire incontournable, est-elle associée à la prise en charge des personnes ? Illustrez par des exemples.
- Quelle importance accordez-vous aux relations avec la famille ?
- Quels sont les intérêts de développer et maintenir des relations avec les familles des usagers ?

c. Représentations du handicap et du vieillissement

- Dans notre culture occidentale, nous avons tendance à éluder la question de notre propre vieillissement. Comment un AMP peut-il alors réfléchir un accompagnement auprès de personnes vieillissantes ?

d. Socialisation et image de soi

- Vous êtes chargé d'aider les usagers de l'établissement à mieux connaître et mieux comprendre l'actualité. Que proposez-vous ?
- Vous organisez une sortie avec un groupe de résidents. Expliquez-en les différentes étapes.
- Quels sont vos objectifs lorsque vous organisez des vacances pour les résidents (transferts)? Quels moyens mettez-vous en place ?
- Vous devez élaborer une sortie à l'extérieur de l'établissement pour des personnes déficientes intellectuelles. Dégagez-en les objectifs et précisez les précautions à prendre.
- En tant qu'AMP que pouvez-vous proposer pour que le temps libre en maison de retraite devienne un temps de plaisir et de rencontre ?
- Élaborez un projet d'activités ayant pour objectif d'ouvrir sur le monde extérieur un établissement accueillant des personnes dépendantes.
- Les photographies sont des éléments importants de la vie des résidents. Quel usage pouvez-vous en faire ? Quels en sont les intérêts ?
- L'AMP joue un rôle important dans l'amélioration de l'image de soi des personnes dont les capacités sont diminuées.
  En vous appuyant sur des exemples tirés de votre pratique, vous montrerez comment vous valorisez ces personnes, dans les temps du quotidien et au travers des activités.

e. Apprentissage et pédagogie

- On fait souvent le reproche aux professionnels de proposer aux adultes handicapés et aux personnes âgées des activités d'enfants. Comment expliquez-vous ce constat ?

- Que mettez-vous en place dans votre pratique pour répondre aux besoins de ces personnes ?
- L'animation auprès de personnes âgées n'est pas seulement un moyen « d'occuper » leurs longues journées. Quels autres objectifs envisagez-vous à la mise en place d'une activité scrabble, d'un atelier mémoire, etc. ?
- Vous commencez une activité pour la première fois, et vous êtes confronté à des manifestations d'opposition : comment pouvez-vous expliquer ce comportement et qu'envisagez-vous pour les séances suivantes ?
- « Faire avec » ou « faire à la place de ». Dites quels sens vous donnez à ces attitudes lorsqu'il s'agit d'activités.
- Faut-il encore proposer des apprentissages à l'adulte handicapé mental ou se contenter de maintenir les acquis ? Donnez votre avis en l'argumentant.
- Les adultes psychotiques ne semblent intéressés par aucune activité. Faut-il persévérer ou les laisser tranquilles ?
- La participation du résident à une activité est-elle obligatoire ?
- Accompagnement au quotidien et temps d'activité : quelles complémentarités et quels antagonismes (oppositions) trouvez-vous dans ces deux notions ?
- Lors d'une activité dont vous avez la responsabilité, vous repérez chez des résidents une lassitude ou un sentiment d'échec. Expliquez ce qui peut conduire à cette situation et dites ce que vous pouvez faire pour y remédier.
- « Motiver, stimuler, maintenir » sont des termes que vous utilisez régulièrement dans votre pratique professionnelle. Par un exemple concret, illustrez cette approche.

f. Techniques éducatives et projet d'activité

- Mettre en place une activité suppose l'élaboration d'un projet. Développez un projet que vous avez pu mettre en place.
- En milieu institutionnel, quel qu'il soit, l'activité cuisine est fréquemment organisée pour et avec les personnes. Selon les handicaps des personnes concernées, comment allez-vous organiser cette activité cuisine ? En tant qu'AMP, quels objectifs poursuivez-vous et dans quels buts ?
  À l'aide d'exemples appropriés, argumentez votre démonstration.
- Vous avez à organiser une activité auprès de personnes atteintes de la maladie d'Alzheimer. Quelle activité choisirez-vous ? Pourquoi ?
- L'animal peut apporter beaucoup aux humains. Qu'en pensez-vous ? Comment pourriez-vous utiliser ce support auprès des personnes dépendantes ? Illustrez.
- Après avoir défini ce qu'est pour vous un jeu de société, dites quels effets vous en attendez dans le cadre de votre activité professionnelle.
- L'eau est un élément important. Quelle place lui accordez-vous dans votre travail d'AMP auprès d'un public dépendant ? À travers des exemples, vous expliquerez vos objectifs.
- La musique peut apporter beaucoup. Comment pourriez-vous utiliser ce support auprès de personnes dépendantes ? Illustrez.
- Dites comment et pourquoi une activité manuelle peut servir de support à la relation AMP/résident. Pour votre argumentation, servez-vous d'un exemple.

- L'organisation de fêtes dans l'établissement où vous travaillez peut revêtir une importance particulière pour les personnes hébergées. Montrez, à travers un exemple tiré de votre pratique, comment cela peut se traduire et dites ce que vous en pensez.

g. Projet d'animation

- Qu'est-ce qu'animer ? Quel sens prend ce terme dans votre pratique professionnelle ?
- Avant de mettre en place un projet d'animation, pourquoi est-il important de distinguer ce que vous souhaitez faire et ce que souhaitent les personnes ?
- Vous avez mis en place, dans votre établissement employeur ou lors de votre stage pratique, une activité, un atelier. Expliquez comment cette animation s'inscrit dans le projet individuel de tel ou tel résident.
- L'animation en maison de retraite peut prendre plusieurs formes. Comment la concevez-vous ? Donnez un exemple en développant votre réponse.
- Que proposeriez-vous comme activités pour stimuler particulièrement les cinq sens auprès d'un public de personnes âgées ?
- Après avoir précisé le public dont vous vous occupez, vous montrerez les différents objectifs d'une activité que vous avez mise en place.

Propositions de réponses

1. Quelle peut être la fonction du jeu dans votre accompagnement ? (2003)

Le jeu est une activité spontanée, dirigée ou provoquée, qui permet à la personne de développer des capacités dans les domaines de la motricité, l'affectivité, la socialisation, l'intelligence, tout en prenant du plaisir.

Il permet de communiquer, d'échanger, de partager, dans la distraction et la détente.

Il permet l'acquisition de règles, de repères.

Il permet d'imaginer.

Il permet de mettre en scène des pulsions (agressivité, séduction, etc.).

Pour l'AMP, le jeu convient à toutes les personnes, même les plus démunies.

Il faut savoir adapter le jeu aux capacités et aux intérêts des personnes.

2. Pour vous, qu'est-ce qu'un jeu de société ? Quels effets en attendez-vous dans le cadre de votre activité professionnelle ?

Un jeu de société se joue à plusieurs, avec des règles établies et acceptées par les participants.

Il aboutit généralement à la victoire d'un des joueurs ou d'une équipe.

Il fait appel au hasard pour déterminer la progression du jeu (dés, cartes, etc.), mais aussi à certaines qualités personnelles de mémoire, d'anticipation, de maîtrise de soi.

De ces caractéristiques on peut déduire les effets du jeu de société :

– le **plaisir** de jouer, de jouer ensemble. Chacun se met dans une situation de surprise, mais aussi de calcul, de stratégie ;

– un effet de socialisation dans le fait de **jouer à plusieurs**, d'accepter de partager avec un ou plusieurs collègues un enjeu de victoire ou de défaite, de suspense et de hasard ;

– un effet de socialisation par l'**acceptation de règles**, sans lesquelles le jeu ne serait pas possible ;

– un effet d'**identification** au joueur qui gagne ou qui perd : **mise en jeu d'émotions** qui peuvent provoquer enthousiasme, déception, colère, jalousie.

Ces expressions fortes d'émotions sont à relativiser car la part du hasard est grande dans la victoire ou la défaite. Le jeu permet ainsi un travail sur la distance, sur le « faire semblant ».

Le jeu aide à accepter la **frustration** : chacun son tour, pouvoir perdre, perdre « à cause de l'autre », travail sur la distinction entre le jeu et le réel.

Tous ces effets sont positifs auprès de publics pouvant souffrir de déficience, de perte de narcissisme, de perte de confiance en soi, de repli sur soi, d'agressivité, de refus de la règle, etc.

L'AMP sait quels jeux proposer aux personnes, en fonction de leur âge, de leurs habitudes, de leurs goûts.

3. On fait souvent le reproche de proposer aux adultes des activités infantilisantes. Pouvez-vous en trouver un exemple ? Que proposeriez-vous ?

Une activité infantilisante consiste à proposer à un adulte un jeu, du matériel, **une réalisation habituellement proposée à un jeune enfant.**

Elle convient aux centres d'intérêts des enfants, encore portés par l'**imaginaire,** le **fantastique,** le **merveilleux.**

Elle cherche la plupart du temps à provoquer une **stimulation élémentaire** de la sensorialité et de la motricité à l'aide de jouets ou d'objets à représentations simplifiées.

Elle utilise des **matériaux simples**, courants, que l'enfant rencontre dans son environnement immédiat.

Proposer une telle activité à un adulte est une façon de **nier son état adulte**, ses centres d'intérêts d'adulte, et de le maintenir artificiellement dans l'état d'enfant, de dépendance.

Exemples :

Faire faire de la pâte à modeler à des personnes âgées.

Proposer à des adultes des dessins animés ou des films destinés à des enfants.

Activités à promouvoir : tout ce qui est appréciable par des adultes et dont la réalisation peut être modulée selon la capacité des personnes.

4. Comment participez-vous à l'accueil d'une personne lors de son admission en institution ? Dites ce qui vous paraît fondamental et expliquez pourquoi. (2003)

- Se présenter.
- Présenter les personnes de l'encadrement et les résidents avec lesquels vivra la personne accueillie.
- Inviter la personne accueillie à se présenter.
- Avec les personnes de la famille accompagnant le nouveau résident, présenter sa chambre, puis les lieux collectifs.
- Faire une visite des locaux.
- S'asseoir, prendre du temps pour regarder, se voir, s'écouter.
- Servir une collation.
- Selon les capacités et les motivations de la personne, faire plus ample connaissance.
- Annoncer quelques points de repère : lieux, horaires, personnes.
- Évoquer les possibilités de visites, de sorties, de contacts.
- Au départ des visiteurs, assurer une présence auprès du nouveau résident et commencer à l'aider à investir son espace (lit, armoire, place à table, etc.).

Ce qui est fondamental : réponse personnelle. La qualité et la cohérence de l'argumentation sont alors les critères d'évaluation.

5. Citez les principales difficultés que vous rencontrez lorsque vous êtes en relation avec les familles des personnes dont vous avez la charge. Comment remédiez-vous à ces difficultés ?

Les difficultés que peut rencontrer l'AMP dans la relation avec les familles touchent essentiellement à la vie quotidienne de leur enfant (jeune ou adulte) ou de leur parent (maison de retraite) :

– les vêtements : qui ne sont pas mis ou qui sont détériorés par l'institution, ou perdus, ou les vêtements demandés aux parents, et qui sont trop petits, qui ne sont pas fournis ;
– les régimes alimentaires : qui les respecte, qui ne les respecte pas ?
– l'hygiène : la propreté sur soi, les initiatives pour les cheveux, le maquillage, etc. ;
– les soins : suivi de certaines prescriptions dont l'AMP pourrait avoir la responsabilité (massage, acné, dermatose, escarres, etc.) ;
– certaines activités qui ne conviennent pas d'après les parents (piscine, cheval, etc.), ou absence d'activités ;
– en somme, souvent le reproche que les progrès attendus dans tous les domaines ne sont pas réalisés.

Pour remédier à ces difficultés le dialogue avec les parents est indispensable : il faut expliquer le pourquoi de telles situations, de telles initiatives.

Ne pas oublier que les parents peuvent avoir raison et en tirer les conséquences en équipe.

Ces contacts doivent se faire dans un lieu calme – jamais dans un couloir, à la sauvette –, quelquefois hors de la présence de la personne concernée, sauf si à cette occasion elle peut être responsabilisée – et non déstabilisée – par ces échanges.

L'équipe doit être impliquée par ces difficultés et l'AMP doit faire retour de ce qu'il a vécu avec des parents.

Il est important de savoir faire une analyse distanciée de ces petits conflits en les rapportant à une relation plus large entre les familles, leur proche confié à l'établissement et l'ensemble des professionnels.

En cas de problèmes durables, l'intervention du chef de service ou du directeur est requise.

(Il peut être fait référence au projet institutionnel et à la place attribuée à l'AMP pour s'assurer qu'il intervient bien dans le cadre des compétences qui lui sont attribuées.)

6. Qu'évoque pour vous le « droit à la sexualité » des personnes handicapées ou âgées ? Quelles sont les principales contraintes institutionnelles qui peuvent limiter le respect de ce droit ?

Le droit à la sexualité est le droit de pouvoir se servir de son corps comme source de plaisir, partagé avec une personne.

Il englobe toutes les manifestations corporelles dites « érotiques », y compris l'acte sexuel, avec leur expression de tendresse et d'affection.

Ce droit suppose le respect du droit équivalent du partenaire qui doit être consentant.

La vie en institution, y compris en maison de retraite, se doit de respecter l'exercice de ce droit, à la demande des personnes concernées, et dans le cadre juridique le permettant (l'accord pouvant être requis des parents pour des mineurs ou des tuteurs).

Contraintes et écueils institutionnels

Les institutions et les collectivités ne sont pas des contextes facilement ouverts à l'exercice de ce droit :

– contraintes architecturales : absence de lieux d'intimité pour les personnes (chambres) ;
– omniprésence d'autres personnes : la relation amoureuse risque de se développer au vu et au su de tout le monde ;
– manque de préparation du personnel pour être à la fois à l'écoute et dans la discrétion ;
– absence de projet institutionnel dans ce domaine ;
– pressions parentales ;
– délicate gestion de la contraception ;
– concept de « couple » encore mal accepté en collectivité.

7. Comment l'AMP peut-il agir pour inciter une personne qu'il accompagne à diversifier ses loisirs ?

Pour toute personne, handicapée ou non, il existe des loisirs prioritaires, parfois même exclusifs.

En cela, le loisir répond bien à ce que l'on attend de lui : une distraction, un moment de détente, de plaisir, partagé ou non avec d'autres.

Mais un loisir « unique » peut finir par agir comme une « drogue » : la télévision, la musique font partie de ces loisirs dont on peut devenir dépendant : on ne peut plus s'en passer. Ils ne font plus partie d'un désir, mais d'un besoin.

Il est donc important de diversifier les activités de loisirs des personnes handicapées ou âgées, cela peut se faire par :

– l'**information :** faire savoir au résident qu'il existe d'autres formes de loisirs : par exemple le sport, le cinéma, la lecture, les promenades, la peinture, etc. Donner des exemples, des témoignages, faire voir des reportages, etc. ;
– l'**accessibilité :** il ne faut pas que l'accès au loisir nécessite le recours à un dispositif contraignant pour le résident comme pour l'AMP, sinon le découragement risque de vite arriver. Il faut que la proposition de l'AMP prenne en compte le temps, l'espace, les conditions économiques du loisir proposé ;
– l'**adhésion :** il faut que ce loisir recueille l'accord de la personne et corresponde à ses capacités et ses intérêts. Rien ne peut se faire dans ce domaine sans la motivation. Il s'agit de loisir, donc de plaisir où l'effort, qui peut être nécessaire, ne sera jamais tel qu'il surpasse le plaisir trouvé à exercer ce loisir ;
– la **valorisation** et le **partage** : l'AMP saura favoriser l'expression de ce qui a été vécu, dire l'importance que ce loisir revêt aux yeux du résident et par rapport à ses collègues ou camarades. Lui donner l'occasion d'en parler.

8. Lors d'une activité d'animation, comment respectez-vous et favorisez-vous la culture des personnes accueillies dans les établissements ? Répondez en vous appuyant sur des exemples concrets.

Il ne s'agit pas dans cette réponse de donner une définition de la culture, mais de noter des situations concrètes relevant, d'après l'AMP, de sa propre représentation de la culture.

Situations culturelles

La culture se manifeste par un intérêt personnel pour quelque chose qui donne du plaisir et souligne son appartenance à un groupe social.

L'AMP ne décide pas à la place de la personne ce qu'est sa « culture », il est à l'écoute de ce que celle-ci souhaite dans ce domaine :
- les repas (choix de certains mets évoquant une région) ;
- les loisirs : choix des spectacles, de musique, de chansons, de livres, de films, etc. ;
- expositions, visites, etc. ;
- choix des émissions de télévision ;
- intérêt pour des manifestations culturelles extérieures (y compris sportives) ;
- les sorties : préférence pour la nature, préférence pour des parcs de loisirs ;
- les « passions » : ce que la personne aime faire, sait faire, dans la créativité et l'expression (sans souci de rentabilité ou d'utilité), etc.

On peut comprendre aussi la culture comme l'attachement à certains courants philosophiques ou religieux.

L'AMP favorise l'expression de la culture des personnes en proposant des activités qui y correspondent. Il donne des exemples de ces initiatives.

9. Les « ateliers mémoire » sont de plus en plus répandus dans les institutions pour personnes dépendantes. Dites quels sont les objectifs et l'intérêt de ce type d'activité. (2003)

On entend par **« atelier mémoire »** un temps de rencontre entre l'AMP et une ou plusieurs personnes dont l'objectif est double :
- exercices oraux ou écrits stimulant l'activité de la mémoire à partir de supports ayant un rapport avec les centres d'intérêt des personnes présentes ;
- expression libre, écrite ou orale, concernant des épisodes de la vie de la (ou des) personne(s).

Dans les deux cas il s'agit d'une **mobilisation des capacités de mémorisation** de la personne, liée à des aspects de sa vie personnelle.

L'**intérêt** de ces ateliers correspond à chacun des objectifs :
- continuer de stimuler la mémoire, activité particulièrement utile pour des personnes qui sont de plus en plus « perdues », « désorientées », comme dans le cas des atteintes de la maladie d'Alzheimer ;
- permettre une expression personnelle de ce qui a marqué la personne et qui lui permet ainsi de se présenter avec tout ce qu'a été sa vie : une occasion pour elle de dire à l'AMP qu'elle a été « quelqu'un » avant cette période où, vieillissante, elle entre progressivement dans la dépendance.

10. Pourquoi est-il important que toute personne, quel que soit son handicap, puisse un jour produire quelque chose ?

Produire : faire, fabriquer quelque chose, un objet comme une peinture, une poterie, un tricot, etc., mais aussi produire des légumes, des fleurs, etc., confectionner un plat, également faire le ménage, la cuisine, entretenir son cadre de vie. Participer à la vie collective en mettant la table, en aidant à la décoration des locaux, etc.

Produire c'est se faire reconnaître par l'intermédiaire d'un objet, utile, décoratif, esthétique, etc., ou par l'intermédiaire d'un service rendu.

La production suppose un savoir-faire, donc une capacité d'apprentissage, de maîtrise technique plus ou moins développée, mais qui pousse en avant la personne.

La production contribue donc à la consolidation de son identité : c'est moi, c'est nous qui avons fait cela.

L'objet est utile, est beau, est consommable : il entre dans un « commerce » qui est déjà relationnel, social, et qui peut être économique.
Importance d'exposer, d'échanger ces productions, d'en tirer un avantage de valorisation de soi.
L'AMP donnera des exemples.

11. Pensez-vous qu'il est important de fêter les anniversaires et de souhaiter les fêtes ? Pourquoi ?
Pour toute personne, handicapée ou non, il est dans nos coutumes et nos habitudes culturelles de fêter ces événements.
La fête est l'occasion de personnaliser chacun, de le fêter comme unique : c'est cette personne qui est née ce jour, c'est elle qui porte ce prénom.
L'avancée en âge est une réalité de la vie à intégrer.
La fête doit être préparée, annoncée. Les invitations sont faites avec la personne fêtée.
Même pour des personnes lourdement atteintes, ce rite marque bien la place qu'elles tiennent au sein de la collectivité.
Dans la vie collective qui est souvent le cadre de son existence, cette attention particulière portée ce jour-là à la personne est un élément important de la considération que l'institution et le groupe lui accordent.
Il est bon de relier cet événement fêté en institution avec ce qui sera fait dans la famille, en évoquant entre parents et encadrement éducatif les initiatives prises autour de ces fêtes.

4 La certification des compétences dans ce domaine

Objectif de l'épreuve

Évaluer la capacité du candidat à proposer des animations contribuant au développement de la personne et à gérer les relations dans le groupe.

Compétences repérées

- Participer à la dynamique du groupe et gérer les relations à l'intérieur de celui-ci.
- Favoriser et accompagner les relations familiales sociales et la participation citoyenne.
- Concevoir, proposer, mettre en œuvre et évaluer des activités, pour un individu ou un groupe, contribuant au développement dans ses différentes dimensions (sensorielle, psychomotrice, cognitive, affective, relationnelle, etc.). (annexe 2 du référentiel de certification)

Cette épreuve est une soutenance orale d'un projet d'animation, à partir d'une situation proposée et présentée par le candidat qui formule des hypothèses et préconisations en matière d'animation.
Cette épreuve est organisée par les centres de formation, devant un jury composé d'un formateur et d'un professionnel.

IV Domaine de formation 4 : soutien médico-psychologique

- **Apport théorique :** domaine de formation 4 : 125 heures
- **Domaines de compétences visés :**

– Mettre en œuvre des aides adaptées aux différents âges de la vie et situations de handicap dans les dimensions physique, relationnelle, affective et cognitive.
– Utiliser les activités quotidiennes comme support à la relation.
– Détecter les signes révélateurs d'un problème de santé ou de mal-être et prendre les dispositions adaptées.
– Avoir une communication appropriée à la situation de la personne.

1 Programme

- La communication verbale et non verbale.
- L'intervention professionnelle : l'observation, la relation d'aide, le développement et le maintien de l'autonomie, les positionnements de l'AMP.
- Les accompagnements spécifiques.
- Le repérage et l'accompagnement : potentiels des personnes, surveillance de l'état de santé, indicateurs de la douleur, facteurs de risque et des situations de danger, de maltraitance, d'épuisement professionnel.
- Accompagnement pédagogique de la professionnalisation et de la construction de l'identité professionnelle.

FICHE 24

L'autonomie

Définition

L'autonomie est la capacité pour une personne de vivre selon ses propres règles. Étymologiquement, en grec, le mot *autos* veut dire « soi-même », et *nomos,* « loi ».

Est autonome une personne ou un groupe qui se conduit selon ses propres lois.

C'est devenu le pouvoir pour une personne de s'organiser elle-même, mais sous certaines conditions (par exemple, quand on parle de territoires autonomes, par opposition à des territoires indépendants et souverains).

Pour la personne que peut accompagner l'AMP, l'autonomie se comprend comme le maintien et le développement chez elle de ses capacités à s'occuper d'elle-même dans les actes de sa vie quotidienne.

Commentaires

Prise dans son sens étymologique, l'autonomie est un objectif impossible : chaque personne vit dans une interdépendance, et celui qui prétendrait se passer des autres pour n'obéir qu'à ses propres règles pourrait passer pour un fou. D'ailleurs, une définition de la folie pourrait être celle de l'autonomie poussée dans ses excès : être à soi-même sa propre loi, en niant l'existence des libertés d'autrui.

Mais l'AMP n'entend pas l'autonomie dans ce sens et l'associe à une démarche vivante, celle par laquelle une personne, du fait de ses infirmités ou de son grand âge, risque de perdre ces espaces de décisions qui caractérisent tout être humain « autonome » :

- prendre soi-même soin de son corps ;
- s'habiller, se nourrir, se déplacer soi-même ;
- choisir ses vêtements, ses plats, ses sorties, ses compagnons ;
- pouvoir communiquer avec qui l'on veut ;
- pouvoir donner son avis sur ce qui le concerne ;
- savoir lire, écrire, compter, etc. ;
- avoir accès aux médias de son choix ;
- pouvoir choisir son avenir ;
- pouvoir choisir ses relations affectives, sexuelles, et pouvoir les vivre en toute sécurité.

L'autonomie n'est donc pas donnée ou perdue une fois pour toutes : elle va avec la vie et suppose un travail très délicat de la part de l'AMP et de son équipe, car l'autonomie conduit à « faire pour moins avoir à faire » et permettre à la personne de rester responsable de ce qui fait sa vie matérielle, affective et sociale.

Il peut arriver que l'autonomie soit placée au centre des projets individualisés et l'on dira alors que l'équipe travaille à « rendre autonome » X ou Y. Une telle formulation n'a pas de sens. Ou plutôt, si elle en a un, ce serait celui de l'expression de la toute-puissance d'une équipe sur le destin d'une personne.

On ne peut travailler « l'autonomie » de Monsieur X ou Madame Y. On ne peut que travailler, avec Monsieur X ou Madame Y, à maintenir son autonomie, ou à la développer dans un secteur précis : être autonome pour s'habiller, pour compter son argent, pour rencontrer d'autres personnes. En d'autres termes, ce n'est pas la personne qu'il faut rendre autonome, car cela est trop flou et général, mais ses faits et gestes dans des circonstances précises, pour des buts précis.

Pratiques de l'AMP

L'AMP doit parler avec prudence de l'autonomie. Il doit toujours dire : « l'autonomie pour quoi faire, pour quoi dire… ».

Cela suppose :
– une capacité d'observation des difficultés que peut rencontrer une personne dans la gestion de sa vie quotidienne ;
– une évaluation des capacités de cette personne pour y faire face ;
– la mise en place, avec l'équipe pluridisciplinaire, d'une aide graduée pour que la personne puisse réaliser ce qui lui est nécessaire ou utile ;
– la mise en place, si besoin est, d'une aide définitive dans les gestes de sa vie quotidienne, ce qui lui permettra de retrouver son autonomie.

Il faut bien comprendre que de nombreuses aides ne sont pas forcément une perte d'autonomie, mais au contraire une possibilité de mieux l'exercer. Par exemple, prescrire un fauteuil roulant à une personne qui ne se déplace plus n'est pas une perte d'autonomie, mais au contraire lui permet de retrouver dans ses déplacements une certaine autonomie qu'elle avait perdue auparavant.

Le travail de l'AMP autour de l'autonomie se heurte à six écueils :
– faire à la place, parce que c'est plus pratique, plus rapide, plus propre ;
– oublier que la personne, même très handicapée et âgée, peut encore faire des choix ;
– ne pas avoir recours à des aides techniques sous prétexte qu'elles soulignent le handicap (verticalisateurs, fauteuils, communication par idéogrammes, nourriture mixée, etc.) alors qu'elles permettent au contraire d'éviter la mise en place de dépendances quotidiennes plus graves ;
– faire de l'autonomie un objectif en soi, parfois inaccessible, ce qui expose l'AMP et la personne à des situations d'échec, qui sont elles-mêmes à l'origine de nouvelles dépendances ou de découragement. On peut alors parler d'acharnement éducatif ;
– penser que l'autonomie ça se décide seul : « sois autonome » est une phrase dont on a dit qu'elle était l'exemple même de l'injonction paradoxale : une exigence qui est en elle-même contradictoire ;
– se fixer sur le seul domaine où la personne est en difficulté sans voir tous les autres où elle sait se débrouiller seule.

En conclusion, chez les personnes dépendantes, l'autonomie est cette petite flamme fragile, bien présente chez tout être vivant, mais qui a davantage besoin de protection que de courants d'air pour se maintenir vive et prendre de l'essor.

Indications bibliographiques

- Appell Geneviève, *Loczy ou le maternage insolite*, éditions du Scarabée, 2001.
- Breda-Jehl Catherine, *Autonomie des personnes âgées*, éditions Presses universitaires de Nancy, 1989.
- Hoffmans-Gosset Marie-Agnès, *Apprendre l'autonomie, apprendre la socialisation*, éditions Chronique sociale, 2000.

La douleur

Définition

« La douleur est une expérience sensorielle et émotionnelle, associée à un dommage tissulaire ou virtuel » (J.-C. Combe, E. Porsmoguer, P. Collignon, « Échelle d'hétéro-évaluation de la douleur chez le sujet polyhandicapé », *in Motricité cérébrale*, 2000, p. 21).

La sensation alors ressentie est pénible, plus ou moins forte, plus ou moins localisable car elle peut aussi bien toucher des tissus externes qu'internes.

La douleur peut églement provenir d'une impression pénible causée par une autre « lésion » : celle du deuil d'un être cher ou d'un événement qui provoque une mutilation de l'image de soi (par exemple, divorce, licenciement, etc.). Elle est alors la source d'une dépression plus ou moins durable.

Commentaires

La douleur est une souffrance qui n'arrive pas à se dire, soit parce que les sièges de la douleur sont difficiles à localiser, soit parce que le langage ne peut traduire ce qui est alors ressenti, ou par déficit du langage (cas de déficience mentale), ou par la difficulté à trouver les mots qu'il faut pour qualifier la douleur : aiguë, lancinante, déchirante, cuisante, cinglante, fulgurante, irradiante ; soit enfin parce que personne n'est prêt à l'entendre.

Les rapports entre la douleur et la souffrance sont la plupart du temps déterminés par le langage, ou plus exactement la capacité de dire à quelqu'un ce qui est douloureux, et qui devient alors une souffrance.

Par exemple, un jeune enfant court et tombe : il se fait mal, il pleure. La douleur est réelle. Mais souvent l'enfant regarde autour de lui pour savoir si on l'a vu tomber, si quelqu'un pourrait le consoler. Dans ce cas, l'enfant continue de pleurer et vient dans les bras de cet adulte se faire consoler et la plupart du temps se calme.

Dans le cas où personne ne serait présent à ce moment-là, l'enfant va sécher ses pleurs et reprendre sa course, plus lentement, peut-être en boitillant… La douleur est bien réelle, mais elle n'a pu être dite et elle reste comme enfouie à l'intérieur de son corps.

Autre exemple : on a souvent observé que certaines personnes atteintes d'autisme ou de psychoses déficitaires graves semblaient insensibles à une eau trop chaude, à une coupure, à une morsure consécutive à une automutilation. En fait, là aussi la douleur est réelle : les messages renvoyés au cerveau par les terminaisons nerveuses de la peau sont bien transmis, mais ils ne se traduisent pas dans les réponses musculaires adaptées (retrait brusque de la main), ni dans une plainte à autrui. Ces situations sont préoccupantes car elles sont comme une énigme posée à l'adulte présent, parent ou professionnel, qui se sent ignoré dans sa capacité à aider, écouter, consoler.

Si la douleur ne se dit pas avec des mots, il est cependant des signes qui permettent d'en percevoir la présence.

Il existe plusieurs échelles d'évaluation de la douleur. La plupart ont été faites à propos de personnes privées de langage (polyhandicaps sévères par exemple), mais elles peuvent s'appliquer à bien d'autres situations.

Voici par exemple l'échelle douleur enfant Gustave Roussy (DEGR) :

Item 1. Position antalgique au repos : recherche d'une posture qui évite la douleur.

Item 2. Manque d'expressivité.
Item 3. Protection spontanée des zones douloureuses.
Item 4. Plaintes somatiques (absence de plaintes, ou gémissements).
Item 5. Attitude antalgique dans le mouvement : évitement de la mobilisation d'une partie du corps dans le mouvement.
Item 6. Désintérêt pour le monde extérieur.
Item 7. Contrôle exercé par l'enfant quand on le mobilise : retient la main, empêche un geste, etc.
Item 8. Recherche de localisation de zones douloureuses par l'enfant.
Item 9. Réactions à l'examen de zones douloureuses.
Item 10. Lenteur et rareté des mouvements.

Chaque item est coté de 0 à 4, du plus difficle à exprimer au plus explicite.

Nous pensons que ces items sont également transposables à la situation d'une personne adulte, âgée, en insistant davantage sur le repli communicationnel plutôt que sur les inhibitions motrices, plus perceptibles chez l'enfant.

On trouve une autre grille, avec des items voisins, dans l'article cité au début de cette fiche.

Pratiques de l'AMP

L'AMP doit être particulièrement vigilant à toute situation de douleur chez les personnes qu'il accompagne. Pour cela, une observation précise, pouvant s'appuyer sur les items d'évaluation de la douleur, est indispensable quand il y a suspicion de douleur. Les informations rapportées par l'AMP au médecin, aux infirmières, à l'équipe permettent de prendre les mesures nécessaires pour détecter les zones douloureuses, en chercher les causes et les traiter.

L'AMP doit **prendre très au sérieux** tout signe qui ferait suspecter la présence d'une douleur. Il est faux de prétendre qu'« ils ne sentent rien ».

L'AMP, au sein de l'équipe pluridisciplinaire, doit contribuer à éviter à la personne dépendante toute forme de violence qui pourrait être liée à l'application d'un soin, d'une prothèse (douleurs iatrogènes, c'est-à-dire venant d'une intervention thérapeutique). Il doit signaler quand la personne a mal.

Des bains trop chauds, des oreillers mal placés peuvent provoquer des douleurs. L'AMP doit avoir dans tous ses actes professionnels le réflexe du confort de la personne. Il doit également éviter des gestes, portages, aides aux déplacements pouvant provoquer chez lui des douleurs dorsales.

Indications bibliographiques

- Combe J.-C. ,Porsmoguer E., Collignon R.-P., *Motricité cérébrale*, 2000, p. 21.
- Gauvin-Piquard Annie, Meignier Michel, *La Douleur de l'enfant*, Calmann Lévy, 1994.

La communication non verbale

Définition

La communication est un échange avec autrui qui caractérise l'espèce humaine : elle contribue à la construction de la personnalité et à celle des groupes sociaux. Elle est partage d'une information, d'une émotion, d'une connaissance, entre deux ou plusieurs personnes.

Le support habituel de la communication est la parole. Quand celle-ci fait défaut, pour une raison ou une autre, on parle de « communication non verbale », dont le support est sensoriel et corporel. On parle alors de langage du corps.

Commentaires

La communication – qu'elle soit verbale ou non verbale – est inséparable du langage. Ce dernier est l'expression personnelle de la communication, car chacun a sa façon de parler.

Le **langage** commence très tôt dans la vie du bébé, avant qu'apparaissent les premiers mots : on est déjà dans une communication non verbale, mais la mère comprend bien que les cris du bébé, ses sourires, ses « tortillements » veulent dire quelque chose : ils sont une tentative de communication. La mère va déchiffrer, traduire ces expressions du corps pour y trouver un message, quelque chose qui cherche à se dire. Elle va **mettre des mots sur ces manifestations corporelles** et, petit à petit, l'enfant va entendre ces mots, les reproduire par imitation, en apprécier l'efficacité.

De plus en plus la communication sera portée par un langage verbal, et l'environnement de l'enfant assistera avec admiration à la mise en place progressive d'une expression personnelle de ce qui est vécu, ressenti. L'enfant « se » dit, en même temps qu'il s'inscrit dans les échanges familiaux et sociaux.

Ces progrès rapides sont possibles grâce à la mise en place progressive de la **« fonction symbolique »** : l'usage du mot vient remplacer la présence de la chose. Ainsi, quand l'enfant va dire « table », la présence matérielle de la table ne sera plus utile pour se faire comprendre. Bien au contraire, elle serait réductrice car le mot « table » est riche de toutes les tables possibles et imaginables. Par le symbole, on passe de la perception à la représentation.

Retenons donc :

– que la communication est langage, et que le langage n'est pas seulement de la parole. Il y a aussi un **langage des sens (regard) et du corps** ;

– que la communication prend de l'ampleur avec l'**accès au stade symbolique** : possibilité de se représenter les choses, les sentiments, les émotions, de les connaître par des mots, et, grâce à eux, échanger avec autrui.

Empêchements à la communication verbale :

– des problèmes fonctionnels : il n'y a pas un « appareil » de la communication comme il y en a un pour la respiration, la digestion. En revanche, des troubles touchant l'appareil respiratoire, le larynx, les cavités nasale et buccale, l'audition peuvent perturber ou empêcher l'élocution, c'est-à-dire la communication verbale. On trouvera de telles situations chez les personnes porteuses de polyhandicap ;

– des problèmes liés à des traumatismes crâniens, accidents cérébraux, maladies dégénératives, ayant pour conséquences des « aphasies » ;

– des problèmes de déficiences mentales importantes qui n'ont pas permis l'accès à la fonction symbolique : absence de vocabulaire, défaut de construction de phrases, etc. ;
– des problèmes d'ordre psycho-relationnel qui provoquent un mutisme, une inhibition face à la parole. Ces symptômes se rencontrent dans certains cas d'autisme.
C'est dire que si l'on réduisait la communication à son support verbal, nombre de personnes que l'AMP accompagne seraient incapables de communiquer.
Or il n'en est rien. « On ne peut pas ne pas communiquer », dit Watzlawick.

Pratiques de l'AMP

– Le premier objectif est de toujours s'adresser aux personnes privées de communication verbale et de les considérer malgré cette déficience comme des **interlocuteurs à part entière**. Ainsi, on ne parle pas devant elles à la troisième personne, comme si elles n'étaient pas là.
– Le deuxième objectif est de considérer l'autre, malgré la lourdeur de ses handicaps, comme **ayant des choses à dire, à exprimer**. Il va forcément le faire avec les moyens dont il dispose, mais à la condition que ses signaux soient reçus, confirmés, efficaces.
– L'AMP doit, par son observation, **repérer les principaux modes de communication non verbale** des personnes dont il s'occupe : le regard, la bouche (sourire, moue, colère), le port de tête, les postures du corps, la motricité (venir, s'écarter, s'enfuir, rester sur place, etc.).
Dans un autre registre, on considère également comme communication non verbale des **signes somatiques** tels que la constipation, les dermatoses, l'énurésie accidentelle, les vomissements, les maux de tête : ces troubles veulent « dire » quelque chose. L'AMP doit favoriser, **amplifier tous les modes de communication** dont peut disposer la personne : le cri, le mime, le dessin, la peinture.
En équipe, avec l'orthophoniste et les autres membres de l'encadrement, l'AMP cherchera des **supports pour la communication non verbale** :
– les idéogrammes sont des dessins qui symbolisent des actions, des intentions, des émotions ; le dessin d'un cœur signifiera : aimer, celui d'une larme : être triste. Un rond vert peut vouloir dire : « permis », un rond rouge : « interdit » ; ce sont les signaux d'un langage symbolique. La réussite de la communication par idéogrammes suppose l'accès à la fonction symbolique : le rond vert est autre chose qu'une forme et une couleur ;
– les pictogrammes, ou photographies : ils sont proches d'objets réels, familiers, quotidiens, et permettent à la personne de désigner par un élément du pictogramme ce qui est l'objet d'une préoccupation, d'un souci, d'une joie (maison, voiture, gâteau, lit, etc.).
Avant tout, l'AMP doit **savoir prendre son temps** et se mettre en situation de communication : à la même hauteur, de face, en étant vigilant à tous les signaux du visage, du corps venant de la personne. L'AMP « traduit » alors ce qu'il a compris, ce qui permet à l'autre de confirmer, modifier, refuser ce qui a été dit. Cela demande de la patience et il peut arriver que, malgré tout, l'incompréhension demeure. Il est important de le formuler et de revenir plus tard, ou de demander l'appui d'autres personnes.

Indication bibliographique

- CORRAZE Jacques, *Les Communications non verbales*, PUF, 2001.

L'usure professionnelle

Définition

État physique ou/et psychologique dépressif associé chez le professionnel à la perte du sens de son travail, pour des raisons qui peuvent être multiples :
- découragement devant l'absence de progrès chez les personnes ;
- sentiment de routine, chronicité dans le travail ;
- perte de l'estime de soi, de ses capacités ;
- attente non satisfaite de reconnaissance de son travail par autrui ;
- perte de motivation durable entraînée par des conditions de travail difficiles ;
- carrière professionnelle bloquée sur le plan de la promotion ou sur le plan de la rémunération.

L'usure professionnelle (*burn out* en anglais veut dire brûler sa propre énergie au point de disparaître) se manifeste par une démotivation pour le travail dont les signes peuvent être :
- perception négative de son travail et de ses résultats ;
- perception négative du travail en équipe ;
- prise de parole de plus en plus rare, ou sur le registre de la critique acerbe ;
- repli sur soi ;
- danger d'agressivité ou de maltraitance vis-à-vis des personnes handicapées ou âgées.

Commentaires

Il ne faut pas confondre usure professionnelle et fatigue professionnelle. Dire « je suis fatigué » implique un excès de travail, une motivation encore vive, qui aurait peut-être besoin d'être régulée. Des professionnels peuvent parfois trouver dans leur fatigue la confirmation qu'ils sont bien engagés dans le travail qu'ils font, qu'ils y trouvent un intérêt, malgré les contraintes de tous ordres (physiques, psychiques, sur la vie familiale) qu'ils peuvent subir.

La fatigue se parle, alors que l'usure se tait de plus en plus.

Étymologiquement, *uti* en latin veut dire : ce qui a servi. Le professionnel « usé » serait-il celui qui a trop servi et qui ne fait plus l'affaire ? Nous avons pu constater que souvent la personne confrontée à l'usure professionnelle était celle qui s'était beaucoup (trop ?) engagée dans sa vie professionnelle : attente de reconnaissance excessive, sorte de sublimation des difficultés rencontrées. Comme si, à la fin, le professionnel « usé » voulait dire : « J'ai beaucoup donné, et je n'ai pas assez reçu ! »

En finances, prêter à un taux usuraire, c'est prêter à un taux excessif : on tire trop sur la corde !

Pratiques de l'AMP

L'usure professionnelle est une situation qui guette l'AMP, car il travaille dans des conditions où le sentiment de son « utilité » (même racine étymologique que l'usure) peut avoir des passages à vide.

Il lui faut alors savoir :
- revenir à la finalité de ses pratiques professionnelles : leur utilité pour la personne handicapée, leur nécessaire composante de réussite, d'échec, de stagnation ;
- revenir à l'usage des supports professionnels que sont l'observation, le projet,

FICHE 27

l'analyse de pratiques, etc. ;
– s'appuyer sur l'équipe pour partager un mal-être que d'autres peuvent également connaître et qui nécessite un échange en équipe ;
– envisager des formations qui permettraient de renouveler les approches professionnelles ;
– et, si besoin est, envisager un changement de poste, une mutation ou un départ vers un autre lieu professionnel : repenser sa carrière professionnelle.

Cela dit, la responsabilité de l'**équipe d'encadrement** est également engagée dans l'apparition et le développement de l'usure professionnelle : quelle est la reconnaissance du travail fait ? Quelle valorisation des compétences, quelles conditions de travail (régularité des postes de travail, conditions matérielles, etc.) ? Quelles sont les propositions en matière de formation permanente et de carrière professionnelle ?

En conclusion, l'usure est une atteinte grave de la compétence professionnelle, car elle touche le cœur même de la motivation de la personne et la dimension éthique indispensable pour conduire un accompagnement auprès de personnes dépendantes. Elle est évitable, elle est « soignable ». Elle implique que dans toute équipe s'occupant de personnes dépendantes **la santé physique et mentale du professionnel** nécessite elle aussi des soins appropriés.

Indications bibliographiques

- Pezet Valérie, Villatte Robert, Lorgeay Pierre, *De l'usure à l'identité professionnelle, le* burn out *des travailleurs sociaux*, Éditions législatives, 2000.
- Pines Ayala, Aronson Elliot, Kafry Ditsa, *Le* burn out*, comment ne pas se vider dans la vie et au travail*, éditions Actualisation et Le Jour, 1992.
- Numéro de la revue *Actif*, « Vaincre l'usure professionnelle », mai-juin 1998.

FICHE 28

Agressivité et violence

Définitions

Agressivité : conduite d'une personne qui attaque une autre personne pour se défendre d'une menace réelle ou supposée.

Violence : « force intense, souvent destructrice » (Larousse), contrainte illégitime exercée sur une personne pour en obtenir soumission : faire violence sur autrui (violence institutionnelle).

Commentaires

La violence est plus grave que l'agressivité. L'**agressivité** est une défense d'une personne envers une autre personne qui porterait atteinte à des choses importantes pour elle.

L'éthologie (étude du comportement des animaux dans leur milieu naturel) a permis de dégager des **secteurs sensibles** qui peuvent générer des conduites agressives : l'atteinte du territoire, l'atteinte à la propriété, l'atteinte à son rang social, l'atteinte touchant aux prérogatives sexuelles (travaux de Konrad Lorenz).

L'homme, en cela, est proche des espèces animales : il ne supporte pas que l'on touche à sa propriété, à son territoire, à sa place, à son image. Freud a rapproché le développement de l'agressivité d'une problématique de la sexualité : **atteinte à une image de soi**, à sa capacité de séduire, d'être respecté, aimé, etc. : toutes choses qui, non reconnues, peuvent déclencher l'agressivité.

On peut ainsi parler d'une **agressivité « normale »**, car personne n'accepterait sans réagir des intrusions dans sa vie privée. Elle résulte toutefois d'une difficulté, d'une inhibition à établir un contact avec l'autre, pour commencer d'abord à lui parler, à lui faire entendre raison.

D'autres causes de l'agressivité sont :

- faible tolérance à la frustration (ne pas obtenir rapidement ce que l'on veut) ;
- influence du groupe qui pousse la personne à « ne pas se laisser faire » ;
- peur devant la nouveauté, résistance au changement, qui insécurise ;
- mauvaise réaction devant l'échec ;
- peur de l'amour (Reld et Wineman, *L'Enfant agressif*, Fleurus, 1964).

À un premier niveau, l'agressivité se manifeste sur le plan verbal : cris, colères, insultes, puis elle peut devenir physique : bousculades, coups, etc.

L'agressivité est une pulsion : elle « part », mal ou non contrôlée, à partir d'une situation qui peut être réelle, ou mal interprétée, ou même imaginée, et après, on « parle ». Le comportement agressif, une fois apaisé, peut faire l'objet d'une explication, d'un échange permettant de « s'expliquer ». En ce sens, l'agressivité serait davantage un trouble de la conduite qu'un trouble profond de la personnalité.

– **L'auto-agressivité** : la personne retourne contre elle-même ses pulsions agressives ; elle n'établit pas le contact avec l'autre, soit par une carence du langage qui ne permettrait pas de « dire » les choses qui déplaisent, soit par inhibition pour manifester à autrui ce qui peut poser un problème, par peur d'en subir les conséquences, par exemple d'être abandonné. L'auto-agressivité est aussi un refus des frustrations que l'on retourne contre soi-même. Elle se manifeste souvent par des morsures de la main, des gifles ou des coups à la tête.

– **La violence :** on dit qu'elle est aveugle. Elle provient de ce que la menace perçue par la personne atteindrait quelque chose d'essentiel chez elle, de « vital », et non plus des objets, un territoire ou une image de soi.

J. Bergeret a parlé de « violence fondamentale » : une pulsion difficile à contrôler car la personne se vit en état de légitime défense : l'autre n'est pas considéré comme « sujet » avec lequel on pourrait s'expliquer, même après l'orage ; l'autre n'est « pas vu » : il est celui qui gêne… et qui empêche de vivre. Bergeret explique ainsi la violence fondamentale du nouveau-né ou de personnes pour lesquelles le contact avec autrui est si peu élaboré (soumis au travail du langage) qu'il faut que « ça passe ou ça casse ». Il faut avant tout détruire la menace pour se protéger soi-même, à n'importe quel prix. La violence fonctionne comme une « pulsion d'auto-conservation ».

« Les véritables prototypes de la relation de haine proviennent de la lutte du moi pour sa conservation et son affirmation » (Freud, *Pulsions et destins des pulsions*).

C'est pourquoi, contrairement à l'agressivité, **la violence est difficile à verbaliser** : la personne justifie son acte, convaincue que c'était la seule chose à faire pour sauver son honneur, sa dignité, sa vie. Contrairement à l'agressivité, la violence ne connaît pas la culpabilité.

– **Violences institutionnelles :** Il s'agit d'actes, de paroles, mais aussi de silences ou de passivité (refus de faire) par lesquels le professionnel, l'équipe, l'institution assurent leur toute-puissance sur la personne qu'ils ont cependant pour mission d'aider, d'accompagner, de soigner.

Mauvais traitements, absence de soins élémentaires, maintien dans l'isolement, pressions morales, ironie, moqueries, menaces verbales ou physiques figurent parmi les signes qui indiquent la présence d'une violence institutionnelle. Celle-ci est inacceptable sur le plan éthique et professionnel, et condamnable sur le plan de la responsabilité civile et pénale.

Souvent, ces attitudes de violence arrivent avec l'usure professionnelle, le dysfonctionnement d'une équipe, l'absence de vigilance et d'autorité de l'encadrement.

Pratiques de l'AMP

L'AMP est souvent confronté à des situations d'agressivité. Pour y faire face, une première réponse est donnée dans l'urgence : interpellation orale, intervention autoritaire pour faire cesser le comportement agressif, éventuellement mise à l'écart géographique (dans une salle à côté) pour permettre une prise de distance avec l'objet du conflit. Selon l'ampleur des manifestations agressives, l'AMP peut faire appel à un collègue, ou même « passer la main » si la situation lui semble insurmontable.

Dans un deuxième temps, **il faut toujours reparler d'une telle situation**. Souvent les conséquences de conduites agressives provoquent dévalorisation de soi, petite dépression passagère, peur de perdre l'estime d'autrui, sans compter un « climat » relationnel de groupe marqué par l'insécurité. L'AMP saura, le moment venu, reprendre ce qui s'est passé pour en permettre la « digestion » par la parole et en faire un réel moment de soutien thérapeutique. L'AMP pourra ainsi proposer aux personnes impliquées dans ce conflit d'aller en parler « ailleurs » pour aider à en dégager les ressorts plus intimes, qui peuvent faire de ces personnes des candidats permanents à l'agressivité et qui en souffrent.

En ce qui concerne la **violence**, l'AMP a d'abord une fonction de protection physique des personnes et il doit intervenir avec toute la détermination et le calme possibles pour « contenir » la violence.

Là encore, l'isolement géographique peut être utilisé comme un « sas », un endroit où souffler, se ressaisir, pouvant alors permettre une explication sur ce qui s'est passé.

L'AMP doit toujours s'interroger pour savoir si quelque chose venant de lui n'a pas pu favoriser le passage à l'acte qu'est l'agressivité ou la violence.

L'AMP sait-il « prévoir » ces moments de crise ? Une certaine forme de « non-écoute » ne peut-elle pas favoriser les expressions de l'agressivité ou de la violence ? Quelles initatives peut-il prendre avant le déclenchement ?

Indications bibliographiques

- Bergeret Jean, *La Violence fondamentale*, Dunod, 2000.
- Lorenz Konrad, *L'Agression, une histoire naturelle du mal*, Flammarion, 1993.
- Michaud Yves, *La Violence*, Que sais-je ?, n° 2251, PUF, 2004.
- Moser Gabriel, *L'Agression*, Que sais-je ?, n° 2349, PUF, 1996.

Le concept *Snoezelen*

Définition

Il s'agit d'un concept et non d'une méthode. Le concept est un mot qui invite à l'ouverture, à l'invention, à l'adaptation. Le concept n'est pas associé à une personne, mais à des expériences.

Le mot *snoezelen* est un mot néerlandais formé de la contraction de deux mots : *snuffelen* qui signifie « renifler », et *doezelen* qui veut dire « somnoler ».

Le concept *snoezelen* évoque donc une ambiance, vécue dans un espace précis, où les personnes sont « bien » corporellement, dans une sorte de somnolence, mais aussi de sollicitation douce de tous les sens.

Commentaires

Ce concept est particulièrement adapté auprès de personnes handicapées profondes ou polyhandicapées, mais aussi à d'autres situations pour trouver calme, apaisement, détente, à partir des stimulations des cinq sens.

Chez des personnes pour lesquelles la communication avec l'environnement ne passe pas par la parole, mais par chacun des cinq sens – ou pourrait même y ajouter le sixième sens que représente le mouvement –, cet espace permet de mobiliser les sens, à la fois comme source de plaisir et comme moyen d'échange avec autrui.

– **Le toucher** est avant tout sollicité : il doit l'être avec douceur, respect des réactions de l'autre. La position souvent recherchée par les personnes est un appui du dos contre le ventre de l'AMP. Cette position pourrait rappeler la position intra-utérine dans laquelle le fœtus trouvait sa sécurité grâce à cet appui de son dos à la paroi utérine.

– **L'ouïe** sera stimulée par des musiques, des sons, qui seront au plus près des « musiques du corps » : à la fois le rythme simple des battements du cœur mais aussi mélodie longue, douce, comme une respiration.

– **La vue** se portera sur les lumières douces, en déplacements lents, utilisant les couleurs et la diffraction de la lumière de l'arc-en-ciel, mais aussi sur des objets en mouvement qui retiennent l'attention. Un miroir permettra également de proposer des situations de découverte de soi-même et de l'autre.

– **Le goût** sera « flatté » par des produits à base crémeuse ou liquide, qui permettront de trouver du plaisir à prendre dans la bouche, à garder, à avaler. Les besoins importants des personnes en liquide invitent à utiliser largement les sirops ou autres boissons fruitées. À voir avec la diététicienne en cas de régime.

– **L'odorat** sera exercé par des bâtons d'encens qui brûlent, des odeurs bien marquées qui favorisent une curiosité, une recherche, un choix, des parfums mis sur le dos de la main, etc.

– Enfin, **le mouvement** sera impulsé par des hamacs, balançoires confortables, plateaux mobiles, afin de provoquer le plaisir corporel du déplacement dans l'espace en toute sécurité.

Il existe un matériel *snoezelen* qui correspond à chaque stimulation sensorielle. Mais il est possible de construire soi-même, à moindres frais, des objets et supports de stimulations polysensorielles pouvant produire des effets comparables.

Pratiques de l'AMP

Le concept *snoezelen* est tout à fait central dans l'accompagnement de personnes dépendantes. Il est fondé sur le plaisir des personnes dans l'activation de leur sensorialité. Il ne s'agit pas alors pour l'AMP de « faire », mais surtout de proposer un cadre, des objets, une « ambiance » où il saura prendre son temps, être dans une présence attentive et non envahissante. En outre, ce concept *snoezelen* stimule l'imagination de l'AMP qui saura apporter progressivement de nouveaux objets, supports, pour la réalisation de cette activité.

Il est essentiel que ce temps *snoezelen* se situe d'une façon régulière dans le temps et l'espace : même lieu ne servant qu'à cela, mêmes heures et jours, encadrement régulier, averti, formé, motivé pour développer une réflexion sur le déroulement des séances.

Indication bibliographique

- Hulsegge Jan et Verheul Ad, *Snoezelen, un autre monde*, éditions Érasme, 2000.

FICHE 30

L'accompagnement en fin de vie

Définition

L'accompagnement en fin de vie évoque la façon dont un parent ou un professionnel est présent aux derniers moments de la vie d'une personne qui lui est proche : « Je veux parler de l'ensemble des gestes, paroles, attitudes, actes réalistes ou symboliques que je peux proposer à une personne en fin de vie pour lui permettre de relier à son état actuel son existence passée, ce qui serait inachevé, sa mémoire » (Jacques Salomé, conférence, Toulon, 1998).

Pour celui qui accompagne, il est le temps de la préparation à la séparation, un premier travail sur ses propres angoisses de perte, de deuil, de mort.

Commentaires

Le temps de l'accompagnement de fin de vie est celui où la relation entre deux personnes se développe dans le registre de l'exceptionnel, de l'unique, de l'inhabituel. Il n'y a pas de « recettes » pour l'accompagnement en fin de vie. C'est la rencontre de deux sujets, chacun aux prises avec toutes les émotions qui accompagnent une séparation définitive proche.

La fin de la vie est un terme préférable à celui de mort, car il place bien l'accompagnement entre deux personnes vivantes, avec tous les imprévus, les crises, les réconciliations, les apaisements qui ont fait la vie des personnes.

La fin de la vie peut durer quelques mois, quelques jours ou quelques minutes, selon les circonstances. L'entrée dans « la fin de la vie » ne se décrète pas : elle est une conjugaison d'un ensemble de facteurs objectifs (médicaux, autonomie quotidienne, niveau de conscience, etc.) et subjectifs (fatigue à vivre, refus de vivre, angoisse de la mort vécue comme imminente).

L'accompagnement en fin de vie consiste surtout en un **travail sur soi**, sur ses propres réactions, attitudes, paroles ou silences.

Voici quelques thèmes ou paroles pouvant servir de support à une réflexion sur l'accompagnement en fin de vie :

« Accompagner, c'est être présent sans vouloir retenir » (Jacques Salomé).

« Mourir, ça vous soutient. Si vous n'y croyez pas, est-ce que vous pourriez supporter la vie que vous avez ? C'est cette certitude que ça finira un jour qui vous permet de supporter cette histoire » (Jacques Lacan).

« L'accompagnement nous renvoie à toutes les pertes, à toutes les situations achevées de notre histoire » (Jacques Salomé).

La fin de vie peut être saisie par la **pulsion de mort**. D'après Sigmund Freud elle est souhait inconscient de retour à la non-vie, à l'inorganique, à ce que plus rien ne se passe, plus rien ne bouge. La vie fatigue. « J'ai assez vécu, dira une femme de 98 ans… j'attends depuis longtemps que le Bon Dieu veuille bien me prendre. »

Il y a dans l'accompagnement en fin de vie une **composante « maternelle »**, savoir apporter la sécurité, la permanence. La peur de l'abandon est très vive en cette circonstance et le professionnel doit savoir apporter ces qualités de proximité, de durée, de patience aussi en cas d'agressivité, de colère, de manisfestations d'angoisse.

La personne en fin de vie peut être dépressive. L'accompagnateur vient alors, par l'écoute, la conversation, l'intérêt porté à son histoire et à son présent, « valoriser » cette personne en perte d'estime de soi : « Ce travail de deuils de ce qu'on a été a besoin de se soutenir d'une dimension narcissique idéalisée, à savoir que, même déchu, le sujet soit assuré de trouver dans l'Autre un garant, faute de quoi c'est à travers sa propre image déchue qu'il attaquera l'objet qu'il est devenu » (Maud Mannoni).

Il n'y a pas « **une** fin de vie », mais **« des** fins de vie **»**, selon les circonstances et les personnes : la fin de vie d'une personne âgée n'est pas celle d'un adulte atteint du sida ou d'un cancer, d'un adolescent agonisant après un accident de voiture, d'un enfant victime d'un accident domestique. Souvent, ce qui pose un problème à ce moment n'est pas le vieillissement, le cancer, le sida, l'accident, mais une angoisse : celle de ne pas **laisser les choses en ordre** après la mort, sur le plan matériel, mais surtout sur le plan affectif : un conflit familial mal réglé, l'impression d'avoir gâché des occasions de bonheur pour soi et autrui.

En conclusion, toute personne souhaite terminer sa vie dans la dignité. Il existe même une Association du droit à mourir dans la dignité (ADMD) qui réfléchit et propose des initiatives visant à empêcher tout acharnement au-delà d'une limite appréciée par la personne elle-même ou par des proches (médecin, amis, famille) ayant sa confiance.

Les soins palliatifs : ils viennent « à la place » (pallier) des soins donnés pour guérir, quand il n'y a plus de guérison possible. Les soins palliatifs ont une double dimension :

– **médicamenteuse** : utilisation de médicaments à base de morphine pour calmer la douleur. Il y a encore des résistances pour utiliser ces produits qui soulagent, car ils sont confondus avec de la drogue, ce qui est faux : la morphine peut produire une accoutumance (il faut augmenter les doses), mais pas une dépendance (il n'y a pas d'effet de manque quand on arrête le traitement) ;

– **environnementale** : environnement calme, confortable, proche. Le personnel, très formé, est à l'écoute, disponible. Il est attentif aux souhaits, volontés de la personne en fin de vie qui reste toujours responsable de ses choix, y compris dans les médications proposées. Il n'y a pas d'acharnement thérapeutique. Les équipes de « soins palliatifs » insistent sur l'importance de l'échange, de la possibilité de dire ses difficultés. Elles mettent en place des rites de deuil au moment de la mort de la personne.

Pratiques de l'AMP

Qualités attendues : écoute, discrétion, éventuellement le contact de la main, si la personne l'accepte. Il est important que l'AMP perçoive ce qui est engagé de lui-même dans ces moments-là ; ne pas dire des choses factices : « Il y a ce que j'appelle une escroquerie relationnelle dans ces phases difficiles quand nous voulons rassurer l'autre alors que c'est une auto-rassurance que nous faisons nous-mêmes » (Jacques Salomé).

Il faut savoir parler de ce qui est vécu avec d'autres personnes ou en équipe ; savoir ce que veut dire « faire le deuil ».

Indications bibliographiques

- Chanceaulme-Joubert Jocelyne, *Mourir, ultime tendresse*, éditions Mardaga, 1995.
- De Hennezel Marie, *L'Amour ultime*, Le Livre de poche, 1997.
- Freud Sigmund, « Deuil et mélancolie », in *Métapsychologie*, Idées, NRF, 1968.
- Hirsch Emmanuel, sous dir. de, *Face aux fins de vie et à la mort*, Vuibert, 2006.
- Kubler-Ross Élisabeth, *Leçons de vie*, Jean-Claude Lattès, 2002.
- Mannoni Maud, *Le Nommé et l'Innommable*, Denoël, 1991.

Le texte suivant vient illustrer le propos sur la fin de vie.

Fin de vie

Je suis à la maison de retraite où je travaille.
Il est 10 heures, je vais faire la toilette de Mme A, avec une aide-soignante et l'infirmière.
Mme A. est en fin de vie. Consciente de son état de santé, elle souffre malgré les calmants.
Après la toilette, Mme A. demande à mes collègues de sortir de la chambre. Elle veut me parler en privé.
Elle me demande de m'asseoir à ses côtés. Je m'assois au bord du lit, face à elle.
Elle prend ma main, je sens l'angoisse m'envahir.
Je ne savais pas comment j'allais réagir face à une telle situation, nouvelle pour moi.
J'essaie de rester la plus naturelle possible.
Elle me serre la main comme pour me faire comprendre de ne pas avoir peur.
Elle commence par dire : « J'ai beaucoup de choses à te dire. »
Ces confidences sont une marque de confiance, je l'encourage à s'exprimer en toute liberté.
Je caresse sa main. Je l'ai écoutée parler, en silence, sans l'interrompre.
Elle a partagé avec moi les moments les plus intimes de sa vie personnelle.
À la fin de son témoignage, elle me dit : « Ne me juge pas. »
Je lui réponds : « Je ne suis pas là pour vous juger. »
Elle me demande : « Comment me vois-tu maintenant ? »
Je lui réponds : « Vous êtes toujours la même personne. Pour moi, rien n'a changé. »

Elle me dit : « J'aurais aimé te connaître avant et t'avoir comme amie. »
J'ai été touchée par ces mots, elle dit : « Tu sais que je vais mourir ? »
Je lui réponds : « Oui. »
Elle me dit encore : « Tu crois que mourir fait mal ? »
Je lui réponds : « Je sais que la souffrance fait mal, mourir je ne sais pas. »
Elle me dit : « J'ai peur de mourir. »
Je la regarde, je lui donne ma main avec tendresse, lui caresse la joue pour l'apaiser et la rassurer. Je ne trouve pas les mots.
Elle me dit enfin : « Reste auprès de moi. »
Je lui réponds : « Je ne vous abandonne pas, je suis là. »
Mme A. avait 92 ans, elle avait été mannequin chez Balmain. C'était une très belle femme, toujours coquette, veuve, sans enfant. Sa seule famille était une nièce qui venait la voir de temps en temps. Mme A. était très angoissée à l'idée de la mort, je pense qu'elle éprouvait le besoin d'en parler pour être en paix avec elle-même. Elle avait peur de se retrouver seule, isolée, pour vivre les derniers moments de sa vie.
Ce moment d'accompagnement fut d'offrir une présence, un soutien, une écoute, un contact mutuel pour que la souffrance traversée ne soit pas qu'angoisse et solitude.

Ce texte a été rédigé par une AMP en formation.

FICHE 31

Pédagogie

Définition

La pédagogie est à la fois une science et un art par lesquels un pédagogue favorise chez autrui l'acquisition de savoirs et de compétences, leur utilisation permettant la découverte de nouvelles choses et le plaisir lié à cette découverte.

La pédagogie devient spécialisée quand cette transmission du savoir et l'élaboration de connaissances nouvelles s'adaptent aux particularités d'une déficience intellectuelle.

Commentaires

Il n'est pas évident de parler de pédagogie dans la pratique de l'AMP. En effet, souvent ce terme évoque l'école et l'enfance, avec en arrière-plan un univers scolaire où le maître se confond avec le pédagogue. D'ailleurs, l'étymologie même de ce mot comporte *paidos*, qui veut dire « enfant » en grec.

Pourtant les personnes confiées à l'AMP, qu'il s'agisse d'enfants, d'adolescents, d'adultes ou de personnes âgées, restent **des personnes capables d'apprendre encore des choses**, de s'en souvenir, de les utiliser et d'y prendre plaisir. Mais cette mobilisation de leurs compétences n'est pas évidente : il y faut du doigté, du « savoir-faire ».

Un des plus célèbres pédagogues s'appelle Socrate. Ce philosophe grec disait que la pédagogie était proche de l'art de la sage-femme : savoir aider à mettre au monde. Souvent, les pédagogues modernes se réclament de Socrate : comment aider toute personne, handicapée, âgée, à prendre conscience de ce qu'elle peut encore apprendre, faire, créer. Cela touche non seulement le domaine des savoirs, de la

mémoire, des apprentissages, mais aussi celui de la peinture, de la sculpture, des récits de vie, etc.
Enfin, les annexes XXIV font de la pédagogie le troisième volet des projets individualisés : il y a obligation professionnelle pour les équipes spécialisées de mettre tout en œuvre pour que les personnes accompagnées maintiennent leurs acquis intellectuels, culturels, sociaux, et les développent quand c'est possible.

Pratiques de l'AMP

L'AMP est pédagogue chaque fois qu'il « apprend » à l'autre, l'aide à apprendre, à se souvenir, à faire des choses nouvelles. Il y a des méthodes pour cela, des initiatives et des attitudes professionnelles pour en favoriser la réalisation. Pour être pédagogue, l'AMP sait faire preuve :
– d'observation des capacités et intérêts de la personne ;
– de réflexion et d'imagination pour identifier ce qu'il veut faire « apprendre », et comment le faire « passer » ;
– de patience pour travailler au rythme de la personne ;
– d'adaptation et d'autocritique pour savoir ne pas s'obstiner en cas d'échec, et savoir « déplacer » sa démarche pédagogique sur d'autres objets ;
– de sollicitation des avis et conseils de ses collègues de travail, particulièrement du psychologue s'il y en a un.
« Je ne veux pas que le pédagogue invente et parle seul : je veux qu'il écoute son disciple parler à son tour » (Montaigne).

FICHE 32

L'éthique

Définition

L'éthique est un positionnement personnel face à une situation, un acte, une parole nécessitant un choix par rapport à soi-même ou à autrui.
Elle fait appel à une certaine conception de la dignité humaine qui permet de se prononcer en fonction de ses propres valeurs, même si celles-ci ne sont pas toujours partagées ou se trouvent même en contradiction avec des coutumes, usages ou règlements.
L'éthique est le signe d'un débat intérieur à soi-même. Elle demande du courage, de la conviction, un sens des valeurs touchant le respect, la dignité, le droit des personnes, ce qui n'est pas donné ni gagné à l'avance.

Commentaires

Il ne faut pas confondre éthique, morale, droit, déontologie.
La **morale** est un ensemble de principes admis par une société donnée pour assurer le respect des personnes et des biens. Elle concerne des conduites qui font l'unanimité, car elles fondent les principes mêmes de la coexistence sociale et de la bonne convivialité.
On parle de « morale » en politique pour condamner l'enrichissement personnel, les abus de pouvoir, etc. La morale n'a pas besoin d'être écrite pour que chacun, par son éducation, sache ce qu'il est bon ou mauvais de faire, penser, dire.
Le **droit** dit explicitement ce que chacun peut faire, penser ou dire, sans nuire au respect d'autrui et de ses biens. C'est un ensemble d'écrits sur lesquels les juges s'appuient pour

punir ceux qui ne se respectent pas eux-mêmes, ni autrui, ni ses biens. Le droit est composé de lois, votées, réunies dans des « codes » et qui s'imposent à tous, sans état d'âme : nul n'est censé ignorer la loi.

La **déontologie** est l'ensemble des droits et devoirs qui concernent l'exercice d'une profession. Elle règle par exemple la concurrence à l'intérieur d'une même profession (notaires, commerciaux, etc.). Elle précise les devoirs en matière de secret professionnel, de confidentialité (travailleurs sociaux). Elle veut que l'on ne s'engage que là où l'on est compétent (base du travail d'équipe). La déontologie est souvent défendue au sein d'« ordres » professionnels (médecins, avocats, etc.).

L'**éthique** est un retour à la personne, à l'humain tel que chacun se le représente et le vit en lui-même. Elle se distingue donc du droit qui fait appel aux citoyens que nous sommes ; de la morale, qui concerne notre appartenance à un groupe, une culture ; de la déontologie qui implique le professionnel.

Un des plus beaux exemples d'éthique est l'histoire d'Antigone, telle que nous l'expose Sophocle, auteur grec du ve siècle avant J.-C. , dans la pièce de théâtre du même nom. Le frère d'Antigone a trahi la cité. Il a été tué et le roi Créon refuse qu'on l'enterre. Antigone ressent en elle que les dieux exigent une sépulture pour son frère et elle brave l'interdit du roi pour l'ensevelir. Elle en sera punie, emmurée vivante, mais en paix avec sa conscience : satisfaire les dieux était plus important pour elle que d'obéir à un roi mortel.

L'éthique poussée à l'extrême peut conduire à des contradictions. Ce que je pense n'est pas forcément conforme avec ce qui se fait habituellement. L'adaptation aux usages, coutumes, droits de la collectivité dans laquelle on vit ne doit pas empêcher une réflexion personnelle, des choix pris avant tout en fonction du respect et de la dignité de la personne, sachant que, par là, c'est sa propre dignité que l'on assure.

Pratiques de l'AMP

Les pratiques quotidiennes de l'AMP sont souvent concernées par l'éthique. Un positionnement éthique conduit l'AMP à se situer devant la personne handicapée, âgée, non pas dans la différence, mais dans la similitude : cette personne handicapée, âgée, est une personne avant tout, **avec les mêmes droits et devoirs** que l'AMP peut s'attribuer à lui-même.

Le philosophe allemand Emmanuel Kant dira : « Agis toujours de telle sorte que tu traites l'humanité dans ta personne et dans celle d'autrui comme une fin et jamais comme un moyen. »

À partir de là, il ne s'agit pas non plus de se « mettre à la place de l'autre », mais de prendre conscience que la considération que l'on porte à l'autre est une forme de considération que l'on se porte à soi-même.

Pour être conforme à la définition de l'éthique, il ne s'agit en aucun cas de donner de nouvelles règles de bonne conduite : il faudrait faire ceci, répondre cela..., mais plutôt de « mettre en question » des pratiques qui renvoient à la propre motivation d'exercer le métier d'AMP.

Quelques situations pouvant relever de l'éthique : comment est sauvegardé le respect de l'intimité, de la pudeur (lors des toilettes), de l'écoute, du secret, de la confidentialité (lors des réunions de synthèse), du choix, de l'opposition, du refus (à des propositions de l'AMP), du rythme de vie, des goûts (repas, loisirs, horaires de coucher), de la solitude, de la particularité, de l'individualisme (ne pas tout sacrifier à la gestion du groupe), d'avoir mal, de souffrir, de pleurer (ne pas banaliser une souffrance), de sortir, de fumer, de boire, de vivre une amitié, une affection, un amour. Mais si l'AMP prend des positions professionnelles à partir de convictions personnelles, il doit cependant s'efforcer d'expliquer ses choix en équipe, et obtenir la plus large adhésion. En effet, sous prétexte d'éthique, l'AMP risque de favoriser des clivages et de se donner inconsciemment comme modèle du « bon professionnel ».

En d'autres termes, l'éthique devrait donner l'occasion de se répéter les principes de la profession, ainsi que la motivation de chacun à s'y inscrire dans la durée.

Indications bibliographiques

- Kremer-Marietti Angèle, *L'Éthique*, Que sais-je ?, n° 1283, PUF, 1999.
- « Éthique et déontologie : implications pour les professionnels », *Cahiers de l'Actif*, juin 1999, n° 276, p. 277.

Ce texte vient illustrer le propos sur l'éthique.

Je reviens

C'est un samedi, à 17 heures je monte chez Jean-Luc préparer son thé. J'arrive, lui dis bonjour, mets le thé en route et étends son linge comme tous les samedis. Cela me prend 15 minutes.

J'ai envie de parler un peu avec Jean-Luc. Je ne l'avais pas beaucoup vu dans la semaine. Le téléphone intérieur sonne. On avait besoin de moi. Je dis donc à Jean-Luc :

« Bois ton thé, je reviens » et j'insiste : « Je n'en ai pas pour longtemps, je reviens. »

Il me dit « D'accord », et je pars faire une autre intervention. Une demi-heure plus tard, mon intervention terminée, je descends au bureau noter mes horaires. En inscrivant ceux de Jean-Luc, mes mots me reviennent en mémoire : « Je reviens ! »

J'aurais pu ne pas remonter, il avait eu tout ce qu'il m'avait demandé, mais ces deux mots résonnent dans ma tête : « Je reviens. »

Je prends donc mes clés et remonte chez Jean-Luc.

En voulant ouvrir la porte de l'appartement, quelque chose la bloque. Elle ne s'ouvre pas entièrement. J'appelle Jean-Luc quand j'entends sa voix :

« Je suis tombé, je suis derrière la porte ! » J'entre donc en poussant celle-ci le moins possible, ayant compris que Jean-Luc était derrière.

Une fois dans l'appartement, je vérifie qu'il n'avait mal nulle part, et après un quart d'heure de bataille avec le lève-personne, je le réinstalle dans son fauteuil. Je lui demande si tout va bien, s'il n'avait pas eu peur. Et là, je prends sa réponse comme une immense gifle : « Non, tu m'as dit que tu revenais. »

Je ne sais pas encore aujourd'hui si cette gifle m'a fait du bien ou si elle m'a fait mal. Ce dont je me souviens, c'est de mon cerveau qui est passé à la vitesse « turbo ». Si je n'étais pas remontée, il serait resté trois heures par terre jusqu'à l'heure de son dîner, trois heures sans moyen de me prévenir, trois heures interminables, trois heures sans bouger, trois heures à me détester, et à juste titre.

Cette expérience aurait pu s'arrêter là, tout finissait bien. Mais non, j'y pense tout le temps, sans pouvoir définir à quelles conclusions je dois arriver.
À force d'y réfléchir, le mot « pouvoir » me vient à l'esprit et je l'analyse.
Le pouvoir de la personne valide sur la personne handicapée.
Le pouvoir de les faire attendre.
Le pouvoir de les lever.
Le pouvoir de les coucher.
Le pouvoir de les laver.
Le pouvoir de leur bien-être.
Le pouvoir de leur dire non.
Ce pouvoir qui, mal utilisé, peut renvoyer leur handicap à la figure.
Je trouve ce pouvoir déplacé et bénéfique en même temps. J'ai pris conscience du poids d'une promesse et de toute l'importance du mot « confiance ».

Annick, le 2 juin 2003.

3 Le domaine de formation 4 en questions

a. Communication verbale et non verbale

- Montrez comment dans votre pratique vous utilisez d'autres formes de communication que la parole.
- Montrez que l'absence de la parole n'est pas forcément un barrage à la communication. Donnez des exemples pour étayer ce propos.
- Pour améliorer les possibilités de communication des résidents, il peut être nécessaire d'utiliser et de mobiliser tous leurs sens. Que proposez-vous dans cet objectif ?

b. L'intervention professionnelle

- Dans votre vie professionnelle, que faites-vous pour favoriser dans le quotidien le développement des repères spatio-temporels des personnes que vous accompagnez ?
- En quoi une vie structurée et des repères précis sont-ils importants pour la personne dépendante ? Aidez-vous d'exemples.

c. Protéger l'intimité

- Dans la vie quotidienne en institution, citez et développez deux moyens par lesquels un ou une AMP s'appuyant sur sa pratique peut garantir l'intimité des personnes accueillies.

- Frapper à la porte avant d'entrer dans la chambre d'une personne handicapée ou d'une personne âgée : n'est-ce, pour l'AMP, que l'application d'une banale règle de politesse ? Exposez votre point de vue.
- En quoi le respect de l'intimité constitue-t-il pour vous une notion importante et comment prenez-vous cet aspect en considération dans votre accompagnement au quotidien ?

d. L'observation

- L'observation peut être considérée comme une des fonctions essentielles du travail de l'AMP. Dites pourquoi.
- L'observation est un outil de travail pour l'AMP. Dites, de manière détaillée, en quoi cet outil est important dans votre pratique professionnelle auprès des personnes que vous accompagnez. Illustrez par un exemple tiré de votre pratique.

e. La relation d'aide

- « Le rôle de l'AMP se situe bien à la frontière du médical et du social. » « Il soigne et il prend soin des personnes plus ou moins dépendantes » (annexe à l'arrêté du 30 avril 1992).
  Dites comment vous comprenez cette affirmation et illustrez-la d'exemples tirés de votre pratique.
- Un résident a des conduites affectives à votre égard très envahissantes. Comment réagissez-vous en tant qu'aide médico-psychologique ? Prenez un court exemple.
- Même si vous n'administrez pas de médicament, celui-ci peut être base de support relationnel. En quelques lignes, dites comment vous traduisez cela dans votre pratique.
- Dans quelle mesure la technique de manutention des personnes dépendantes peut-elle être l'occasion d'une relation d'aide par l'AMP ?
- Qu'est-ce que la fonction de « soins » dans la vie quotidienne pour un AMP ?
- Vous êtes témoin du refus d'un usager de prendre ses médicaments. Après avoir émis des hypothèses, vous ferez des propositions d'actions pour remédier à ce problème.
- L'âge réel de la personne dont vous avez la charge vous paraît-il un élément significatif à prendre en compte dans votre relation avec elle ? Illustrez votre réponse à l'aide d'exemples.

f. Le maintien de l'autonomie

- Tous les projets éducatifs font référence à l'objectif « d'autonomisation » du résident. À partir de cas pris parmi les résidents dont vous assurez l'accompagnement, montrez comment à des niveaux divers vous travaillez à une forme d'autonomisation.

g. Les accompagnements spécifiques

Accompagnement de déficiences sensorielles

- Quelles réponses éducatives peuvent être proposées à une personne non voyante dans un objectif de compensation ?
- Quelles sont les principales difficultés que rencontre l'enfant sourd ou déficient auditif dans sa vie quotidienne et quels moyens de communication peut-il utiliser avec autrui ?
- Quelles sont les difficultés que rencontrent les personnes déficientes auditives ?

Accompagnement de troubles de comportement

- L'agressivité fait partie du développement de l'individu. Qu'en savez-vous ? Comment pouvez-vous comprendre l'agressivité verbale et/ou physique d'une personne physiquement dépendante ?
- L'agressivité est une attitude pulsionnelle constitutive de la nature humaine. De façon indissociable, elle est indispensable et au contraire nuisible à la vie. Développez l'un de ces deux aspects en vous appuyant sur votre pratique.
- L'AMP est parfois confronté à des situations d'agressivité dans son travail. Donnez un exemple que vous emprunterez à votre expérience et dites les questions que vous en retirez, à la fois sur le plan institutionnel et sur le plan clinique.

Accompagnement des personnes sujettes à l'alcoolisme et au tabagisme

- Quels sont les effets de l'alcoolisme chronique à court, à moyen, à long terme ? En tant qu'AMP, quelles attitudes adopter envers ces malades ?
- Quels arguments pouvez-vous développer auprès d'une personne ayant une consommation excessive d'alcool pour l'aider à prendre la décision de cesser toute consommation d'alcool : au niveau de sa santé, au niveau de sa dépendance ?

h. Soutien spécifique lié aux handicaps

- Vous travaillez auprès de personnes polyhandicapées. Que direz-vous à un(e) stagiaire AMP quand il (elle) vous demandera, dès le début de son stage, des renseignements sur le polyhandicap, sur le travail que vous faites au quotidien ?
- Qu'est-ce qu'une fausse route ? Quels sont les moyens de l'éviter ? Que faire lorsqu'elle survient ?
- Les personnes polyhandicapées présentent souvent des troubles de la déglutition. Quels en sont les risques ? Évoquez le rôle de l'AMP lors des repas afin de prévenir les risques de fausse route silencieuse.
- Quelles sont les règles essentielles pour la manutention de personnes à mobilité réduite ?

i. Traumatismes crâniens

- Vous devez vous occuper d'une personne tétraplégique, madame Blaille, nouvellement arrivée au sein de votre établissement. Cette personne a eu un accident sur la voie publique lors d'un déplacement professionnel. Elle ne présentait, avant son accident, aucun antécédent médical.
  Cette patiente peut-elle être une personne infirme moteur cérébrale ? Justifiez votre réponse.

j. Soutien spécifique lié aux déficiences et pathologies mentales

- Quelles sont les difficultés de communication et les difficultés relationnelles de la personne handicapée mentale ?
- Décrire les différents types d'approche dans la prise en charge de personnes autistes.
- Vous devez accompagner en sortie hors de votre établissement un enfant autiste. Décrivez les principaux signes cliniques de l'autisme. Quelle attitude professionnelle conviendra-t-il d'adopter auprès de cet enfant ?

k. Soins physiques et psychologiques du vieillissement

- Précisez le vécu douloureux que les personnes âgées placées en institution éprouvent. Argumentez quelques propositions d'accompagnement.
- Certaines personnes âgées entrant en maison de retraite développent un syndrome de glissement. Définissez ce terme et ses principaux signes. Quelle est votre attitude pour faire face à cette situation ?
- Dites en quoi et comment le fait d'être handicapé peut provoquer l'exclusion.
- Que proposeriez-vous pour aider une personne âgée désorientée à mieux se repérer et à mieux circuler dans l'établissement ?
- Quelles sont les précautions diététiques à prendre avec les personnes âgées ?
- Que peut faire l'AMP pour combattre la solitude et l'isolement des personnes âgées en maison de retraite ?
- L'incontinence urinaire est souvent un problème chez les personnes âgées dépendantes. À travers votre pratique professionnelle, expliquez les points auxquels vous êtes attentifs.
- Lorsqu'une personne âgée n'a pas choisi d'aller vivre en maison de retraite, comment alors réussir l'accueil de ce nouveau résident ?
- Citez six complications physiques et psychologiques de l'alitement.
- Dans les institutions où exerce l'AMP, il est fréquent d'entendre parler des « fauteuils » ou des « mixés », etc., pour désigner les personnes dépendantes. Qu'évoquent pour vous ces appellations ? Quelles incidences leur utilisation peut-elle avoir dans les pratiques professionnelles ?

l. Soutien spécifique lié à des maladies

- On vous dit que ce jeune garçon est myopathe. Qu'est-ce que cela signifie ? Comment se manifeste son affection ? Pourquoi cette maladie ne touche-t-elle que les garçons ? Si une nouvelle grossesse survient dans cette famille, que va-t-on conseiller au couple ?
- Dans votre rôle d'AMP, comment pouvez-vous aider une personne atteinte de la maladie d'Alzheimer, lors de son entrée en institution ?

m. Accompagnement en fin de vie, le deuil

- Qu'est-ce que le travail de deuil ? Caractérisez cette notion et donnez des moments où le travail de deuil peut être retrouvé dans l'évolution psychologique de l'être humain.
- Un résident vient de perdre un proche. Comment lui annonceriez-vous ? Quel accompagnement proposeriez-vous ?
- Quels sens donnez-vous aux « soins palliatifs » ? Donnez les circonstances dans lesquelles on peut y avoir recours.
- Quels sont les principaux besoins de la personne en fin de vie ?

n. Sida, MST

- Dans le cadre de vos fonctions, il vous est demandé d'organiser une séance d'information sur les risques liés au VIH, agent du sida.
  Détaillez les éléments essentiels que vous allez transmettre :
  – modes de contamination ;
  – prévention.
- Vous devez animer une information auprès d'un groupe de jeunes du foyer où vous travaillez sur le thème du sida.
  Donnez une définition du sida et donnez les différents modes de contamination. Citez-en les conséquences Développez plus particulièrement les mesures de prévention.

o. Indicateurs et traitement de la douleur

- L'aide médico-psychologique est parfois confronté à la « douleur » physique des personnes qu'il accompagne. Donnez deux exemples de douleur physique. Pour chacun de ces exemples, dites comment vous pouvez la repérer, la prévenir ou la diminuer.
- Face à la souffrance que vous décelez chez un résident, de quels moyens disposez-vous pour agir ?
- En vous référant à votre pratique, nommez les différents signes de la douleur et expliquez votre rôle pour soulager la personne.
- Citez cinq manifestations de la douleur.

p. Repérages et accompagnement des situations de risques de maltraitance

- Vous illustrerez, grâce à un exemple tiré de votre pratique professionnelle, l'action apaisante que peut avoir l'AMP face à l'état de crise d'un usager (douleur, angoisse, colère, etc.).
- La maltraitance peut revêtir de multiples facettes (brusquerie dans les gestes, absence de réponse aux demandes formulées, négligence dans la propreté, etc.). Le manque de personnel, la surcharge de travail sont souvent utilisés pour légitimer ces comportements. Qu'en pensez-vous ? Justifiez votre réponse à partir d'un exemple où vous avez été impliqué(e).
- Définissez la notion de maltraitance et citez trois formes différentes qu'elle peut prendre.

q. L'usure professionnelle

- Le « mal de dos » est-il un mal évitable ? Quelles sont les précautions que vous devez prendre dans votre travail pour l'éviter ?
- L'angoisse est peut-être la chose qui se partage le plus facilement entre les humains. En prenant appui sur votre pratique professionnelle, dites comment l'AMP peut accueillir l'angoisse des personnes qu'il accompagne sans se trouver envahi par celle-ci.
- L'installation de la « routine » dans la pratique professionnelle peut-elle être un danger ? Pour un AMP, quels moyens est-il possible de mettre en œuvre pour l'éviter ?

Propositions de réponses

1. Dans votre pratique professionnelle, vous pouvez être confronté à la violence de personnes dont vous vous occupez. Comment réagissez-vous face à cette situation et quelles sont les attitudes qui peuvent la désamorcer ?

Violences verbales, violences physiques.

Réactions : mise en sécurité de la personne, mise en sécurité de l'entourage ; écarter les personnes, les objets, chercher à maintenir ou orienter la personne dans un lieu assurant cette mise en sécurité.

Attitudes pour désamorcer, essayer autant que possible d'apaiser la personne.

Savoir adapter ses attitudes à la situation : laisser la personne violente seule – tout en étant proche – ou au contraire chercher à capter son attention pour provoquer une accalmie.

Ne pas « mettre de l'huile sur le feu » : ne pas répondre à la violence par la violence, ne pas chercher à raisonner quelqu'un qui ne peut pas entendre, savoir faire preuve de patience, de calme, sans autre objectif que d'être là.

L'AMP doit savoir passer le relais à un collègue s'il pense que sa présence nourrit la violence du résident.

2. L'AMP doit parfois faire face à des situations de « douleur » chez la personne qu'il accompagne. Donnez deux exemples de douleur physique. Pour chacun de ces exemples, dites comment l'AMP peut la repérer, la prévenir ou la diminuer.

Exemples de douleur physique : mal de dents, douleur due à une mauvaise posture dans un fauteuil, douleur post-opératoire, crampes, douleurs abdominales, démangeaisons, etc.
Il peut être aussi évoqué des douleurs consécutives à des accidents : coupures, brûlures, hématomes, morsures, chutes, etc.

Repérer :

Capacité d'écoute et d'observation de l'AMP : la personne se plaint par la parole, par des gémissements.
En plus ou à la place de la parole, la personne manifeste sa douleur par des postures (instabilité dans le fauteuil, maintien voûté ou en hyper extension, etc.), par des mimiques, par des regards, par des refus d'être touché, des replis sur soi, par d'autres manifestations somatiques (fièvre, perte d'appétit, du sommeil, etc.).

Prévenir :

- selon la nature de la douleur ;
- par des soins corporels habituels (toilette, hygiène, suivi régulier de la dentition, de la peau) ;
- par le respect des régimes prescrits ;
- par des mouvements et postures variés (tapis, verticalisateur, exercices physiques) permettant une mobilisation musculaire différenciée ;
- par un aménagement du cadre de vie permettant la réduction des dangers et le confort de la vie courante ;
- par le recours à des thérapies adéquates.

Réduire :

- par l'administration de soins permettant une diminution de cette douleur (médicaments, pommades, etc.) ;
- par l'attention portée à ce que vit la personne : parler de sa douleur ;
- par les aménagements physiques immédiats (changer de posture, changer le dispositif de prothèses, etc.).

Le candidat peut évoquer dans ce contexte les soins palliatifs : réduction de la douleur par le recours à des produits à base de morphine, donner au patient un environnement chaleureux, discret, proche, dans lequel il se trouve « bien ».

4 La certification des compétences dans ce domaine

Deux évaluations viendront valider ce domaine de compétences.

- **Une épreuve écrite : note de réflexion sur une problématique professionnelle.**
  Le candidat prend un sujet au choix parmi deux proposés.
  Ces sujets sont relatifs à une problématique en rapport avec le cœur du métier de l'AMP et argumentée par le candidat à partir de sa pratique professionnelle.
  Cette épreuve écrite est organisée par la DRASS, dure deux heures et a un coefficient 1.
- **Une évaluation de stage ou de l'exercice professionnel à l'aide d'une grille d'évaluation remplie par le terrain de stage ou le lieu d'exercice professionnel.**

Objectifs de l'épreuve

- Évaluer la perception qu'a le candidat de la spécificité de sa profession et l'analyse qu'il en fait.
- Évaluer la manière dont le candidat se positionne en tant que professionnel (analyse de sa pratique et distance).
- Évaluation technique.

Compétences repérées

- Mettre en œuvre des aides adaptées aux différents âges de la vie et situations de handicap dans les dimensions physique, relationnelle, affective et cognitive.
- Utiliser les activités quotidiennes comme support à la relation.
- Détecter les signes révélateurs d'un problème de santé ou de mal-être et prendre les dispositions adaptées.
- Avoir une communication appropriée à la situation de la personne » (annexe 2 du référentiel de certification).

a. La note de réflexion sur une problématique professionnelle

Les objectifs :

- évaluer la perception qu'a le candidat de la spécificité de sa profession et l'analyse qu'il en fait ;
- évaluer la manière dont le candidat se positionne en tant que professionnel (analyse de sa pratique et distance).

Conseils :

Vous avez deux heures pour traiter un des deux sujets qui vous sont proposés.

Ce qui doit déterminer le choix du sujet est avant tout la possibilité pour vous de l'illustrer par une pratique professionnelle, celle de votre lieu de travail habituel ou d'un lieu de stage accompli pendant votre formation.

Les sujets sont construits de telle sorte qu'ils permettent toujours au candidat de « s'y retrouver » dans l'un des deux sujets.

Il faut lire lentement le sujet et, pour bien comprendre la question posée et les développements attendus, entourer les **mots-clés**.

Ceux-ci apparaissent dès la première phrase, souvent comme une affirmation, un constat.

Exemple :

« Il est souvent question dans votre travail de **partenariat avec les familles**... : à partir d'observations tirées de votre pratique, comment voyez-vous cette collaboration avec les familles ? Est-elle suffisamment développée ? Précisez les apports et les limites de ce partenariat ainsi que **votre rôle.** »

Vous avez alors à construire votre écrit en suivant l'ordre des questions posées. **Très souvent le plan est indiqué par la construction même de la question**.

Dans cet exemple, voici les points que l'on peut ou doit retrouver dans votre réponse :

- Que veut dire « partenariat » ?
  Évoquer alors que ce partenariat est une des idées forces des annexes XXIV.
- Les éléments positifs de la « collaboration » (les « apports ») :
  - les exprimer ;
  - donner des exemples de collaboration positive.

- Les « limites » de cette collaboration :
  - dire quelles peuvent être ces limites ;
  - donner des exemples.
- Projet : faut-il développer ces collaborations ?
  - pourquoi ? exemple ;
  - avec qui ?
  - de quelle façon ?

Ce qui doit transparaître dans votre écrit : une **conviction personnelle**, une parole à la première personne, une position éthique (voir la fiche n° 32) qui permet de donner du sens à ce que vous dites et ce que vous faites. Mais il faut savoir argumenter cette conviction en dépassant une expression émotionnelle (j'aime, je n'aime pas, je ne supporte pas, j'ai toujours pensé que, etc.). Ce qui est recherché, c'est l'adhésion du lecteur à des choses simples et fortes que vous voulez faire passer.

Le « plus » de votre écrit : faire des liens avec des connaissances médicales, psychologiques, psychiatriques (n'écrivez que ce dont vous êtes sûr) ; faire des liens avec des textes législatifs ; donner des références bibliographiques ou des noms de personnes connues que vous pouvez évoquer à ce propos ; faire des liens avec d'autres expériences professionnelles (témoignages, lieux de stage, d'autres façons de travailler, etc.).

Travail sur la forme

Votre écrit ne devrait pas dépasser deux pages.

Faites un plan à partir des principaux éléments constituant la question.

En relisant encore le sujet, vérifiez que votre plan est bien cohérent avec la question posée.

Choisissez des exemples qui « collent » à ce que vous voulez expliquer.

Un exemple doit toujours être d'abord la présentation d'un fait, et non l'interprétation d'un fait. Avant de donner votre avis, présentez ce qui s'est passé.

Ce n'est pas le moment de présenter votre institution ou de faire des développements généraux sans rapport avec le sujet.

Gardez-vous une demi-heure :

- pour recopier (avec soin, sans ratures) ;
- pour relire.

Attention : vous ne devez pas mettre de noms propres (collègues de travail, résidents) et vous ne devez écrire aucun élément permettant une identification de vous-même ou de votre lieu de travail.

Le candidat trouvera ci-dessous de nombreux exemples de thèmes pouvant servir de modèles à cette épreuve.

Ces exemples sont les sujets et corrigés de la « note de réflexion sur la pratique professionnelle » du CAFAMP jusqu'en 2007.

b. Exemples de notes de réflexion sur la pratique

Les temps clés des pratiques de l'AMP

- En quoi les actes d'accompagnement de la vie quotidienne (toilette, repas, ménage, coucher, etc.) peuvent-ils contribuer à construire une relation de qualité entre l'AMP et l'usager ?

Vous argumenterez votre réflexion à partir de votre expérience professionnelle.

- Dans votre pratique professionnelle, certains moments de la journée sont plus propices à un travail relationnel. Selon vous, lesquels et pourquoi ?
  À travers des exemples tirés de votre pratique, démontrez en quoi le travail relationnel est une des dimensions importantes du métier d'AMP.
- L'accueil est important dans le cadre de l'accompagnement de la personne dépendante. Quels sont les objectifs visés et quelles sont les interventions que vous pouvez mettre en œuvre pour accueillir une personne ?

Communication

- Communiquer, c'est entrer en relation. Avec des personnes lourdement handicapées, on parle de communication non verbale. À travers votre pratique d'AMP, illustrez un ou des modes de communication non verbale, permettant une rencontre avec l'autre.
- Pourquoi est-il important de parler aux personnes qui n'ont pas (ou plus) de langage, même si l'on peut avoir l'impression qu'elles ne « comprennent pas » et ne peuvent pas nous répondre ? Illustrez votre propos avec des exemples.
- Que votre pratique professionnelle s'exerce auprès de personnes âgées ou auprès d'enfants, d'adolescents, d'adultes en situation de handicap, la communication et la relation sont deux concepts essentiels dans votre travail. Vous expliquerez ce que signifie communiquer.
  En vous appuyant sur des exemples tirés de votre pratique, vous montrerez comment vous entrez en relation avec la personne ou les personnes dont vous vous occupez.
  Vous exposerez aussi les limites ou difficultés que vous pouvez rencontrer.

L'AMP, l'accompagnement, l'écoute

- « Faire avec », « faire pour », « faire faire ». Votre accompagnement s'articule autour de ces trois notions. Développez à partir d'exemples concrets tirés de votre pratique d'AMP.
- Dans quelles circonstances, multiples ou variées, peut-on dire que l'aide médico-psychologique est en situation d'accompagnement ? Que signifie ce terme ? En quoi et pourquoi fait-il partie du vocabulaire professionnel de l'AMP ?
- Un des aspects les plus importants de la vie quotidienne qu'une institution propose aux personnes qu'elle accueille est la « sécurisation », tant sur le plan matériel que psychique. Pourquoi cette notion est-elle à la base de tout travail d'accompagnement ?
  À l'aide d'exemples pris dans votre pratique, montrez comment vous pouvez être des acteurs de cette sécurisation.
- Dans la relation auprès d'enfants et d'adolescents déficients intellectuels, les AMP doivent mettre en place un cadre structurant et structuré. Pourquoi ? Qu'en pensez-vous ? Argumentez votre point de vue en vous appuyant sur votre pratique professionnelle.
- Le choc vécu par une personne lorsque survient brutalement un état de dépendance modifie profondément son rapport aux autres et à lui-même. Comment le prendre en compte dans votre pratique d'AMP ?

- Quelle place accordez-vous aux plaisirs, aux joies dans la vie quotidienne des personnes que vous accompagnez ? Traitez le sujet en prenant des exemples tirés de votre pratique.
- En maisons de retraite ou établissements pour personnes handicapées, la gestion de la solitude constitue un problème majeur à résoudre. Quelles actions pouvez-vous mettre en œuvre en tant qu'AMP au niveau individuel et au niveau collectif pour rompre l'isolement des personnes que vous accompagnez ?
- À de nombreuses reprises, au cours de votre formation, vous avez entendu dire qu'il faut « être à l'écoute de besoins des résidents ». Que signifie pour vous cette affirmation ?
  En vous référant à votre pratique professionnelle, quels types d'accompagnement avez-vous mis en place dans ce sens ?
- Dans le groupe de résidents que vous accompagnez dans vos fonctions d'AMP, il peut arriver que l'un d'entre eux profite abusivement de la faiblesse d'un autre résident. Cet état de fait provoque pour vous une situation particulière. Décrivez-la.
  Comment expliquez-vous l'attitude respective de chacun des deux résidents concernés ? Quelle position prendrez-vous en tant que professionnel(le) ? Développez. Que tenterez-vous de mettre en place ? Argumentez.

L'AMP et l'aide

- L'AMP est parfois tiraillé entre la nécessité que le résident soit propre et le refus de celui-ci de se laver ou d'être lavé. Comment prenez-vous en compte ces deux aspects dans votre pratique professionnelle pour éviter de tomber dans le piège de l'autoritarisme ou du laisser-faire ?
  Illustrez votre propos à partir d'exemples.
- Le travail de proximité accompli par les AMP dans le quotidien s'appuie sur une relation aidé/aidant. À partir de votre expérience, dites comment vous concevez cette relation ? Quels risques découlent d'une relation mal maîtrisée ?

Favoriser l'autonomie

- « Il faut parfois savoir ne pas toujours faire. »
  Cette phrase met l'accent sur le danger d'être trop dans l'action. Qu'en pensez-vous ? Que peut-il y avoir à la place du « faire » ? Argumentez à partir d'exemples issus de votre pratique professionnelle.
- On dit qu'il est important de développer l'autonomie chez les personnes dépendantes. Expliquez en quoi c'est important, décrivez ce que vous mettrez en œuvre concrètement pour atteindre cet objectif.

La dimension affective dans l'engagement professionnel

- Des professionnels ont parfois des gestes de tendresse à l'égard des résidents qu'ils accompagnent au quotidien : caresses, baisers sur la joue ou le front, étreintes dans les bras, câlins. Que pensez-vous de ces attitudes ? Argumentez votre position en vous appuyant sur votre pratique professionnelle.

- À l'aide d'exemples tirés de votre pratique, expliquez en quoi la relation affective qui existe parfois entre vous, AMP, et la personne dont vous vous occupez peut être bénéfique et en quoi elle peut au contraire devenir problématique.

Droit des personnes

- Dans des maisons de retraite, les personnes âgées ne sont que des patients. Qu'est-ce qui, dans votre action en tant qu'AMP, permet de les considérer comme des personnes ? Vous vous aiderez d'exemples tirés de votre pratique professionnelle pour illustrer vos propos.
- La loi du 2 janvier 2002 garantit à toute personne prise en charge dans un établissement l'exercice de ses droits et libertés individuelles. Dans ce cadre, le respect de sa dignité, de son intimité et de sa sécurité doit lui être assuré.
  À partir d'exemples issus de votre pratique, montrez comment vous contribuez, en tant qu'AMP, à la mise en œuvre de ces aspects.

La vie en collectivité et la vie privée

- Y a-t-il un droit à la vie privée en institution pour la personne résidente ?
  À l'heure où l'on parle de la notion de citoyenneté pour les personnes handicapées, qu'en est-il de leur habitat, de leur vie de couple, de leur désir respecté de leur choix possible ? Ne décide-t-on pas le plus souvent à leur place ? Quel espace de décision leur reste-t-il ?
  Selon la nature du handicap, vous ferez part de vos réflexions et positions professionnelles à partir d'exemples concrets.
- La vie en collectivité peut être un obstacle à l'intimité. Le maintien d'une certaine forme d'intimité vous paraît-il nécessaire pour les usagers qui vous sont confiés ?
  Après avoir défini la notion d'intimité, donnez votre point de vue sur la question en vous appuyant sur votre pratique d'AMP.

À propos de l'expression de l'affectivité et de la sexualité

- Il est souvent constaté que les parents et les professionnels ne perçoivent pas la sexualité des personnes handicapées de la même manière. Qu'en pensez-vous ? Comment appréhendez-vous le problème en tant qu'AMP ?
- La vie affective et la sexualité des personnes que vous accompagnez constituent une préoccupation importante pour les équipes qui les entourent. À partir de votre expérience d'AMP, faites part de vos interrogations, réponses, représentations que vous rencontrez dans cet espace de prise en charge.
- La sexualité est souvent difficile à aborder en institution, bien que présente dans le quotidien des personnes que vous accompagnez. Face à cette question, comment vous situez-vous en tant qu'AMP ? Vous pouvez illustrer votre réflexion d'exemples tirés de votre pratique.

Soins palliatifs, accompagnement en fin de vie, deuil

- Vous avez pu être confronté(e) à l'accompagnement en fin de vie. Comment abordez-vous cette question pour vous-même, en équipe, auprès d'autres résidents, auprès de la famille du résident ?

- Un décès ou un accident grave s'est produit dans votre établissement et a atteint un(e) résident(e) de votre unité.
  1. En tant qu'AMP au sein d'une équipe pluriprofessionnelle, de quels moyens disposez-vous pour faire face à cette situation ?
  2. Quelles réponses allez-vous apporter aux résidents témoins de cet accident, sur le moment et dans les jours qui vont suivre ?

Douleur et souffrance

- L'AMP doit être particulièrement vigilant à toute situation de souffrance chez les personnes qu'il accompagne. Comment en repérez-vous les signes ? Quelles sont vos attitudes par rapport à cette souffrance ?
  Appuyez votre réflexion sur des exemples issus de votre pratique professionnelle.

Maltraitances et violences institutionnelles

- Que signifie pour vous le mot « maltraitance » ? Comment la maltraitance peut-elle survenir dans une institution ? Comment pourrait-on la prévenir ? Argumentez vos réponses.
- On parle souvent de « maltraitances » plus ou moins graves vécues par des personnes dépendantes de la part de professionnels dans les institutions.
  1. Définissez ce terme et donnez-en quelques exemples.
  2. Qu'est-ce que peut provoquer ce type d'attitudes ? Comment les combattre ?
  3. Vous sentez-vous, en tant qu'AMP, totalement à l'abri de ce genre de pratiques ? Pourquoi ?
- Il est nécessaire, dans votre pratique, d'adopter une attitude « bien traitante » auprès des personnes que vous accompagnez. À l'aide d'exemples tirés de votre pratique professionnelle, démontrez que votre positionnement contribue à la mise en place d'un tel accompagnement.
  Sur quoi devez-vous être vigilant pour éviter les risques éventuels de maltraitance ?

La remise en question

- Votre travail d'aide médico-psychologique demande que vous soyez capable de vous remettre en question. À partir d'exemples tirés de votre expérience professionnelle, montrez en quoi cette attitude vous a permis de modifier votre pratique.
- « J'ai cédé », « Je n'ai pas cédé » sont des expressions parfois utilisées par les AMP en formation. Qu'est-ce que « céder » ou « ne pas céder » évoque pour vous ? Citez des exemples tirés de votre pratique professionnelle, où vous vous êtes trouvé(e) dans l'une et l'autre de ces situations. Développez votre argumentation pour expliquer le sens de votre attitude.
- Dans le travail de l'AMP, la nécessité d'une « bonne distance professionnelle » est essentielle. Dans le cadre de votre pratique, comment mettez-vous en œuvre ce positionnement professionnel ?
- La prise en charge des personnes dépendantes en institution est parfois marquée par une certaine familiarité de langage ou d'attitudes de professionnels à l'égard des résidents.

À partir de votre expérience professionnelle :
– décrivez brièvement certaines formes de ces familiarités ;
– précisez lesquelles vous semblent acceptables et lesquelles vous semblent poser problème.
Argumentez votre position.

- Le professionnel peut se trouver en situation de toute-puissance vis-à-vis des personnes dépendantes. Êtes-vous d'accord avec ces propositions ? Illustrez votre réflexion par des exemples.

Routine, fatigue et usure professionnelles

- L'AMP est amené(e) à apporter des soins répétitifs. Quelle démarche mettez-vous en œuvre afin d'éviter la routine et l'occupationnel ?
- Expliquez pourquoi la routine professionnelle peut devenir un « danger » dans la réalisation de vos pratiques de futur AMP. Quels sont selon vous les moyens à mettre en œuvre afin d'éviter la routine ? Illustrez vos propos d'exemples concrets.

Travail en équipe, transmissions

- Dans l'institution qui vous emploie en tant qu'AMP, vous faites partie d'une équipe. Des outils de communication ont été mis en place sur votre lieu de travail.
- Comment les utilisez-vous ?
- Quels en sont les avantages et les inconvénients ?
- Qu'apportent-ils au travail d'équipe ?
- Le travail en équipe peut être le moyen d'une dynamique, d'une réflexion plus riche sur la pratique. Mais cela n'est pas toujours le cas. En vous appuyant sur votre pratique, vous expliquerez en quoi le travail d'équipe peut être un frein ou un moteur.

Profession : AMP

- « Les aides médico-psychologiques sont mes yeux et mes oreilles » disait un médecin hospitalier.
- Quel sens donnez-vous à cette affirmation ?
- Quelles sont, selon vous, les pratiques professionnelles de l'AMP qui l'illustrent ?
- Quelle est la plus-value apportée par votre métier dans une équipe ?
- Une revue spécialisée vous demande d'écrire un article sur la nature du métier d'AMP. À la lumière de votre expérience (emploi, stage), vous présenterez non seulement votre rôle, mais vous chercherez aussi à convaincre les lecteurs de l'importance de la présence d'un ou de plusieurs AMP au sein d'une équipe pluridisciplinaire.
Vous vous appuierez sur des exemples tirés de votre pratique professionnelle.

Propositions de réponses

1. Dans notre société, le terme de lien (familial, social) est de plus en plus utilisé. Définissez ce terme. Dites comment vous en tenez compte dans votre pratique professionnelle. Illustrez à l'aide d'exemples.

Lien : le lien est ce qui unit une personne à une autre, soit par affection réciproque, soit par intérêt commun.

Les expressions du lien sont diverses : paroles, attitudes, comportements, mais aussi contrats (mariage, travail), conventions, adhésions.

Le lien est familial quand il concerne des personnes composant un même groupe familial. Il est fondé sur l'affection que chacun peut porter aux autres membres de la famille et sur l'importance pour chacun de maintenir la cohésion familiale et d'y garantir la place de chacun. Il est ce par quoi se manifestent les solidarités dans la vie quotidienne.

Exemples : lien parents-enfants, liens entre générations, liens du mariage, etc.

Le lien est social quand il concerne des amis, que ce soit dans les moments heureux ou difficiles de la vie, quand il concerne des personnes appartenant à divers groupes dont les finalités sociales peuvent être variées :

- par profession (liens dans une équipe de travail) ;
- par environnement (liens de voisinage) ;
- par loisirs (liens dans le sport, les vacances), etc.

Le lien est indissociable de l'humain qui ne peut vivre isolé. Une personne ne peut être comprise que dans l'ensemble des liens qu'elle tisse autour d'elle.

Dans le travail de l'AMP :

Le souci des liens tissés par les personnes accueillies se manifeste à de multiples occasions :

- l'accueil dans l'établissement ou le service ;
- le respect, la prise en compte du passé, des habitudes de la personne, de ses goûts ;
- la présentation des personnes qui vivent dans l'établissement ou le service, ainsi que les professionnels ;
- l'aide et le respect pour chacun à tisser des liens amicaux, affectifs, voire à finalité de couple quand la situation se présente. Préserver l'intimité nécessaire à l'établissement de ces liens ;
- le travail avec et auprès des familles, dans l'esprit de la législation actuelle ;
- des initiatives de liens avec l'environnement : sorties, participations à des manifestations culturelles, festives, etc. ;
- la connaissance de son environnement : ville, village, voisinage.

2. Qu'est-ce que l'autonomie d'une personne handicapée ? Dans votre fonction d'AMP, comment pouvez-vous la faciliter ? Mais aussi la freiner ? Utilisez des exemples pour illustrer vos propos.

Autonomie : savoir faire par soi-même.

Elle est surtout appliquée à la vie quotidienne d'une personne dépendante.

La faciliter :

- en laissant ou en prenant le temps ;
- en respectant les rythmes ;
- en encourageant, en laissant faire, en acceptant l'échec ;
- en proposant des objets usuels appropriés aux handicaps (ergonomie) ;
- en ayant le souci des postures, du confort, de l'accessibilité des objets et des lieux, etc.

La freiner :

- en faisant trop ou pas assez à la place ;
- en faisant pression : impatience, reproches, etc. ;

– en ne se souciant pas de la bonne adaptation des objets ou des lieux ;
– en considérant l'autre comme incapable de faire, etc.

Le candidat devrait proposer des exemples de l'une et de l'autre situation.

Souvent des aides techniques appropriées redonnent à la personne handicapée ou âgée certaines autonomies :

– l'aménagement des toilettes : elle peut y aller seule ;
– un fauteuil roulant : elle peut se déplacer seule ;
– une façon de présenter les vêtements qui permet un habillage autonome, etc.

3. Un proverbe dit que « l'enfer est pavé de bonnes intentions ». Parmi elles, celle de rendre les gens « autonomes » est souvent évoquée dans les équipes. Pouvez-vous expliquer pourquoi vouloir à tout prix rendre autonome une personne âgée ou gravement handicapée peut être une erreur professionnelle ? Illustrez votre réponse par des exemples.

Dans les pratiques de l'AMP, l'autonomie est comprise comme la capacité pour une personne d'accomplir seule, sans aide, les principaux actes de la vie quotidienne.

Cet objectif est envisageable pour des personnes dont les capacités motrices et mentales permettent de réaliser efficacement ces actes.

Pour des personnes âgées ou gravement handicapées, cet objectif mérite d'être adapté aux possibilités des personnes et il ne doit pas représenter un tel effort physique ou mental qu'il va inévitablement à l'échec.

La question posée est donc bien celle du « à tout prix » car dans cette expression il y a risque d'erreur professionnelle :

– les capacités de la personne ne sont pas bien évaluées : erreur d'observation ;
– il y a non-respect de la personne car on lui demande quelque chose qu'elle ne peut réaliser ;
– on s'expose à des réalisations mal faites dont la personne ne peut corriger les erreurs ;
– on place la personne dans une situation d'échec, donc de culpabilité et de dévalorisation de soi-même ;
– on s'expose à devenir agressif car on est tenté de reprocher à la personne de ne pas faire son possible pour réaliser les actions attendues.

4. Qu'évoque pour vous le terme d'« usure professionnelle » ? Quelles en sont les manifestations ? Comment y remédier ?

Être « usé » professionnellement, c'est ne plus se sentir utile, reconnu dans son travail :

– perte du sens de ce que l'on fait, perte de confiance dans ses collègues ;
– fatigabilité physique ;
– fatigabilité psychique et professionnelle ;
– effet de la routine, de la répétition des mêmes situations ;
– découragement devant la lourdeur du travail fait et le peu de résultats obtenus ;
– impression de ne pas être compris ;
– manque de formation ;
– mécontentement des conditions de travail, du salaire.

Manifestations :

– retard au travail, silence dans les réunions ou au contraire interventions négatives, dévalorisantes, systématiquement critiques ;

– absentéisme ;
– relations entre professionnels qui se réduisent. Chacun pour soi ;
– relation aux résidents marquée de plus en plus d'impatience, de négligence, de distance, de désintérêt ; parfois même d'agressivité, violence, ironie, moquerie.

Remèdes :

– en parler avec ses collègues (rôle de l'équipe) ;
– provoquer des réflexions institutionnelles sur le sens du travail accompli, les limites rencontrées, les résultats obtenus ;
– formation ;
– modification de poste, mutation.

5. Les professionnels travaillant avec des personnes dépendantes, enfants ou adultes, insistent sur l'importance pour ceux-ci de pouvoir faire des petits choix. Comment comprenez-vous ces « petits choix » ? À partir d'exemples pris dans votre pratique quotidienne, montrez-en l'importance.

La dépendance signifie que la personne ne peut faire par elle-même un certain nombre d'actes de la vie quotidienne, et doit pour cela avoir recours à une tierce personne, par exemple l'AMP.

Mais il est important de bien délimiter ces domaines d'aide et de ne pas aider là où ce n'est pas nécessaire. En effet, cela renforcerait la relation de dépendance et favoriserait petit à petit une passivité physique et relationnelle.

Ainsi, quel que soit le degré de dépendance, un certain nombre de situations de la vie quotidienne peuvent donner l'occasion de choix de la part de la personne :

– choix d'une place à table ;
– choix d'un vêtement ;
– choix d'un plat ;
– choix d'une position dans le lit ;
– choix d'une musique ;
– choix d'une activité, d'une sortie ;
– choix concernant son rythme de vie ;
– choix d'une personne pour l'aide quotidienne, etc.

Grâce à ces petits choix, la personne fait l'expérience que sa parole compte, qu'elle existe par et pour elle-même.

Choisir est également une activité mentale essentielle, qui nécessite de savoir trier, écarter, renoncer à une solution au bénéfice d'une autre.

Donner la possibilité de tels choix peut « compliquer » le travail de l'AMP, car cela nécessite de prendre du temps, de savoir écouter, observer, mettre ses propres goûts et choix en « veilleuse » par rapport à ceux de la personne dépendante.

Le fonctionnement de l'institution peut également en être légèrement bousculé, mais cela permet de redéfinir les priorités dans les missions de l'établissement qui doit mettre au centre de sa mission l'aide à la personne.

Le résultat d'une telle attitude professionnelle est positif en matière de qualité de contact, d'échange, d'initiative.

La personne dépendante, en effet, ne développera ses initiatives que si elle a fait de nombreuses fois l'expérience que ses choix les plus simples sont suivis d'effets.

À l'inverse, si elle comprend que ce qu'elle dit ou souhaite n'est pas pris en compte, elle finira par se taire ou adoptera des comportements dépressifs, agressifs, de repli, etc. Les équipes doivent faire de ces situations une analyse fréquente et se donner les moyens de les améliorer.

6. Un de vos proches voudrait suivre la formation d'AMP mais auparavant souhaite connaître ce métier. Présentez-lui votre travail en faisant bien apparaître ce qui est important pour vous.

Mots-clés pouvant apparaître (*cf.* arrêté de 1992)

Caractériser les actes et attitudes :

- aide ;
- accompagnement ;
- soin ;
- prendre soin ;
- la relation : écoute, prise en compte des souhaits.

Caractériser les situations-problèmes :

- dépendance ;
- handicap ;
- vieillissement.

Évoquer les positionnements :

- éthiques : respect ;
- personnels : qualités humaines (patience, imagination, humour, etc.) ;
- professionnels : observation, questionnement, prise de recul.

Évoquer le travail d'équipe et avec les familles.

La réponse n'induit pas qu'il faut citer tous ces mots-clés, mais, à partir du choix de quelques-uns, de pouvoir l'illustrer par sa pratique dans une présentation personnelle : « Pourquoi c'est important pour moi. »

7. Votre formation vous a préparé à une qualification d'AMP. Pouvez-vous définir ce qu'est votre compétence en ce qui concerne :

- **l'aide à la personne ?**
- **le « médical » ?**
- **le « psychologique » ?**

L'aide à la personne : l'aide est nécessaire car il s'agit de personnes dépendantes qui ont besoin d'une tierce personne pour accomplir les actes courants de la vie quotidienne : toilette, repas, habillage, déplacements, loisirs, sorties, etc.

Cette aide ne doit pas être un « faire à la place » systématique : elle doit autant que possible mobiliser, développer, stimuler les capacités de la personne, ses intérêts, ses goûts. Elle doit respecter ses rythmes de vie.

Cette aide quotidienne doit se faire dans le respect également de la vie privée de la personne, de ses goûts, de ses habitudes, de son intimité.

Le « médical » : cet aspect de la compétence de l'AMP concerne la gestion de certains soins nécessaires au confort corporel et à l'hygiène et la prévention de certaines affections.

Il s'assure de la propreté corporelle des personnes, de leur hygiène générale, de l'hygiène buccale.

Il s'assure de l'hygiène de leur environnement (repas, coucher, toilette).

L'AMP doit être auxiliaire du médical dans sa **capacité à observer** chez une personne handicapée ou âgée les signes d'un dysfonctionnement corporel : constipation, diarrhée, mycose, dermatose, douleur concernant les postures, qualité de la nuit, état d'excitation ou d'apathie, épilepsie, fausses routes, etc.

L'AMP sait faire part de ses observations.

Il est également impliqué dans la **prévention** de certains maux physiques : savoir changer de posture, faire accepter les régimes, prévention d'escarres, prévenir la prise de poids, prendre soin de la peau, veiller à l'hydratation, etc.

Dans les conditions requises par la direction de l'établissement et le médecin, l'AMP peut procéder à la **distribution de médicaments**.

Dans bien des cas, l'AMP est un **accompagnant** apprécié des personnes handicapées ou âgées pour faire une visite chez un médecin, un dentiste, un radiologue, etc.

Le « psychologique » : l'AMP ne fait pas que « soigner », il « prend soin » aussi, ce que l'on peut comprendre comme une fonction d'**accompagnement.**

Car toute personne a besoin non seulement de sécurité physique, de santé corporelle, mais aussi de relations, d'échanges, de parler et de vivre avec les autres. Cet aspect de la **vie relationnelle** est une des trois composantes de la fonction d'AMP qui sait prendre son temps, écouter, parler, favoriser des rencontres, prendre des initiatives de loisirs et de culture qui plaisent à la personne handicapée ou âgée.

Ce travail se fait également **avec la famille**.

Être à l'écoute ne veut pas dire que l'AMP peut et doit être le seul interlocuteur de la personne. L'AMP doit savoir orienter cette personne vers des interlocuteurs plus qualifiés pour les questions plus personnelles, plus délicates, associées à une souffrance psychique : **travail en équipe**, avec éducateur, psychologue, psychiatre, direction.

8. Quelles satisfactions tirez-vous de votre travail d'AMP ? À quelles conditions peuvent-elles être présentes tout au long de votre pratique professionnelle ?

Le travail de l'AMP s'exerce souvent avec de nombreuses contraintes matérielles, physiques, psychiques, répétées au quotidien.

Pour tenir la distance l'AMP doit pouvoir trouver du « plaisir » dans son travail en manifestant ses propres goûts et ses centres d'intérêt.

À la pesanteur des handicaps, il doit pouvoir répondre avec la fantaisie de son imagination, aussi bien dans les domaines des acquisitions que dans le domaine du confort de la vie quotidienne, des loisirs, de la socialisation.

Le contexte institutionnel doit pouvoir lui permettre :

- de mettre en valeur son travail et sa technicité ;
- d'être reconnu dans une équipe ;
- de collaborer à un projet commun ;
- de donner un sens à son travail ;
- de créer des relations de qualité ;
- de communiquer avec les autres professionnels ;
- de sortir du faire pour permettre à l'autre d'être.

Favoriser « l'aspect narcissique » de l'AMP, lui permettre d'être fier de son travail, de se sentir utile, fait reculer un peu plus le danger de l'usure professionnelle.

9. Selon vous, quels sont les éléments qui différencient votre attitude professionnelle et une attitude non professionnelle face à une personne dépendante ?

Attitude professionnelle

Elle est caractérisée par des **capacités à observer, comprendre, agir, évaluer** les attitudes, paroles, comportements, de la personne dépendante.

Cela suppose une **capacité de prendre du recul**, de la distance, non par rapport à la personne, mais par rapport à des réactions trop impulsives, trop immédiates du professionnel.

Pour le professionnel, le « bon sens », s'il est utile, ne suffit pas : les personnes dépendantes demandent des soins particuliers qui nécessitent une bonne **connaissance de leur pathologie**.

Ces soins, de même que l'ensemble des aides à la vie quotidienne supposent de s'adapter à un **rythme de vie** différent : il ne suffit pas alors d'être « patient » – qualité personnelle aléatoire – mais surtout de **comprendre pourquoi** il faut savoir respecter un autre rythme de vie.

Ainsi, le professionnel laisse le temps à la personne dépendante d'exploiter les capacités qu'elle a encore. Là encore, ces capacités ne sont repérées que grâce à une observation « professionnelle », précise, détaillée, rigoureuse.

Enfin, le professionnel est celui qui travaille en équipe, qui sait rendre compte de ce qu'il fait, qui s'appuie sur un ensemble de personnes qualifiées pour trouver du sens à ce qu'il fait ou à ce qu'il constate, pour élaborer un projet, le mettre en œuvre, l'évaluer et l'actualiser. Il accepte les conseils ou les remarques en essayant de ne pas les prendre pour lui.

Attitude non professionnelle

Ce serait celle qui s'engagerait excessivement dans une relation affective, de séduction – ou d'opposition – avec les personnes dépendantes, comme si l'on savait mieux qu'elles ce qui leur convient.

Être non professionnel, c'est :

- fonctionner à l'affect sans l'analyser, sans prendre de distance dans les émotions ;
- ne pas respecter l'autre ;
- parler et faire à la place de l'autre ;
- ne pas prendre en compte le choix de l'autre ;
- conduire des procédures d'acharnement ou d'exigences excessives pour obtenir à tout prix des résultats ;
- ne pas supporter l'échec, la régression, le conflit, le refus ;
- ne pas vouloir se remettre en question ;
- penser que ce que l'on fait est bien et que l'équipe est plus une charge qu'une aide.

10. « Il faut savoir ne pas toujours faire. » Cette phrase met l'accent sur le danger d'être trop dans l'action. Qu'en pensez-vous ? Que peut-il y avoir à la place du « faire » ? Donnez et développez un exemple tiré de votre pratique.

Les personnes dépendantes – handicapées ou âgées – nécessitent **beaucoup de « faire »** de la part de l'AMP pour les aider dans la vie quotidienne : lever, toilette, repas, habillage, déplacements, etc. Ces actions peuvent représenter l'essentiel du travail de l'AMP et elles sont nécessaires car la personne a un besoin vital de cette aide quotidienne.

Mais la personne dépendante n'attend pas seulement de l'AMP une réponse à ses besoins quotidiens. Elle souhaite aussi du **temps pour parler, être écoutée, s'occuper elle-même**, sans la stimulation de l'AMP.
Il faut respecter aussi cet autre aspect de la vie des personnes : plus elles sont « objets » des actions nécessaires à leur entretien quotidien, plus elles peuvent avoir besoin de temps de calme, de repos, d'écoute, de présence non « stimulante » : être encore au centre de leur vie, être « sujets ».
Un autre « faire » consiste en des **stimulations pour des apprentissages**, pour de l'animation, pour des « activités », conduites avec une méthode comprenant un projet, une mise en œuvre et une évaluation.
Il ne faudrait pas que le projet de l'AMP dans ces stimulations ou ces animations s'impose sans pouvoir être remis en question par un autre **choix de la personne** dépendante.
Exemple : **l'animation dans les maisons de retraite** est souvent comprise comme la mise en place de jeux de société, activités collectives plus ou moins obligatoires, etc. L'AMP se sent alors « utile » car il est dans l'action.
Mais on peut aussi penser que certaines personnes âgées auraient plutôt besoin à ces moments-là de calme, d'écoute, pour parler d'elles-mêmes, de leur passé, de leur vie présente, de leurs passions, etc. : **écouter, ce n'est pas faire**, mais permettre à l'autre de trouver du plaisir à dire ce qu'il a été, ce qu'il est, ce qu'il aimerait dans l'avenir proche.
Le **plaisir de la personne** passe alors devant le besoin de faire de l'AMP.
Autre exemple : **les personnes polyhandicapées** : leurs difficultés sont telles qu'elles demandent beaucoup de « faire » à l'AMP.
Mais elles auront besoin aussi de temps, de lieux, de personnes, qui leur permettent de **vivre à leur rythme**, selon leurs attentes, leur plaisir.
Si l'AMP veut saisir un sourire, un regard, une intention, il devra s'arrêter de faire et être présent à l'autre dans le calme, la décontraction, la patience. Sinon il passe à côté de la relation avec la personne.
Dernier exemple : **l'accompagnement en fin de vie** : c'est un temps où l'écoute de l'AMP est essentielle, sa présence attentive, patiente, disponible.
N'être présent que dans le « faire » – son lit, sa toilette, ranger, bouger, déplacer, etc. – ne permet pas d'être attentif à ce que la personne vit encore de désir d'être entendue, de parler, de compter pour l'autre autrement que dans l'accumulation de tâches.
Ce « faire » est même une fuite devant ce qui peut être difficile à entendre, à supporter : la souffrance de l'autre.

C. Certification sur les lieux de pratiques professionnelles

Les grilles servant de support à cette évaluation sont intégrées dans le livret de formation. Elles ont pour but de repérer les compétences suivantes :

- mettre en œuvre des aides adaptées aux différents âges de la vie et situations de handicap dans les dimensions physique, relationnelle, affective et cognitive ;
- utiliser les activités quotidiennes comme support à la relation ;
- détecter les signes révélateurs d'un problème de santé ou de mal-être et prendre les dispositions adaptées ;

- avoir une communication appropriée à la situation de la personne.

À partir de ces objectifs, voici quelques questions qui peuvent guider votre implication durant le stage :

- Est-ce que j'utilise l'écrit pour rendre compte d'une observation ?
- Quel espace est laissé à la personne dont je m'occupe pour qu'elle puisse se faire entendre et, éventuellement, me faire changer ma façon de faire ?
- Que puis-je dire des centres d'intérêt des personnes que j'accompagne ? Comment les connaître ? Quelle est ma motivation pour les connaître ?
- Sans dire qu'il faut savoir se « mettre à la place » des personnes qui vivent quotidiennement leur handicap ou leur vieillissement, leur courage ou leur découragement dans leur vie quotidienne vous ont-ils impressionné ?
- Que faites-vous pour préserver l'intimité de la personne ?
- Avez-vous repéré chez les personnes qui vous sont confiées d'éventuelles conséquences de maltraitances ? Quelles ont été vos réactions ?
- Avez-vous fait appel à d'autres membres de l'équipe pluridisciplinaire ? À quelle occasion ?
- Avez-vous la patience et les outils pour communiquer avec une personne qui ne parle pas, ne parle plus ou qui parle indistinctement ?

Notation : la grille figurant dans le livret de formation est notée sur 20. Coefficient : 1.

Elle est remplie par le lieu de stage ou le terrain professionnel.

Vous aurez par ailleurs à remplir dans votre livret de formation une page intitulée « Observations du candidat ».

La rédaction de cette page doit être précise, concrète, et permettre au jury d'évaluer les liens que vous aurez faits entre les objectifs de ce domaine de compétences et votre pratique professionnelle.

5 Les annales du DEAMP

Dans cette édition, nous présentons les sujets soumis aux candidats pour le domaine de formation 4.

Les candidats ont à traiter un sujet au choix parmi les deux présentés. L'épreuve dure 2 heures, elle est notée sur 20.

a. Région PACA, 2008

QUESTIONS

1. L'observation professionnelle fait appel à la capacité d'attention et de prise de recul de l'AMP.
   Vous montrerez en quoi, dans les faits de la vie quotidienne, vous utilisez cet outil pour détecter des signes révélateurs d'un changement chez la personne aidée.

2 Les personnes auprès desquelles vous travaillez, personnes âgées, enfants ou adultes en situation de handicap ne peuvent souvent exprimer leurs choix qu'au travers de minimes décisions. Que comprenez-vous de ces « petits choix » du quotidien ?
À partir d'exemples de votre pratique professionnelle montrez leur importance.

CORRIGÉ

1 L'observation est une « photo » à un instant précis. Pour bien observer il faut se mettre en retrait, analyser les informations, les partager avec l'équipe pluriprofessionnelle. Cette analyse permet les ajustements nécessaires lors d'un changement chez la personne aidée.

– La capacité d'observation est primordiale pour l'AMP qui accompagne les personnes au quotidien.

– Qu'observe-t-on ?

- Les attitudes
- Les expressions
- Les comportements
- Les paroles
- Les silences
- Etc.

– Elle demande attention et concentration, implique de suspendre le jugement.

– Elle permet de relever un certain nombre de faits, voire de cerner une situation en utilisant éventuellement des outils comme les grilles d'observation.

2 En référence aux dispositions réglementaires de la loi du 2 janvier 2002 :
« L'exercice des droits et libertés individuels est garanti à toute personne prise en charge par les établissements sociaux et médico-sociaux. »

– Notion de dépendance, ses risques, son influence : faire à la place, faire faire, aider à faire.

– Notion d'identité, d'altérité, etc.

– Favoriser la prise d'initiative, de décisions, de responsabilité, etc.

– Respecter les différences de chacun et garantir leurs choix en fonction des limites énoncées.

b. Région Lorraine, 2008

SUJETS

1 Établir une relation de confiance avec les personnes accueillies en institution est indispensable pour mettre en œuvre une aide efficace adaptée.
En vous appuyant sur vos expériences professionnelles et vos acquis de formation, expliquez comment vous avez établi cette relation et comment vous en avez évalué les bénéfices.

2 Le métier d'AMP suppose une éthique dans la prise en compte des lieux de vie personnels et collectifs des résidents. En vous appuyant sur vos expériences professionnelles et vos acquis de formation, montrez comment vous intégrez cette dimension dans votre pratique quotidienne.

c. Région Limousin, 2008

SUJETS

1 L'aide médico-psychologique exerce le plus souvent auprès de personnes dépendantes. De quelle manière peut-il favoriser le développement de leur autonomie ?
Définissez la notion d'autonomie et illustrez à partir d'exemples issus de votre pratique.

2 Communiquer est nécessaire à l'existence de tout individu.
À partir d'exemples tirés de votre expérience professionnelle, expliquez quelle place vous accordez à la communication, comment vous la stimulez.

d. Région Pas-de-Calais, 2008

SUJETS

1 En tant qu'aide médico-psychologique, et selon les personnes que vous accompagnez, vous veillez au développement et au maintien de l'autonomie. Comment pouvez-vous empêcher la régression, et/ou favoriser les progrès ?
Illustrez votre réponse.

2 À partir de votre expérience, illustrez comment des personnes (enfants, adolescents, adultes) souffrant d'un grand retard intellectuel, d'une autonomie réduite ou inexistante, de troubles ou d'une absence du langage, peuvent communiquer leurs besoins, leurs désirs, leurs sentiments.

e. Région Paris-Île-de-France, 2008

SUJETS

1 Les actes répétitifs constituent une part importante du travail quotidien de l'aide médico-psychologique.
Quels peuvent être les avantages et les inconvénients de cette répétition ?

2 En institution, une relation souvent privilégiée s'instaure entre vous et une (ou des) personne(s) que vous accompagnez. Cette relation est positive et souvent un levier dans l'accompagnement. Elle peut aussi parfois poser problème.

Qu'en pensez-vous ?
À l'aide d'exemples tirés de votre pratique, vous montrerez comment cette relation peut être bénéfique et quels inconvénients elle peut aussi présenter pour l'usager comme pour l'AMP.

f. Région Centre, 2008

SUJETS

1 À tout âge et quel que soit le handicap, l'entrée en institution peut être vécue douloureusement.
Comment intervenez-vous auprès de la personne pour faciliter son intégration dans l'institution en vous appuyant sur votre pratique professionnelle?

2 Dans votre quotidien professionnel, vous pouvez être confronté à la violence verbale ou physique de la part des personnes accompagnées.
Comment intervenez-vous face à ces comportements ?
Vous argumenterez à l'aide d'exemples tirés de votre pratique professionnelle.

6 Exercices

Sujets : notes de réflexion sur une problématique professionnelle

SUJETS

1 Aujourd'hui l'exercice de l'AMP a un champ professionnel très varié. Il accompagne des adultes, des enfants, des adolescents, des personnes âgées, dans des situations de dépendance liées au handicap, à la maladie, au vieillissement.
Selon vous, que signifie « accompagner » une personne dans ce contexte professionnel très diversifié ? Argumentez et illustrez vos propos à partir d'exemples issus de votre pratique quotidienne.

2 L'aide médico-psychologique intervient auprès de personnes en situation de dépendance. Il est quotidiennement sollicité lors d'accompagnement aux repas, lors des toilettes, des levers et des couchers. Selon vous, la répétition d'un geste comme frapper à la porte d'une chambre a-t-il le même sens selon qui se trouve derrière ?
Vous argumenterez vos propos à l'aide d'exemples issus de votre pratique professionnelle.

3 L'aide médico-psychologique se trouve devant la difficulté d'accompagner des personnes dans les actes quotidiens en portant une attention particulière à chacune des personnes, alors qu'il est confronté à une organisation collective. Comment

prenez-vous en compte chaque individu malgré les contraintes institutionnelles ? Vous illustrerez vos propos à l'aide d'exemples issus de votre pratique quotidienne.

4 Le « maintien des acquis » est une expression que vous connaissez pour l'avoir entendue sur les terrains professionnels.
Que pouvez-vous dire sur cette expression ? Quelle signification a-t-elle pour vous ? Argumentez vos idées à partir d'exemples.

5 L'aide médico-psychologique intervient auprès de personnes en situation de dépendance. Le terme de « prendre en charge » une personne dans les actes de la vie quotidienne est souvent utilisé. Pensez-vous qu'il est différent du terme « accompagner » une personne dans les actes quotidiens ? Illustrez vos propos à l'aide d'exemples issus de votre pratique professionnelle. (sujet 2010, Région Paca)

6 Certaines personnes accueillies en institution se replient ou s'isolent. Quelles propositions et quelles actions pouvez-vous mettre en œuvre ? Vous argumenterez vos propositions en expliquant les raisons de vos choix. Vous illustrerez vos propos avec des exemples issus de votre pratique professionnelle. (sujet 2010, Région Paca)

V Domaine de formation 5 : participation à la mise en place et au suivi du projet personnalisé

- **Apport théorique** : domaine de formation 5 : 70 heures
- **Domaines de compétences visés :**

– Observer, écouter et analyser les besoins et désirs de la personne dans tous les aspects de sa vie.
– Appréhender les facteurs d'évolution ou de régression en fonction de la situation de la personne.
– Utiliser les éléments recueillis lors de l'intervention de proximité pour participer à l'élaboration, la mise en œuvre et le suivi du projet personnalisé dans le respect du projet de soins et/ou éducatif et/ou pédagogique et du projet institutionnel.

1 Programme

- L'environnement juridique de la personne :
  - la loi du 2 janvier 2002 : le droit des usagers ;
  - la loi du 4 mars 2002 : le droit des malades ;
  - la loi du 11 février 2005 ;
  - les mesures de protection des personnes vulnérables ;
  - les maltraitances : prévention, signalement, aspects juridiques.
- Contexte et cadre juridique du projet personnalisé.
- Rôle de l'AMP dans la participation à l'élaboration, à la mise en œuvre et à l'évaluation du projet personnalisé.
- Éthique de la pratique professionnelle.
- Accompagnement pédagogique de la professionnalisation et de la construction de l'identité professionnelle.

Obligation de discrétion et secret professionnel[1]

Définition

Le devoir de discrétion interdit la divulgation d'un fait ou d'un document. Cette obligation s'impose dans toute profession, on pourrait dire que c'est une obligation de la vie courante. Elle est plus large que l'obligation de secret puisqu'elle s'étend à toutes sortes d'informations (dans le cadre des relations : travail, hiérarchique, avec l'usager) et non à une catégorie spécifique de faits couverts par le secret.

Le devoir de discrétion ne doit pas être confondu avec celui de réserve. L'obligation de réserve est une obligation de circonspection dans l'expression publique, imposée aux fonctionnaires. Elle trouve son fondement dans le principe de la neutralité de service public et tend à protéger l'administration et non l'usager. L'agent voit donc sa liberté d'expression limitée puisqu'il ne peut exprimer certaines opinions sur le service.

Le secret professionnel est une véritable contrainte, une obligation de se taire concernant certaines professions. Il n'en existe pas de définition légale. En effet, l'article 226-13 du code pénal se borne à édicter la peine dont se trouve punie sa révélation :

« (…) La révélation d'une information à caractère secret par une personne qui en est dépositaire soit par état soit par profession, soit en raison d'une fonction ou d'une mission temporaire est punie d'un an d'emprisonnement et de 15 000 euros d'amende. »

Le secret professionnel porte sur les informations communiquées à caractère secret et non plus sur les simples confidences comme c'était le cas dans l'ancien code pénal. Il s'agit principalement des informations relatives à la vie privée de la personne. Le secret porte sur tout ce que l'on a appris, compris ou deviné à l'occasion de la profession. Le serment d'Hippocrate applicable aux médecins est instructif à ce sujet : « Admis à l'intérieur des maisons, mes yeux ne verront pas et mes oreilles n'entendront pas ce qui s'y dit. »

L'obligation de discrétion de l'AMP

L'obligation de discrétion est générale à toutes les professions et prend sens particulièrement dans le champ du travail social. Elle trouve son fondement dans l'article 9 du code civil : « Chacun a droit au respect de sa vie privée. » L'intervention des professionnels de l'action sociale dans la sphère privée suppose qu'une relation de confiance s'instaure entre eux et chaque usager. Celle-ci est facilitée par la garantie donnée aux usagers de la confidentialité de leur vie privée.

Elle n'est pas pénalement sanctionnée. Cependant, en cas de non-respect, l'AMP est passible de sanctions civiles ou disciplinaires.

L'obligation de discrétion connaît différentes exceptions :

– elle peut être levée par le supérieur hiérarchique par décision expresse ;

1. Fiche réalisée par Virginie Thioune, juriste attachée de recherche à l'IRTS Paca Corse.

– elle ne peut être invoquée dans tous les cas où l'accès aux documents de l'usager est possible.

L'AMP soumis au secret professionnel

Le secret professionnel est une obligation de se taire pénalement sanctionnée qui s'impose à certaines catégories de professionnels. Il ne s'agit pas d'un droit accordé à une catégorie de professionnels, mais bien d'une obligation dont la violation est sanctionnée par une peine d'emprisonnement et d'amende (art. 226-13 du code pénal). Le secret professionnel a pour objectif de protéger les usagers, mais aussi les professionnels. Cette obligation assure le respect de l'intimité de la vie privée des personnes amenées à livrer des confidences pour bénéficier de certaines prestations. Ce devoir de silence prend également en compte les impératifs liés au travail médico-social.

Le code pénal prévoit que le secret professionnel s'applique à « toute personne qui en est dépositaire soit par état ou par profession, soit en raison d'une fonction ou d'une mission temporaire » (art. 226-13). Dans le secteur sanitaire et social, les médecins, les infirmiers et les assistants de service social sont soumis au secret professionnel de par leur profession.

Peu importe la profession, chacun peut être soumis au secret professionnel dans l'exercice d'une mission. Tel est le cas des AMP ou des éducateurs. C'est moins la qualité de la personne intervenant qui compte, c'est plutôt la fonction qu'il occupe au-delà de son statut personnel. L'AMP est soumis au secret professionnel :

– lorsqu'il collabore avec le service de PMI (protection maternelle infantile) ;

– lorsqu'il participe aux missions de l'aide sociale à l'enfance (ASE) ;

– lorsqu'il a connaissance des informations transmises au sujet de bénéficiaires du RSA ;

– lorsqu'il est membre de commissions des droits et de l'autonomie des personnes handicapées (CDAPH) ou fait partie de l'équipe pluridisciplinaire chargée notamment d'évaluer leurs besoins de compensation.

Le secret partagé

La loi n° 2007-297 du 5 mars 2007 sur la prévention de la délinquance et la loi n° 2007-293 du 5 mars 2007 sur la protection de l'enfance ont agité le secteur social. Le premier texte a légalisé le secret partagé entre professionnels de l'action sociale ainsi que le partage d'informations entre ces derniers et le maire. Le deuxième instaure le secret partagé entre les personnes qui mettent en œuvre la politique de protection de l'enfance ou qui concourent à ses missions.

Les assistants de service social, soumis au secret de par leur profession, demandaient depuis longtemps l'instauration du secret partagé par les textes. L'obligation de se taire peut empêcher tout travail en équipe et toute coordination pluridisciplinaire. C'est pourquoi la jurisprudence, puis le législateur ont autorisé les professionnels à partager les renseignements recueillis dans le strict but de leur permettre d'accomplir efficacement leurs missions. Le partage d'informations dans ce contexte doit avoir pour but d'évaluer la situation des personnes concernées, de déterminer les mesures d'action sociale nécessaires et de les mettre en œuvre. La divulgation de ces informations doit en outre être limitée à ce qui est strictement nécessaire à l'accomplissement de la mission d'action sociale. La circulaire du 9 mai 2007 (*BO* min.

Intérieur n° 2007-05, 15 déc. 2007) a rappelé que la décision de partager des informations à caractère secret avec d'autres professionnels relève de l'appréciation et de la responsabilité de chacun.

Les deux lois du 5 mars 2007 ont pourtant inquiété les professionnels du secteur pour deux raisons principales. Le secret professionnel doit être partagé avec des élus politiques. D'autre part, l'obligation de partage ravive les inquiétudes et incompréhensions de beaucoup de professionnels dont la mission nécessite de préserver les secrets confiés dans l'exercice de leur métier et la crainte d'être poursuivis pour ne pas avoir empêché ou interrompu des agissements répréhensibles.

Le droit pénal est garant à la fois du respect de la vie privée, de la protection de l'intégrité physique et de l'ordre public. Le code pénal impose à chaque citoyen de divulguer (dénonciation de disparition d'enfants, art. 434-4 du code pénal) et parfois d'agir (obligation générale et absolue d'assistance à toute personne en péril, art. 223-6 du code pénal). Les professionnels tenus au secret professionnel sont alors soumis à deux obligations contradictoires : celle de se taire et celle de révéler.

Entre obligation de se taire et dénoncer

Face à ces deux obligations contradictoires, la loi laisse aux travailleurs sociaux le choix de parler ou de se taire dans certaines situations. Le droit a préféré laisser à chacun d'entre eux la possibilité de choisir en conscience, sans qu'aucune sanction pénale ne puisse s'attacher à cette décision. Une liberté de conscience est laissée dans certains cas aux professionnels qui peuvent choisir : de révéler ou de taire crime ou sévices, de transmettre ou non une information aux autorités, de témoigner ou de ne rien dire devant le juge.

Dans d'autres circonstances, les professionnels soumis au secret sont tenus à une obligation absolue de dénoncer ou d'agir. Le code pénal pose à cet égard le principe selon lequel le professionnel qui décide de divulguer des informations à caractère confidentiel ne peut être poursuivi pour violation du secret professionnel « dans les cas où la loi impose ou autorise la révélation du secret » (art. 226-14 du code pénal). La protection des personnes en péril immédiat impose en effet à tous d'agir sans délai, fût-ce en dévoilant des informations normalement protégées par le secret.

Indications bibliographiques

- Calloch Pierre, « Secret professionnel : du devoir de se taire à la révélation », *TSA*, n°s 1 126 et 1 127, septembre 2007.
- ANAS, « Déontologie, secret professionnel : quelles évolutions et quel partage d'informations ? », *La Revue française du service social*, n° 227, 2007.

FICHE 34

Protection juridique des personnes majeures[1]

Définition

L'incapacité juridique

Une personne capable juridiquement peut exercer seule ses propres droits. *A contrario*, une personne est dite incapable lorsqu'elle ne peut agir seule et doit être accompagnée ou représentée par une autre pour exercer ses droits. L'objectif est ainsi de protéger les intérêts juridiques d'une personne vulnérable de par son âge ou son état de santé. L'article 1124 du même code reconnaît deux catégories d'incapables : les mineurs non émancipés et les majeurs protégés.

La majorité est fixée à 18 ans accomplis. À cet âge, chacun est capable d'exercer les droits dont il a la jouissance (art. 414 du code civil). Ce principe de la capacité juridique des personnes majeures connaît toutefois des exceptions. Dans un certain nombre d'hypothèses en effet, les personnes majeures doivent faire l'objet de mesures de protection. L'incapacité a donc un caractère exceptionnel. L'article 1123 du code civil dispose que « toute personne peut contracter si elle n'en est pas déclarée incapable par la loi ». L'objectif est de protéger le majeur vulnérable dans les actes de la vie juridique.

Réforme du régime juridique de protection des majeurs

La loi n° 68-5 du 3 janvier 1968 a posé les bases du système de protection des majeurs en s'inspirant des règles applicables aux mineurs. La loi n° 2007-308 du 5 mars 2007 (applicable à compter du 1er janvier 2009) a profondément modifié le régime en place. La personne protégée est placée au centre des régimes de protection. Dans le cadre des procédures judiciaires, la personne protégée est systématiquement entendue. Le principe de priorité familiale est renforcé s'agissant du choix du curateur ou du tuteur. Lorsqu'aucun membre de la famille ne peut assurer cette charge, est désigné par le juge des tutelles un « mandataire judiciaire à la protection des majeurs ». Cette profession nouvelle mise en place par la loi du 5 mars 2007 a pour objectif de limiter les abus dus à l'absence de statut des professionnels.

Les objectifs de cette réforme du régime juridique de protection des majeurs se déclinent autour de deux axes principaux :

– La loi distingue clairement les mesures de protection juridique ouverte pour cause médicale (sauvegarde de justice, curatelle, tutelle) des mesures de protection et d'accompagnement social (mesure d'accompagnement social personnalisé et mesure d'accompagnement judiciaire).

– La loi renforce les droits des personnes protégées avec la création d'un mandat de protection future. Il s'agit d'une mesure de protection juridique conventionnelle qui donne la possibilité à toute personne de choisir par anticipation un tuteur ou curateur au cas où elle ne serait plus en mesure d'exercer ses droits et de défendre ses intérêts.

Les mesures d'accompagnement social et budgétaire

Pour les personnes en grande difficulté sociale sans altération de leurs facultés mentales ou corporelles, la loi du 5 mars 2007 met en place un dispositif gradué d'accompagnement qui se substitue à la tutelle aux prestations sociales adultes.

1. Fiche réalisée par Virginie Thioune, juriste attachée de recherche à l'IRTS Paca Corse.

Dans un premier temps, une mesure d'accompagnement social personnalisé (MASP) est proposée au majeur vulnérable par le département. L'objectif est d'éviter le recours à la justice et la mise en place d'une sauvegarde de justice, d'une curatelle ou d'une tutelle. Il s'agit de proposer un contrat permettant d'accompagner à la gestion du budget familial et notamment des prestations familiales. Toute personne majeure qui perçoit des prestations sociales et dont la santé ou la sécurité est menacée par les difficultés qu'elle éprouve à gérer ses ressources peut bénéficier de cette mesure. Par ce contrat, le bénéficiaire autorise le département à percevoir et gérer pour son compte une ou plusieurs des prestations qu'il perçoit : aide personnalisée d'autonomie (APA), allocation aux adultes handicapés (AAH), revenu de solidarité active (RSA), prestation de compensation du handicap (PCH) notamment.

En cas d'échec, le juge peut alors prononcer une mesure d'accompagnement judiciaire (MAJ).

Cette mesure remplace la tutelle aux prestations sociales. Elle est destinée à rétablir l'autonomie de l'intéressé dans la gestion de ses ressources. Cette mesure judiciaire est mise en place lorsqu'une MASP n'a pu apporter de réponse à la mauvaise gestion des prestations sociales, à condition que la santé ou la sécurité de l'intéressé soit compromise. Cette mesure est ouverte par le juge des tutelles après transmission d'un rapport d'évaluation sur la situation sociale et pécuniaire de l'intéressé au procureur de la République par le président du conseil général.

La MAJ ne doit pas être confondue avec la sauvegarde de justice, la tutelle ou la curatelle : il n'est pas nécessaire que la personne soit dans l'impossibilité de pourvoir seule à ses intérêts en raison d'une altération de ses facultés mentales ou corporelles de nature à empêcher l'expression de sa volonté.

Le mandat de protection future

Le mandat de protection future est une nouvelle mesure de protection juridique des majeurs mise en place par la loi du 5 mars 2007. Son objectif est de permettre à chacun de désigner à l'avance une personne physique ou morale chargée d'organiser sa protection, pour le jour où elle en aura besoin. L'ouverture d'une procédure contraignante de sauvegarde de justice, curatelle ou tutelle, peut ainsi être évitée. Cette innovation a notamment pour objectif de permettre aux parents d'enfants en situation de handicap d'organiser à l'avance la protection future de leur enfant majeur en choisissant la personne chargée de sa représentation.

Tout majeur capable ou mineur émancipé qui n'est pas sous tutelle peut charger une ou plusieurs personnes, par un même mandat, de le représenter pour le cas où, en raison d'une altération de ses facultés mentales ou corporelles, il ne pourrait plus pourvoir seul à ses intérêts. Le mandat est un contrat pouvant être conclu sous seing privé (sans formalité particulière) ou par acte notarié. Il entre en vigueur lorsque la personne qui reçoit le mandat (mandataire) constate que la personne qui lui a donné mandat (le mandant) ne peut plus pourvoir seule à ses intérêts. La procédure à suivre est simple : le mandataire se présente au greffe du tribunal d'instance du lieu de résidence du mandant avec un certificat médical et le mandat. Le greffier, après avoir vérifié les pièces du dossier, transmet au juge des tutelles qui autorise l'exécution du mandat. Le mandat prend fin en cas de décès, rétablissement des facultés du mandataire ou mise en place d'un autre régime de protection par le juge des tutelles.

Il est important dans la pratique de l'AMP de connaître cette nouvelle mesure afin de pouvoir conseiller et accompagner au mieux les familles.

La sauvegarde de justice

La sauvegarde de justice est un régime de protection temporaire qui permet de remettre en cause *a posteriori* les actes passés par un majeur atteint d'une altération passagère de ses facultés physiques ou mentales. Le majeur conserve le plein exercice de ses droits. Il exerce seul les actes de la vie juridique. La sauvegarde de justice n'a que peu de répercussions sur la vie de la personne qui garde ses droits civiques et demeure libre d'administrer ses biens comme elle l'entend. Seuls certains aspects de sa vie courante font l'objet d'une protection particulière. Lorsqu'il conclut des actes qui lui portent préjudice ou qui lui sont défavorables, il peut en demander l'annulation devant le juge.

La sauvegarde de justice peut être mise en place rapidement. Le juge des tutelles peut mettre sous sauvegarde de justice la personne dont les facultés mentales ou corporelles sont altérées, et qui a besoin d'une protection juridique temporaire ou d'être représentée pour l'accomplissement de certains actes déterminés (art. 433 du code civil).

La loi du 5 mars 2007 renforce le caractère temporaire de la mesure en prévoyant, sous peine de caducité, que la sauvegarde de justice ne peut excéder un an, renouvelable une fois.

La sauvegarde de justice peut constituer une mesure prise dans l'attente d'une décision de curatelle ou de tutelle. L'amélioration de l'état de la personne peut permettre la disparition de cette mesure.

Tutelle et curatelle : points communs

La curatelle (comme la tutelle) concerne des personnes ayant besoin d'être protégées « d'une manière continue ». La loi du 5 mars 2007 unifie les conditions de désignation des personnes chargées de la curatelle ou de la tutelle. Elle harmonise le mode de fonctionnement de ces deux mesures de protection.

Jusqu'au 31 décembre 2008, la curatelle et la tutelle étaient prononcées pour une durée indéterminée. La loi du 5 mars 2007 prévoit que le juge fixe la durée de la mesure sans que celle-ci puisse excéder 5 ans. Il peut renouveler la mesure pour une même durée. À tout moment, le juge peut modifier la curatelle ou la tutelle, lui substituer une autre mesure de protection.

La loi du 5 mars 2005 en vue de mieux protéger le majeur sous tutelle ou curatelle multiplie les acteurs. Jusqu'à présent, la curatelle ne comportait qu'un seul organe, le curateur désigné par le juge des tutelles. La loi du 5 mars 2007 prévoit, à compter du 1er janvier 2009, que la curatelle peut comporter un curateur, un subrogé curateur ou un curateur *ad hoc* (nommé spécialement pour une affaire donnée) exerçant les mêmes fonctions.

La mission du subrogé curateur est de surveiller les actes passés par le curateur. En cas de problème, il doit en informer sans délai le juge s'il constate des fautes dans l'exercice de sa mission. À défaut, il engage sa responsabilité à l'égard de la personne protégée. Il assiste ou représente, selon les cas, la personne protégée lorsque les intérêts de celle-ci sont en opposition avec ceux du curateur ou du tuteur. En l'absence de subrogé tuteur ou de subrogé curateur, le juge des tutelles nomme un subrogé *ad hoc* qui exerce les mêmes fonctions. Dans le régime de la tutelle, on trouve aux côtés du tuteur un subrogé tuteur qui a les mêmes missions que le subrogé curateur. La loi prévoit un organe supplémentaire en matière de tutelle : un conseil de famille peut être désigné. Cette désignation n'est pas une obligation. Le juge peut organiser la tutelle avec un conseil de famille si deux conditions sont réunies : la consistance du patrimoine et l'accord de la famille et de son entourage.

Le juge désigne les membres du conseil de famille en prenant en compte les sentiments exprimés par la personne protégée, ses relations habituelles, l'intérêt porté à son égard et les recommandations éventuelles de ses parents et alliés ainsi que de son entourage. Lorsqu'un conseil de famille est constitué, il lui appartient de désigner le tuteur et le subrogé tuteur. Le conseil de famille prend les décisions les plus importantes alors que le tuteur accompagne le majeur protégé dans la gestion du quotidien.

Lorsqu'une personne est hébergée ou soignée dans un établissement de santé ou dans un établissement social ou médico-social et que son intérêt le justifie, le juge peut désigner, en qualité de curateur ou de tuteur, une personne ou un service préposé de l'établissement inscrit sur la liste des mandataires judiciaires à la protection des majeurs. Sauf décision contraire du juge, la mission confiée au mandataire n'est plus limitée à la gestion des biens mais s'étend à la protection de la personne. La loi conforte la vocation familiale de la protection en laissant une place importante au majeur et à sa famille dans la désignation des organes de protection. Lorsque aucun membre de la famille ou aucun proche ne peut assumer les fonctions de subrogé curateur ou de subrogé tuteur, un mandataire judiciaire à la protection des majeurs peut être désigné.

Création des mandataires judiciaires à la protection des majeurs

Afin d'améliorer la situation des personnes protégées, la loi du 5 mars 2007 a mis en place à compter du 1er janvier 2009 un nouveau statut, celui de « mandataire judiciaire à la protection des majeurs », qui peut être une personne physique ou morale. La loi prévoit d'appliquer à l'ensemble des intervenants tutélaires (services des tutelles, gérants de tutelle privés, préposés des établissements de santé et des établissements sociaux et médico-sociaux et délégués aux prestations familiales) les principes qui président à l'organisation de l'action sociale et médico-sociale, selon les contraintes d'exercice propres à chacun des types d'intervenant.

Afin de pouvoir exercer des mesures de tutelle, de curatelle ou des mesures d'accompagnement judiciaire, les intervenants doivent désormais être formés et habilités. Lorsque les membres de la famille exercent ces fonctions (principe de priorité familiale), ils ne sont pas considérés comme des mandataires judiciaires et ne répondent donc pas du même statut.

La curatelle

Peut être placée en curatelle la personne qui, sans être hors d'état d'agir elle-même, a besoin, du fait de l'altération de ses facultés mentales ou corporelles, d'être assistée ou contrôlée d'une manière continue dans les « actes importants de la vie civile » (art. 440 du code civil).

La curatelle est un régime d'assistance juridique : le curateur ne peut se substituer à la personne en curatelle pour agir en son nom. Lors de la conclusion d'un acte écrit,

l'assistance du curateur se manifeste par une double signature de la personne sous curatelle et du curateur. Le majeur en curatelle peut faire seul certains actes dits d'administration, c'est-à-dire les actes de gestion courante qui n'engagent pas le patrimoine de la personne (ex. : achats courants). La personne en curatelle ne peut, sans l'assistance du curateur, faire un acte de disposition, c'est-à-dire qui engage son patrimoine (ex. : vente d'un immeuble). De même, la délivrance d'une carte de crédit nécessite l'assistance du curateur.
Le régime de curatelle ne s'applique qu'aux actes financiers ou patrimoniaux. La curatelle ne prive pas du droit de vote. Le mariage, le PACS ou le divorce sont autorisés avec l'assistance du curateur.
Le régime de la curatelle peut être adapté par le juge des tutelles selon les besoins du majeur. Selon les cas, la capacité du majeur sous curatelle sera étendue ou diminuée. À tout moment, le juge peut énumérer certains actes que la personne en curatelle a la capacité de faire seule ou, à l'inverse, ajouter d'autres actes à ceux pour lesquels l'assistance du curateur est exigée. Le juge des tutelles peut décider d'accorder des pouvoirs élargis au curateur, dans le cadre d'une curatelle renforcée. La curatelle renforcée n'est pas assimilée à la tutelle. Le curateur n'a qu'une mission d'assistance et non de représentation.

La tutelle

La tutelle est définie comme le régime de protection le plus large. Si la personne doit être représentée d'une manière continue dans les actes de la vie civile, elle peut être placée en tutelle lorsqu'il est établi que ni la sauvegarde de justice, ni la curatelle ne peuvent assurer une protection suffisante.
La tutelle ne peut être ouverte que si une double condition est remplie. D'une part, les facultés mentales ou corporelles du majeur sont altérées, d'autre part, il a besoin d'être représenté d'une manière continue dans les actes de la vie civile. Les juges exigent en matière de tutelle que l'altération soit grave et habituelle.
Sous réserve des cas où la loi ou l'usage autorise la personne sous tutelle à agir elle-même, le tuteur la représente dans tous les actes de la vie civile. Ce système de protection complet ne prive pas pour autant la personne protégée de tous ses droits. La personne sous tutelle est représentée en justice par le tuteur. Pourtant, le majeur sous tutelle est la plupart du temps requis. Les jugements ordonnant le placement du majeur protégé sous une mesure de protection ou une aggravation de la mesure peuvent faire l'objet d'un recours par la personne protégée elle-même. De même, le majeur sous tutelle n'est plus radié systématiquement des listes électorales depuis le 1er janvier 2009. Lorsqu'il ouvre ou renouvelle une mesure de tutelle, le juge statue sur le maintien ou la suppression du droit de vote de la personne protégée. Contrairement aux idées reçues, le mariage d'une personne sous tutelle est possible : il nécessite l'autorisation du juge ou du conseil de famille. L'audition préalable des futurs conjoints est alors obligatoire. Le juge ou le conseil de famille recueille, le cas échéant, l'avis des parents et de l'entourage. L'AMP et les membres de l'équipe pluridisciplinaire peuvent ainsi être sollicités. La loi du 5 mars 2007 autorise en outre la conclusion d'un PACS alors que ce contrat était jusque-là interdit aux personnes sous tutelle.

FICHE 34

Indications bibliographiques

- DGAS, *La réforme de la protection juridique des majeurs*, mars 2008.
- *Dictionnaire permanent d'action sociale*, Éditions législatives, 2009.

FICHE 35

Le droit des personnes

Définition

Il s'agit ici du droit des personnes accueillies.

Le droit des personnes est l'ensemble des textes législatifs qui garantissent à chaque personne la protection de sa vie et de ses biens, sa liberté d'expression et de décision, la capacité d'établir des contrats avec une ou plusieurs autres personnes, la possibilité de choisir ce qu'elle pense utile pour elle et sa famille, le droit enfin à l'éducation, à la santé, au travail, à la liberté d'expression. Le droit s'exerce toujours dans la réciprocité, c'est-à-dire qu'il est limité par le respect du droit des autres, ce qui revient à parler en même temps des devoirs des personnes.

Commentaires

La situation de dépendance favorisée par le handicap et la vie en institution fait parfois oublier que les personnes accueillies sont des sujets de droit.

Souvent, les usages ou routines des équipes tiennent lieu de règles et de lois. Les personnes accueillies ne peuvent évoluer qu'à l'intérieur de ce qui a été ainsi défini ou simplement mis en place par habitude au sein des équipes ou des services. Or un grand nombre de lois concernent les personnes dont les AMP s'occupent. Nous voulons les évoquer ici par des citations courtes, en laissant à chacun le soin d'en faire le développement adéquat.

Article 1 de la Déclaration des droits de l'homme et du citoyen : « Les hommes naissent et demeurent égaux en droit. »

1948 : Déclaration universelle des droits de l'homme (ONU) : « Nul ne sera l'objet d'immixtions arbitraires dans sa vie privée, sa famille, son domicile ou sa correspondance, ni d'atteintes à son honneur ou sa réputation. »

1950 : Convention européenne de sauvegarde des droits de l'homme : « Toute personne a droit au respect de sa vie privée et familiale, de son domicile et de sa correspondance. »

1971 : Déclaration des droits du déficient mental (ONU) : « Le déficient mental a les mêmes droits que les autres citoyens. »

1975 : loi d'orientation en faveur des personnes handicapées : « La prévention et le dépistage des handicaps, les soins, l'éducation, la formation et l'orientation professionnelle, l'emploi, la garantie d'un minimum de ressources, l'intégration sociale et l'accès aux sports et loisirs des mineurs et des adultes handicapés physiques, sensoriels ou mentaux constituent une obligation nationale. »

1978 : décret relatif au conseil de maison dans les établissements pour jeunes et adultes handicapés.

1978 : circulaire relative à la participation des personnes âgées résidentes en établissement à la vie de celui-ci.

1980 : rapport Bianco-Lamy : « Trop de décisions sont prises sans que l'enfant et la famille aient eu leur mot à dire. »

1981 : circulaire Barrot qui préconise les placements proches des familles, courts, et surtout des actions à domicile.
1985 : création des conseils d'établissement, y compris en maison de retraite.
Avec une lettre circulaire de 1986 : « Les dispositions visant à limiter la liberté, l'autonomie ou portant atteinte à la vie privée des résidents doivent être supprimées lorsqu'elles ne sont pas impérativement justifiées. »
1988 : Charte des droits et libertés de la personne âgée dépendante : « Toute personne en situation de dépendance conserve l'intégralité de ses droits conformément à la loi. »
1989 : décret sur les nouvelles annexes XXIV : « La famille doit être associée autant que possible à l'élaboration du projet individuel pédagogique, éducatif et thérapeutique, à sa mise en œuvre, à son suivi régulier et à son évaluation. Les parents sont saisis de tout fait relevant de l'autorité parentale. » « Les sanctions corporelles sont interdites. »
1998 : loi relative à la lutte contre les exclusions : « La lutte contre les exclusions est un impératif national fondé sur le respect de l'égale dignité de tous les êtres humains et une priorité de l'ensemble des politiques publiques de la nation [...] Elle garantit l'accès effectif de tous aux droits fondamentaux (emploi, logement, protection, santé, justice). »
Pourquoi autant de textes (lois, décrets, circulaires, déclarations, lettres, etc.) pour rappeler que la personne handicapée ou âgée demeure un sujet de droit ? Cette évidence aurait-elle du mal à passer dans les positionnements professionnels ?
Les institutions sont menacées par deux dérives :
– Les professionnels travaillent pour le bien-être des personnes, donc pourraient penser savoir mieux qu'elles ce qui leur convient. Donc les professionnels risquent de parler à la place des usagers.
– Le fonctionnement institutionnel est lourd et nécessite une réglementation telle que l'institution est prise par de multiples contraintes (horaires, articulation des services, réunions, congés). L'usager risque d'être le dernier auquel on pense !

Pratiques professionnelles

Souvent les enseignements de législation dans la formation d'AMP « passent mal » : la référence à des textes de lois, à des décrets, réglementations suscite une certaine résistance qui peut avoir deux causes :
– L'évaluation en législation fait peur car elle demande un travail fastidieux. Dans des questions de droit, on sait ou on ne sait pas. Faudrait-il tout apprendre par cœur ?
– Mais aussi, l'AMP ne serait pas concerné par quelque chose qui relèverait plutôt de la responsabilité de la direction, ou du moins du service social.
Il faut donc revenir à la question du sujet : tout citoyen vit dans un environnement juridique qui veille au respect de ses droits et à la réalisation de ses devoirs : code de la route quand il part travailler, code du travail quand il est au travail, code civil, code pénal, code de la famille, etc., comme autant de protections des droits de chacun.
Qu'en est-il pour la personne handicapée ou âgée que l'AMP accompagne ?
Pour comprendre à quel point la législation concerne la vie quotidienne, l'AMP peut s'exercer à réfléchir aux situations suivantes :
– l'accès au téléphone, la confidentialité du courrier, les affaires personnelles dans un lieu privé pouvant être éventuellement fermé à clé par le résident ;
– le droit de circulation ;

– l'usage du tutoiement, le droit au respect, le droit à l'intimité des lieux tels que les toilettes, la salle de bains, la chambre, etc. ;
– le droit d'être informé sur les soins donnés, le droit de refuser une sortie organisée, le droit de choisir la personne qui aidera au repas, à l'habillage, à la toilette ;
– le droit de choisir son référent, le droit d'être informé des conclusions d'une synthèse, le droit d'accès à son dossier ;
– le droit à l'observance des rites de sa religion, le droit à sa culture, le droit à la sexualité, etc.

Ainsi la législation devient concrète. Elle oblige à **définir un projet individualisé qui tienne compte de l'ensemble des droits de la personne**. Les mesures prises pour en limiter l'exercice ne doivent l'être que dans l'intérêt de la personne, et non dans l'intérêt de l'équipe ou de l'institution.

Souvent cela se fait dans le cadre d'une tutelle (voir fiche n° 34), qui est souple, réversible, négociable.

« Plus nous occupons d'espace, et plus les usagers se replient dans le noyau central de leur identité. […] Les établissements ne doivent pas se définir par le plein, mais par le vide, c'est-à-dire les espaces qu'ils laissent ouverts afin de leur donner une chance de conserver, voire de conquérir les places qu'ils peuvent occuper dans leur fonction sociale. […] L'établissement est le premier lieu d'intégration des usagers, lieu démocratique de respect des personnes et d'accompagnement de leurs droits. » (Noël Toussan, directeur adjoint d'établissement EPIS, Nice, intervention lors de la 7e journée régionale des AMP organisée par l'IRTS PACA et Corse à Nice en mai 2000.)

Les références juridiques de cette fiche ont été tirées de cette intervention.

Documentation : charte des droits et libertés de la Fondation nationale de gérontologie, site : www.fng.fr.

FICHE 36

Loi du 4 mars 2002 « relative aux droits des malades et à la qualité du système de santé » [1]

Objectifs de la loi

La loi sur les droits des malades et la qualité du système de santé a pour ambition d'adapter notre système de santé aux attentes des malades et aux possibilités de la médecine moderne en privilégiant les relations contractuelles. Elle instaure une nouvelle relation entre les praticiens et les malades. Cette transformation qui tend à mettre l'individu au cœur des préoccupations n'a d'autre objectif que de renforcer la confiance des citoyens dans leur système de santé et permet de reconnaître le rôle essentiel des professions de santé. Elle fait de la qualité et de la confiance les pierres angulaires du système de santé.

Droits et responsabilités des malades et des professionnels de santé

La loi pose les fondements d'une véritable démocratie sanitaire. Le système de santé doit, en toutes circonstances, respecter les droits de la personne : droit à la confidentialité et protection de la vie privée, principe de non-discrimination notamment. La loi consacre également des droits individuels spécifiques au système

1. Fiche réalisée par Virginie Thioune, juriste attachée de recherche à l'IRTS PACA Corse.

de santé : le droit de chacun à prendre les grandes décisions qui touchent sa propre santé, (droit à un consentement libre et éclairé) ; le droit de chacun d'accéder, s'il le souhaite, aux informations médicales qui le concernent (le droit d'accès direct au dossier médical).

Après avoir consacré les droits individuels des personnes malades, le texte leur crée des droits collectifs. Il institue notamment un statut nouveau pour les associations d'usagers du système de santé. Il leur reconnaît une place et un rôle dans toutes les instances qui participent à l'élaboration et à la gestion des politiques de santé. La loi donne également une place aux régions dans l'élaboration et la mise en œuvre des politiques de santé. Pour cela, elle institue un conseil régional de la santé compétent pour se prononcer sur la situation sanitaire régionale. À partir de l'analyse des besoins des régions, le gouvernement élabore chaque année un projet de politique de santé qui est soumis au Parlement dans le cadre d'une programmation pluriannuelle.

Amélioration de la qualité du système de santé

La loi a pour objectif de garantir les compétences des professionnels : encadrement de la pratique de la chirurgie esthétique et de l'ostéopathie, obligation de formation continue des médecins et des pharmaciens notamment. Les ordres des professions médicales sont profondément réformés pour mieux garantir les droits des plaignants en assurant un fonctionnement transparent des juridictions disciplinaires. Les principales professions paramédicales sont dotées d'un conseil interprofessionnel assurant à la fois le respect de la déontologie et l'évaluation des pratiques.

Le texte pose, pour la première fois, les bases d'une politique de prévention globale et cohérente. L'éducation pour la santé ainsi que les différents types de dépistage y concourent.

Dispositif de réparation des risques sanitaires

La loi met en place un système d'indemnisation de l'accident médical grave. Celui-ci peut être dû ou non à une faute, être évitable ou inévitable. Le dispositif s'applique quel que soit le risque, qu'il soit dû à un produit de santé, un médicament, un acte chirurgical ou à un acte d'investigation ou de prévention. La procédure mise en place est une procédure amiable de règlement des litiges en cas d'accident. Toute personne s'estimant victime d'un accident médical pourra y accéder, via une commission régionale, quelle que soit l'origine du dommage.

La procédure, dès lors que le préjudice présente une certaine gravité, conduira à une offre d'indemnisation. Celle-ci, si la victime l'accepte, mettra fin au litige dans la plupart des cas en moins d'un an. Il s'agit de mieux indemniser en ayant moins recours au juge.

En bref

Ce texte de loi peut ainsi se résumer en trois grands principes solidaires :

– **Clarté**. Les choix en matière de santé doivent être explicités, débattus, assumés.

– **Responsabilité**. À travers les révolutions que connaissent la science comme notre système de santé, il ne saurait y avoir de médecine responsable qui ne s'interroge régulièrement sur ses pratiques.

– **Confiance**. La clarté du fonctionnement, à la fois individuel et collectif, permet de rétablir une relation de confiance avec les usagers.

Les principes directeurs de cette loi rejoignent ceux de la loi n° 2002-2 du 2 janvier 2002 rénovant l'action sociale et médico-sociale.
Voir la fiche n° 35 « Le droit des personnes ».

Le projet individuel, une application de la loi 2002-2

Définition

Le projet est une initiative par laquelle on se « jette en avant » : il consiste à se donner un but à atteindre et à définir les moyens pour y parvenir.
Le projet individuel concerne une personne handicapée ou âgée pour laquelle l'équipe professionnelle élabore des objectifs de travail.

Commentaires

La construction d'un projet individualisé pour les personnes accueillies dans les établissements ou services est **indispensable**. Le projet se construit en six phases :
- observation des compétences et difficultés de la personne ;
- écoute de ses besoins, attentes et désirs ;
- objectifs établis à partir de ces deux démarches d'observation et d'écoute ;
- moyens mis en œuvre pour parvenir à ces objectifs ;
- évaluation du travail fait par l'équipe auprès de cette personne concernant les objectifs poursuivis ;
- ajustement du projet aux résultats obtenus.

Le projet est ce par quoi le progrès est possible. Il prend en compte à la fois : le **passé** de la personne, dans ses compétences, ses souhaits ; son **avenir** dans sa capacité à évoluer, même si l'évolution n'est que le maintien de certains acquis ; son **présent**, à travers l'ensemble des propositions, stimulations proposées par l'ensemble des professionnels.

L'absence de projet individuel est par opposition le signe d'une démission professionnelle, comme s'il n'y avait plus rien à faire, comme si demain ne pouvait être que la routinière répétition d'aujourd'hui et d'hier. Cette résignation nécessite un questionnement sur les capacités de l'équipe à faire face à ses obligations de « prendre soin » des personnes, à la façon dont elle travaille.

Le projet est donc un **outil professionnel** : il est le projet du professionnel pour tel ou tel résident. Sa mise en œuvre nécessite une convergence des professionnels composant l'équipe pluridisciplinaire. Chacun y apporte sa pierre et les moyens pour atteindre les objectifs sont définis par l'équipe.

La réalisation des objectifs du projet dépend avant tout de la **démarche de l'équipe** : les observations sont-elles pertinentes, les attentes de la personne sont-elles bien comprises, quelles sont ses motivations, les moyens sont-ils en cohérence avec les objectifs poursuivis ?

Par exemple, parler d'objectif de « socialisation » en ne proposant à des personnes en maison de retraite qu'une sortie par mois, ou bien avoir pour objectif chez un enfant handicapé certains apprentissages cognitifs en ne lui proposant qu'une séance d'une heure par semaine annoncent l'échec des objectifs, non par incompétences ou non-motivation des personnes, mais par carences des moyens institutionnels.

Le projet concerne aussi ce que l'on appelle le **maintien des acquis** : cette expression est ambiguë car elle peut, selon le contexte, encourager la routine et l'absence d'initiatives. Mais elle peut aussi refléter une démarche d'équipe tout à fait remarquable dans des situations d'handicaps extrêmes ou de pathologies s'aggravant avec l'âge. Dans ce cas, maintenir le plus longtemps possible ce qui est acquis d'autonomie dans la vie quotidienne peut constituer l'objectif du travail de l'équipe.

Enfin, en rappelant que le projet individuel est d'abord celui du professionnel, il ne faut pas oublier que **le projet n'est qu'un outil**. Il n'est intéressant que s'il est « utile ». Il ne doit pas être l'objet dans lequel se perd le sujet. Les objectifs peuvent ne pas être atteints, il peut apparaître en cours de route un changement de motivation ou de compétences chez le sujet : le professionnel doit savoir s'adapter à ces changements et ne pas faire du projet un objet « fétiche » devant lequel tout le monde devrait se plier : « le projet dit que… », « il faut respecter le projet », etc.

La qualité d'une équipe et la compétence des professionnels se manifestent à la fois dans le savoir-faire pour élaborer des projets, mais tout autant dans leur souplesse pour les moduler selon les enseignements de la vie quotidienne.

Enfin, le projet est un **écrit**, réalisé en équipe et qui, comme tel, sert de trame pour la réalisation des objectifs évoqués.

Pratiques de l'AMP

L'AMP participe à l'élaboration des projets individualisés. Souvent, **il est le mieux placé** pour observer les compétences ou les difficultés, recueillir les avis, souhaits, attentes des personnes qu'il côtoie quotidiennement.

L'AMP agit pour **la réalisation des projets** : il doit avoir le souci de la cohérence entre les objectifs recherchés et les moyens mis en place. Il sait travailler en équipe pour assurer la cohérence des diverses réalisations du projet. L'AMP sait **rendre compte de son action**. L'AMP sait **écrire les éléments du projet** touchant à la vie quotidienne des personnes.

Citations

« La construction d'un projet éducatif doit reposer sur une observation soigneuse et prolongée de l'enfant, de ses multiples déficiences, mais surtout de ses quelques acquis, de ses "capacités en émergence" qui vont être renforcées, et également des goûts de l'enfant et de ses refus. Sur cet ensemble se fonde une "pédagogie de la réussite" qui permet de l'affranchir au mieux des multiples contraintes liées au polyhandicap. »

Circulaire du 30 octobre 1989. Réforme des annexes XXIV.

« Le projet incarne cette réalité paradoxale propre à toute communication, puisqu'il n'existe que dans l'absence pour disparaître dès qu'il se réalise…
Le projet implique un su-jet…
Le projet vise un ob-jet…
Le projet travaille sur le re-jet…
Le projet s'intègre dans le tra-jet…
Le projet génère un sur-jet (en couture : un lien de deux pièces)… »

Jean-Pierre Boutinet,
Cahiers de l'Actif, « Le projet en quête de sens », juillet-août 1998.

« Quand les parents ont un projet, les enfants ont un destin. » (J.-P. Sartre.)

3 Le domaine de formation 5 en questions

a. L'environnement juridique de la personne

Droit des personnes

- Citez trois des droits reconnus à la personne handicapée par la loi d'orientation du 30 juin 1975. Précisez les moyens mis en place pour permettre l'exercice de ces droits.
- Quelles sont les différentes mesures prévues par la loi d'orientation du 30 juin 1975 en faveur des personnes adultes handicapées ? Quelles sont les démarches à effectuer par les personnes concernées pour en bénéficier ?
- Citez trois types d'allocations pouvant être versées à des personnes handicapées ou dépendantes. Vous donnerez les principales caractéristiques de ces allocations.
- À quoi peut prétendre un parent d'enfant handicapé ? Auprès de quel service ?
- Antoine, handicapé mental de naissance, voudrait pouvoir travailler dans un CAT. Quelle démarche doit être effectuée ? Auprès de quel organisme ?
- Donnez la définition et les objectifs de la CMU.
- Qu'est-ce que l'intégration scolaire ? Précisez les modalités de mise en œuvre de cette intégration scolaire de manière collective et individuelle :
  – pour des jeunes âgés de 3 à 11 ans ;
  – pour des jeunes de 11 à 16 ans.
- Quels sont les droits des personnes handicapées ou âgées accueillies en établissement ? Comment les prenez-vous en compte ?
- Que savez-vous de l'« obligation d'emploi » des personnes handicapées ?
- Dans quel cadre juridique et administratif une personne handicapée peut-elle accéder à un travail rémunéré ?
- Quels sont les principes fondamentaux de la loi du 11 février 2005 en faveur des personnes handicapées ?

b. La vie en collectivité et la vie privée

- Si l'AMP se doit d'établir une relation individualisée avec chacune des personnes dont il a la charge, son action se déroule bien souvent dans le cadre d'un groupe.
  Après avoir réfléchi sur la définition même du terme groupe et sur les effets du groupe sur l'individu, donnez des exemples précis dans lesquels vous avez su utiliser le groupe à des fins éducatives.
- Y a-t-il un droit à la vie privée en institution pour la personne résidente ? À l'heure où l'on parle de la notion de citoyenneté pour les personnes handicapées, qu'en est-il de leur habitat, de leur vie de couple, de leur désir respecté, de leur choix possible ?
  Ne décide-t-on pas le plus souvent à leur place ? Quel espace de décision leur reste-t-il ? Selon la nature du handicap, vous ferez part de vos réflexions et positions professionnelles à partir d'exemples concrets.
- La vie en collectivité peut être un obstacle à l'intimité. Le maintien d'une certaine forme d'intimité vous paraît-il nécessaire pour les usagers qui vous sont confiés ?

Après avoir défini la notion d'intimité, donnez votre point de vue sur la question en vous appuyant sur votre pratique d'AMP.

c. Annexes XXIV

- Les annexes XXIV insistent sur la nécessaire implication des parents dans le travail éducatif des professionnels auprès de leur enfant. Pourquoi ?
- Quels sont les devoirs des établissements accueillant des enfants et adolescents déficients envers leurs parents ? Expliquez.
- Qu'est-ce qu'une équipe pluridisciplinaire selon les Annexes XXIV ? Quel est son rôle ?

d. Mesures de protection

- Quel est le nom de l'allocation mise en place pour les personnes âgées en janvier 2002 ? Quel organisme est chargé d'instruire les dossiers et de verser cette allocation ? Quelles sont les conditions générales pour en bénéficier ? Quelle prestation vient-elle remplacer ?
- Votre mère est placée en maison de retraite. Le prix de journée est de 48 euros, soit 1 440 euros par mois, alors que les revenus de votre mère sont de 915 euros par mois. Qui va verser la somme manquante à la maison de retraite ? Quelle règle juridique va-t-on appliquer ?
- La personne âgée bénéficie d'un système de protection sociale dont les réponses sont multiples et diversifiées. Présentez et expliquez les différentes prestations, aides, solutions d'hébergement dont peuvent bénéficier les personnes âgées.
- Quels sont les garanties et les droits dont les personnes âgées résidentes peuvent se prévaloir contre le risque de maltraitance ?

e. Tutelle et curatelle

- La personne majeure souffrant d'altération de ses facultés d'autonomie peut bénéficier d'une protection particulière dans l'exercice de ses droits civils. Décrivez ces différents types de protection.
- Qu'appelle-t-on un majeur protégé ? En quoi consiste cette protection ?
- Le Code civil indique que lorsque les facultés mentales d'une personne sont altérées par une maladie, une infirmité ou un affaiblissement dû à l'âge, il est pourvu aux intérêts de cette personne par plusieurs régimes de protection. Quels sont ces régimes ? Décrivez leurs spécificités.

f. Contexte et cadre juridique du projet personnalisé

Qu'est-ce qu'un projet éducatif individuel ? Comment est-il élaboré ? Quelle est son utilité ? Expliquez en une dizaine de lignes.

g. Éthique professionnelle

- Qu'évoque pour vous le terme d'« éthique professionnelle » ? Donnez des exemples de manquement et de prise en compte de cette éthique.
- Définissez brièvement ce qu'est la déontologie. Son respect strict peut-il toujours répondre aux exigences de prise en charge tenues par le travailleur social comme un éducateur par exemple ?
- Dans leur cahier de stage, les candidats AMP ne doivent faire figurer ni les noms ni, sans leur accord, les photographies des personnes évoquées. À quel droit cela fait-il référence ? Illustrez ce droit dans votre pratique professionnelle.
- Que représente pour vous la notion de discrétion professionnelle ? Expliquez ce qu'il en est sur votre terrain de pratique professionnelle.

h. La place des handicapés ou des personnes âgées dans la société. Le droit des personnes

- Vous avez parfois été témoin, dans le cadre de votre travail, d'attitudes « désobligeantes » de la part de personnes non handicapées (adultes ou enfants) à l'égard de personnes dépendantes que vous accompagniez : regards appuyés, murmures, réflexions ou gestes déplacés, de rejet ou provocants, etc.
  1) Décrivez précisément l'une ou l'autre de ces situations qui vous a particulièrement choqué.
  2) À quoi, selon vous, est dû ce genre d'attitude ?
  3) Décrivez votre réaction, la manière dont vous vous êtes positionné, tant par rapport aux auteurs de ces attitudes que par rapport aux personnes que vous accompagniez.
  4) Votre réaction vous a-t-elle semblé adaptée à la responsabilité professionnelle qui vous incombe ? Pourquoi ?
- Il vous est sûrement arrivé, lors de sorties, de rencontrer des résistances de la part de l'environnement social. Comment réagissez-vous alors ? Pourquoi ?
- La Déclaration des droits de l'homme accorde les mêmes droits à tout individu. À l'aide d'exemples, comment mettez-vous en pratique cette idée dans la vie quotidienne auprès des personnes handicapées ? Quelles difficultés rencontrez-vous ?
- Actuellement, on parle beaucoup d'exclusion. Les processus d'exclusion sont multiples. Ils concernent aussi les personnes dépendantes, handicapées ou âgées. Comment le constatez-vous dans votre activité professionnelle ?
  À l'aide d'exemples, expliquez ce que vous pourriez mettre en place pour aider les personnes menacées par des processus d'exclusion à retrouver ou à développer leur autonomie de vie, leur insertion, l'accès à leurs droits.

i. Le projet individualisé

- La prise en charge éducative et thérapeutique suppose la mise en œuvre d'un projet individuel. En analysant un exemple tiré de votre pratique, montrez :
  – comment on le construit ;

– comment on le met en œuvre ;
– comment on l'évalue.

- Une personne vieillissante devenue handicapée, une personne handicapée devenue vieillissante : votre prise en charge professionnelle sera-t-elle identique ou sensiblement différente ? Développez, argumentez et illustrez à l'aide d'un ou de plusieurs exemples.
- La nouvelle loi sociale et médico-sociale du 2 janvier 2002, dite « loi de 75 rénovée », prévoit que les établissements doivent garantir une prestation individualisée et s'inscrire dans une logique de projets ; l'usager doit être au centre du dispositif, avec son projet de vie, son projet d'insertion sociale, son projet professionnel.
  En vous appuyant sur votre pratique professionnelle et sur d'autres références (lectures, enseignements, etc.), développez les raisons qui, selon vous, doivent conduire les professionnels à élaborer avec l'usager des projets individualisés.
  Il ne s'agit pas de présenter une démarche de projet individualisé, mais de répondre à la question : pourquoi mettre en place des projets individualisés avec et pour la personne accueillie ?

j. Articulation avec le projet de l'établissement

- Les personnes que vous accompagnez sont prises en charge généralement dans le cadre d'un collectif (groupe éducatif, de vie, groupe classe, service, etc.).
  Votre accompagnement au quotidien s'inscrit dans l'articulation entre le projet individuel de ces personnes et le projet global de l'établissement dans lequel vous travaillez.
  Montrez à travers des exemples tirés de votre expérience professionnelle :
  – comment le projet individuel de chaque personne est pris en compte ou pourrait l'être dans le cadre global du projet d'établissement ;
  – comment, à votre place d'aide médico-psychologique, vous personnalisez la prise en charge d'enfants, d'adolescents, d'adultes ou de personnes âgées afin que le projet global de l'établissement soit bien au service de ses usagers.

Propositions de réponses

1. Les personnes handicapées se voient reconnaître un taux d'invalidité. Qui détermine ce taux ? À partir de quel taux la carte d'invalidité est-elle accordée ? Quels en sont les avantages ? Donnez un exemple pour illustrer votre réponse.

Pour les adultes, la carte d'invalidité est accordée à partir de 80 % de taux d'invalidité. Pour les enfants placés en institution, elle est accordée à partir de 50 %.

Ce taux est déterminé par la Commission des droits et de l'autonomie des personnes handicapées (qui remplace la CDES et la COTOREP).

La Commission se prononce à partir d'un dossier comportant un certificat médical faisant état des handicaps du sujet.

Avantages de la carte d'invalidité

Elle donne droit à une demi-part en plus dans le calcul des impôts.

Sous conditions de ressources, exonération de la redevance TV.

Transports : attribution du macaron « grand infirme civil » (GIC).
Gratuité du billet SNCF pour l'accompagnateur.
Droit aux places réservées dans les transports en commun.

2. Expliquez en quelques lignes les nouveaux axes de la loi n° 2002-2 du 2 janvier 2002.

Les indicateurs ci-dessous sont complets. On ne peut attendre du candidat qu'il puisse tous les citer. Les plus importants pour la pratique de l'AMP sont les « instruments nécessaires pour la mise en œuvre des droits ».

Objectifs de l'action sociale et médico-sociale :
- autonomie des personnes ;
- protection des personnes ;
- cohésion sociale ;
- exercice de la citoyenneté ;
- prévention des exclusions.

Les droits des personnes :
- respect de leur vie privée ;
- libre choix des prestations sous certaines réserves ;
- prise en charge individualisée ;
- confidentialité des informations les concernant ;
- participation de la personne à la mise en place de son projet.

Les instruments nécessaires pour la mise en œuvre de ces droits :
- livret d'accueil ;
- règlement de fonctionnement ;
- contrat de séjour ;
- projet d'établissement ;
- conseil de la vie sociale ;
- médiateur.

3. Quelle est la fonction du règlement intérieur d'une institution, élaboré à l'intention des personnes accueillies ? Comment l'AMP doit-il le prendre en compte dans sa pratique ?

Le règlement intérieur élaboré à l'intention des personnes vivant en institution a pour but d'énoncer leurs droits et leurs devoirs.

La vie en institution est une vie en collectivité. Mais le groupe, les contraintes du groupe, ne peuvent faire oublier les **droits individuels** de chaque personne accueillie : droit au soin, droit à choisir des éléments de sa vie quotidienne, droit de communiquer avec l'extérieur (sa famille, ses amis, son tuteur, etc.), droit à l'intimité, droit à décorer son cadre de vie personnelle, droit à l'information, etc.

Ces droits vont avec des **devoirs** : respect des règles de la vie commune : horaires, lieux, respect des personnes dans les attitudes, dans les paroles. Ce respect est dû autant aux professionnels qu'aux autres résidents de l'établissement.

Devoir de participer aux activités proposées, sauf contre-indication, etc.

Le règlement est établi autant que possible avec la participation des personnes concernées, car il est un élément de la prise en compte de la personne comme sujet.

À partir de là, l'AMP peut avoir pour tâche de faire appliquer des éléments de ce

règlement, que ce soit dans le respect des droits des résidents – ce qui concerne au premier chef l'AMP – ou dans le rappel de leurs devoirs.
En tout état de cause, ce règlement est une base d'échange, de dialogue, d'explication. Comme tel, il peut être soumis à évolution et l'AMP peut dans certains cas se faire « porte-parole » des résidents pour en améliorer tel ou tel article.

4. Depuis la loi du 2 janvier 2002, un projet individualisé doit être fait pour chaque personne accueillie dans un service ou un établissement.Après avoir défini ce projet, dites quelle peut être votre contribution à sa réalisation.

Le projet individualisé est un écrit qui contient les objectifs et les moyens mis en œuvre par une équipe pour répondre aux besoins de la personne accueillie.
Il est construit à partir des demandes des personnes accueillies, des observations faites concernant leurs besoins et leurs capacités.
Le projet est défini en équipe et porte sur une durée déterminée au terme de laquelle un bilan sera effectué de ce projet. Un ajustement permet alors la mise en place d'un nouveau projet.
Pour les jeunes, la famille doit être associée à ce projet.

Place de l'AMP :

- L'AMP apporte à l'équipe les informations utiles à la construction du projet, à partir des souhaits exprimés par la personne, de ses motivations, de ses capacités.
- L'AMP apporte à l'équipe ses observations sur la vie quotidienne de la personne concernée.
- L'AMP participe aux échanges en équipe pour l'élaboration du projet.
- L'AMP prend part à la mise en œuvre du projet dans les domaines qui sont de sa compétence professionnelle.

5. Citez trois idées forces des annexes XXIV.

Les idées forces :

L'enfant handicapé est un enfant à part entière.
Il a droit comme tous les enfants et selon ses possibilités à l'éducation et à l'apprentissage.
Souci d'intégration de l'enfant.
Favoriser l'externat et les lieux d'accueil qui reçoivent plusieurs types de handicaps.
Obligation de projets d'établissements.
Participation des familles : elles sont informées, associées, aidées.
Obligation de projets individuels.
Valoriser les capacités de l'enfant.
Importance de l'équipe pluridisciplinaire.
Aménagement du cadre de vie pour les enfants polyhandicapés.

6. Qu'est-ce que l'AAH ? Qui décide de son attribution ? Quel est l'organisme qui la gère ? Pour un adulte placé en établissement spécialisé, qui la gère ?

AAH : allocation adulte handicapé.
Elle peut être attribuée à toute personne dont le taux d'invalidité est supérieur à 50 %.
Elle est automatiquement attribuée pour un taux supérieur à 80 %.
La CDAPH (Commission des droits et de l'autonomie des personnes handicapées) fixe le taux d'invalidité et les droits à cette allocation.

La caisse d'allocations familiales verse l'AAH sur notification de la CDAPH.
La gestion en est assurée par le gérant de la tutelle pour les majeurs protégés.
Sinon, la personne elle-même gère cette allocation.
L'AAH est utilisée en grande partie pour le financement des frais d'hébergement des personnes placées en institution.

7. Qu'évoque pour vous le terme d'« éthique professionnelle » ? Pouvez-vous donner des exemples de manquement à cette éthique ? Ainsi que des exemples où elle est prise en compte ?

L'**éthique professionnelle** concerne tout ce qui touche au respect de la personne, dans sa dimension physique, psychique, affective. L'AMP est garant de ce respect, de la dignité de la personne, de ses droits et devoirs.
L'éthique est avant tout une philosophie, une manière d'être soi-même avec la personne handicapée ou âgée. En respectant la personne handicapée ou âgée, l'AMP se respecte lui-même.
L'éthique montre qu'entre la personne dépendante et le professionnel qui s'en occupe il y a une continuité qui fait que chacun construit une partie de l'identité de l'autre.
Manquements : la moquerie, l'ironie, le mépris, les contraintes, l'absence d'intimité (corporelle, relationnelle).
Ne proposer aucun choix qui concerne la personne (repas, vêtements, place, loisirs, etc.). Manquer au secret, à la discrétion. Par manque de motivation, de temps, ne pas faire ce que l'on juge utile et nécessaire pour la personne. Jugements hâtifs sur les familles, etc.
Prise en compte : qualité professionnelle de dialogue, d'écoute.
Souci du confort de la personne, de son intimité, de ses choix, etc. Savoir adapter les projets individualisés à cette éthique (les projets sont faits pour le résident et non pour l'organisation institutionnelle), etc.

8. Vous travaillez au sein d'une équipe soignante. Rappelez ce qu'est la notion de secret partagé et donnez-en les limites.

Secret partagé : les informations d'ordre médical, psychologique, familial ou social concernant une personne accueillie ne peuvent être divulguées à des personnes extérieures à l'équipe soignante.
Limites : ces informations sont révélées à l'équipe à la seule condition qu'elles bénéficient à l'usager. Elles doivent être dites avec le respect dû à la personne et à sa famille. Toute information considérée comme non utile au travail de l'équipe pour la qualité de l'accompagnement et du soin n'a pas à être révélée.
Il est des informations d'ordre médical essentiellement qui doivent rester dans le secret médical et qui n'ont pas à être partagées.
Toutefois, il est nécessaire de lever la notion de secret partagé quand il s'agit d'informations concernant la maltraitance ou des conduites sexuelles répréhensibles par la loi dont pourrait être victime l'usager.

9. L'AMP est amené à prendre part à l'élaboration de projets (de vie, d'activités, individualisés). Expliquez l'intérêt de tels projets.

Projet : par le projet, le professionnel mobilise ses compétences selon les besoins identifiés chez chaque personne accompagnée : le projet comprend l'ensemble des actions envisagées par les professionnels pour assurer la progression de la personne dans tous les domaines.

Le projet est tourné vers l'avenir : il définit les initiatives à prendre, les objectifs à atteindre, les moyens à mettre en place. Mais il s'appuie sur le passé et le présent : observation des capacités de la personne, et aussi de ses motivations.

Le projet est un écrit qui engage avant tout le professionnel et l'équipe. Il nécessite une évaluation de sa réalisation permettant un ajustement pour sa poursuite.

10. On dit avec raison qu'il faut « respecter les valeurs » des personnes âgées : comment comprenez-vous ce principe? Donnez un exemple où vous saurez en tenir compte.

La personne âgée a une histoire. Cette histoire n'est pas faite que d'événements, de souvenirs. Elle a été marquée par la propre éducation que la personne âgée a reçue, celle qu'elle a pu donner à ses enfants. Elle est marquée par des goûts culturels : cinéma, musique, lecture, peinture, voyages, etc.

Elle consiste également en convictions religieuses, philosophiques, politiques et morales: ce qui se fait et ne se fait pas, ce à quoi l'on tient, à quoi l'on croit.

Ces valeurs restent très présentes dans la vie de la personne âgée, et souvent même s'y expriment de plus en plus (par exemple les convictions religieuses).

Activités pouvant prendre en compte ces valeurs : décoration du cadre de vie, récits de vie, échanges sur l'histoire, lecture de livres ou journaux qui intéressent la personne, sorties culturelles, religieuses, visites, discussions, rencontres, etc.

4 La certification des compétences dans ce domaine

Étude de cas

À partir d'un document synthétisant sur un cas précis la participation du candidat à l'élaboration, à la mise en œuvre et au suivi du projet personnalisé dans le cadre pluriprofessionnel.

Document de 5 à 8 pages.

Objectif de l'épreuve : « Évaluer la capacité du candidat à inscrire son action au quotidien dans un projet de plus long terme.

Compétences repérées :

- observer, écouter et analyser les besoins et désirs de la personne dans tous les aspects de sa vie ;
- appréhender les facteurs d'évolution ou de régression en fonction de la situation de la personne ;
- utiliser les éléments recueillis lors de l'intervention de proximité avec la personne pour participer à l'élaboration, à la mise en œuvre et au suivi du projet personnalisé dans le respect du projet de soins et du projet institutionnel » (annexe 2 du référentiel de certification).

Épreuve orale, d'une durée de trente minutes (10 minutes de présentation et 20 minutes d'entretien), devant un jury composé d'un formateur et d'un professionnel. L'épreuve se déroule dans les centres de formation.

Ce que peut être l'étude de cas

Dans nos précédentes éditions, nous avions préféré au terme « étude de cas » celui de « histoire de vie ». Nous allons donc revenir à cet intitulé officiel, même si, à notre avis, il donne à ce travail une approche trop distante, s'inscrivant ainsi dans une tradition de non-relation entre le soignant et l'usager qui est redevenu un « cas ».

Dans l'esprit de la loi de 2002, cette démarche de l'AMP aura pour souci de placer l'usager au centre de son action et de celle de l'équipe qui œuvre à l'accompagnement et au soin de cette personne.

Il s'agit donc de décrire le parcours de vie d'une personne – enfant, adolescent, adulte, personne âgée – en faisant apparaître les liens entre la vie de cette personne, son histoire, ses compétences, ses attentes, ses potentialités, et ce qui nécessite cependant le recours à une aide soutenue à cause des situations provoquées par le handicap, par le vieillissement.

L'étude de cas est un travail sur la continuité de la vie : ce qu'a vécu la personne, ce qu'elle est aujourd'hui, ce que peut être son avenir.

Sur cette dynamique se greffent les compétences professionnelles de l'AMP : son sens de l'observation, sa capacité à recueillir souhaits et demandes, son savoir relationnel qui permet d'aider la personne à faire la part des choses entre le souhaitable, le possible et l'impossible.

Cette compétence s'exerce au sein d'une équipe pluriprofessionnelle, où chacun apporte de sa place sa contribution à cette démarche.

Enfin, celle-ci sera formalisée par un projet individualisé, s'articulant au projet spécifique de soin, et aux méthodes de travail et de régulation mises en place dans le cadre du projet institutionnel.

Méthodologie

Cet écrit, qui servira de support à l'oral, doit comporter des informations précises, concernant aussi bien des éléments biographiques de la personne (sa vie avant son arrivée en institution ou dans le service) que des éléments concernant sa situation actuelle (aspects sociaux, médicaux, psychologiques, psychiatriques, cognitifs).

Le recours au « dossier » de la personne n'est pas indispensable. Parfois ce dossier est inexistant, inaccessible (secret médical) ou comporte des manques dans les informations. C'est pourquoi il faut que l'AMP élargisse ses sources d'informations en privilégiant, chaque fois que c'est possible, le contact direct avec la personne concernée. Personnes âgées, adultes, enfants peuvent être associés à ce travail. Nous avons lu des écrits professionnels faits en commun avec des personnes âgées qui étaient à la fois rigoureuses sur le plan des informations et très « humaines » sur le plan du travail d'accompagnement. Le concept de « projet personnalisé » prend alors tout sons sens : il vient de la personne et se trouve validé par le professionnel.

Construction

Introduction : expliquer le choix de parler de telle ou telle personne.
Première partie : présentation de la personne.

- Son histoire avant d'arriver dans l'établissement d'accueil (il est important à cette occasion de prendre conscience que la vie des personnes ne commence pas à leur arrivée dans l'établissement qui les accueille).
- Les principales difficultés qui ont conduit à l'entrée en établissement.
- Les capacités et compétences encore actives et mobilisables.
- Les attentes, souhaits, les centres d'intérêt.

Deuxième partie : le projet personnalisé, ce qui va être mis en œuvre pour :

- répondre aux attentes, désirs et centres d'intérêt de la personne ;
- faire face aux difficultés rencontrées par la personne ;
- favoriser et développer les capacités et souhaits.

En sachant :

- identifier les besoins ;
- dégager les moyens mis en place pour y répondre ;
- quels sont les professionnels engagés dans l'action ;
- quelles sont les évaluations et modifications éventuelles.

Troisième partie : l'engagement de l'AMP.

- Décrire son action spécifique auprès de cette personne.
- Savoir apporter sa contribution à la construction du projet.
- Savoir parler de ses propres difficultés ou satisfactions dans la relation avec la personne et la réalisation du projet la concernant.

Conclusion : en quoi ce projet et sa mise en place ont contribué au bien-être de la personne.
Cet écrit se construit avec le soutien et l'éclairage de l'accompagnateur professionnel ou du tuteur du stage. Il faut veiller à ce que les termes utilisés soient précis et bien compris. Les sources d'informations doivent être citées. Il doit répondre aux conditions déontologiques professionnelles, par exemple dans le respect de la vie privée de la personne. Cet écrit devrait pouvoir être présenté à la personne dont parle l'AMP.
La qualité littéraire de l'écrit n'est pas évaluée en tant que telle.

VI Domaine de formation 6 : communication professionnelle et vie institutionnelle

- **Apport théorique** : domaine de formation 6 : 35 heures
- **Domaines de compétences visés :**

– Connaître le projet institutionnel et situer son action dans ce projet.
– Travailler en équipe pluriprofessionnelle dans le contexte institutionnel et participer à la vie de l'institution ou du service.
– Déterminer et transmettre les informations utiles aux membres de l'équipe.

1 Programme

- Politiques sociales et acteurs.
- Contexte législatif et réglementaire des institutions et de leurs acteurs.
- Institutions sociales et médico-sociales et leur fonctionnement.
- Organisation des institutions :
  - le projet institutionnel ;
  - l'équipe, familles et bénévoles ;
  - les instances de travail ;
  - réunions d'équipe, transmissions des informations.
- Notions de droit du travail.
- Responsabilité civile et pénale.
- Accompagnement pédagogique de la professionnalisation et de la construction de l'identité professionnelle.

Les annexes XXIV

Ces textes s'appellent « annexes » car ils font suite à un décret : celui du 27 octobre 1989 (décret signé par le Premier ministre de l'époque : Michel Rocard).
Elles ont pour titre : « Établissements privés d'éducation spéciale. Conditions techniques d'agrément. »
Le code de la Sécurité sociale prévoit que « l'assuré ne peut être couvert de ses frais de traitement dans les établissements de soins de toute nature que si ces établissements sont **autorisés à dispenser des soins** aux assurés sociaux ». Les annexes s'adressent donc aux établissements non scolaires qui accueillent des enfants nécessitant des soins et une éducation spécialisée et doivent pour cela en avoir reçu « agrément ».
Les annexes précisent leur mission en insistant sur :
Article 2 : « – accompagnement de la famille ;
– soins et rééducations ;
– surveillance médicale ;
– enseignement et soutien pour l'acquisition des connaissances ;
– actions tendant à développer la personnalité, la communication et la socialisation.
Un projet pédagogique, éducatif et thérapeutique d'établissement précise les objectifs et moyens mis en œuvre pour assurer cette prise en charge. »
Le texte général parle ensuite du fonctionnement des établissements. Il se décompose en cinq parties, chacune fixant le « cahier » des charges de différents types d'établissements d'accueil de jeunes handicapés.
– La première, dite annexe XXIV, s'applique particulièrement aux « enfants et adolescents déficients intellectuels et inadaptés ».
– Puis vient l'annexe XXIV bis : pour les enfants et adolescents présentant une déficience motrice (par exemple une infirmité cérébrale).
– L'annexe XXIV ter : pour les enfants et adolescents polyhandicapés.
– L'annexe XXIV quater : pour les enfants et adolescents atteints de déficience auditive grave.
– L'annexe XXIV quinquies : pour les enfants et adolescents atteints de déficience visuelle grave ou de cécité.
L'annexe XXIV ter (enfants et adolescents polyhandicapés) est la plus connue des AMP. Elle évoque notamment les obligations suivantes :
– l'accompagnement de la famille (qui doit être associée au projet, informée au moins tous les six mois de sa réalisation, et aidée par des actions de soutien) ;
– l'importance de l'éveil et du développement des potentialités par des stratégies individualisées (voir projet individualisé) ;
– un enseignement adapté pour l'acquisition de connaissances ;
– l'amélioration et la préservation des potentialités motrices ;
– la surveillance et le traitement médical ;
– l'enseignement des différents actes de la vie quotidienne en vue de l'acquisition du maximum d'autonomie ;

– le développement de la communication ;
– la découverte du monde extérieur ;
– des actions visant à développer la personnalité et la capacité à vivre en groupe.

Le maintien dans la famille doit être le premier choix pour l'enfant, mais il peut être nécessaire d'avoir recours à un externat, ou à un internat.

Le projet des établissements d'accueil doit évoquer :
– une prise en charge de l'enfant dans sa globalité ;
– le rôle du directeur, qui organise les réunions de synthèse, assure la cohérence des interventions auprès de l'enfant accueilli.

Enfin, l'annexe XXIV ter évoque les personnels nécessaires à l'encadrement des enfants, ainsi que les normes à respecter concernant l'architecture des lieux d'accueil.

Pratiques de l'AMP

Les annexes XXIV orientent fortement les actions de l'AMP et de l'équipe au sein de laquelle il travaille. Elles donnent de nombreuses indications précises sur les pratiques quotidiennes. Parmi celles-ci, il faut retenir :
– l'importance d'une **action individualisée**, ce qui devrait conduire à une réflexion importante sur le rapport entre l'encadrement d'un groupe et la prise en compte des besoins individuels de chaque enfant ou adolescent. Il ne faudrait pas que les besoins du groupe absorbent ceux de l'individu ;
– l'importance d'une **approche de l'enfant dans sa globalité** : la multiplicité des intervenants peut menacer l'enfant dans ses attentes, souhaits, désirs.

Par exemple, une « bonne » rééducation motrice peut se révéler catastrophique sur le plan psychologique à cause d'un accent mis trop exclusivement sur la poursuite de réduction des handicaps moteurs. Parfois, le mieux est l'ennemi du bien, comme l'on dit, et il faut savoir ne pas trop en faire pour que l'enfant soit considéré comme un sujet, c'est-à-dire qu'il puisse trouver des espaces personnels pour vivre ses envies, ses souhaits, ses désirs.

L'AMP et l'équipe doivent partager avec l'enfant la recherche de son bien-être, sachant que celui-ci peut aussi passer par des rééducations, mais sans acharnement ;
– l'importance de travailler à partir de projets individualisés (voir fiche n° 37) ;
– engager des actions favorisant la socialisation des enfants ;
– l'importance de travailler avec les familles (voir fiche n° 21).

FICHE 39

Lois du 30 juin 1975, du 2 janvier 2002, du 11 février 2005

1. Lois du 30 juin 1975

On parle de « la » loi de 1975 alors qu'elle est composée de deux textes législatifs distincts : la loi pour les personnes handicapées et la loi sur les institutions sociales et médico-sociales. C'est une loi d'orientation : elle fonde un système qui devra être détaillé par d'autres textes législatifs et réglementaires.

Les principes fondamentaux de la loi

« La prévention et le dépistage des handicaps, les soins, l'éducation, la formation et l'orientation professionnelle, l'emploi, la garantie d'un minimum de ressources, l'intégration sociale et l'accès aux sports et aux loisirs du mineur et de l'adulte handicapés physiques, sensoriels ou mentaux constituent une obligation nationale. »

« Les familles, l'État, les collectivités locales, les établissements publics, les organismes de Sécurité sociale, les associations, les groupements, organismes et entreprises publics ou privés associent leurs interventions pour mettre en œuvre cette obligation en vue notamment d'assurer aux personnes handicapées toute l'autonomie dont elles sont capables. » (article 1 de la loi de 1975)

Dispositions concernant les personnes

« Les enfants et adolescents handicapés sont soumis à l'obligation éducative en recevant soit une éducation ordinaire, soit, à défaut, une éducation spéciale, déterminée en fonction des besoins particuliers de chacun d'eux. » (article 4)

– La majorité sociale (20 ans) est différente de la majorité légale, en conformité avec l'attribution des prestations sociales.
– Maintien à domicile autant que faire se peut.
– Formation professionnelle et activité économique pour les adolescents et adultes.
– Participation à la vie sociale des personnes handicapées.
– Garantie de ressources.
– Création de nouvelles allocations (AES, AAH).

Dispositions concernant les institutions

– Création de nouveaux types d'établissements.
– Coordination des actions en faveur des personnes handicapées (État, DDASS, départements, établissements publics ou privés, familles, etc.).
– Mise en place de deux commissions départementales :

CDES : Commission départementale de l'éducation spécialisée pour les mineurs ;
COTOREP : Commission technique d'orientation et de reclassement professionnel pour les adultes.

Ces commissions reconnaissent le handicap, octroient les prestations prévues, orientent vers des institutions ou services compétents pour répondre aux besoins des personnes.

Commentaires

La loi d'orientation de 1975 a représenté un progrès indéniable : elle a permis d'unifier, de coordonner des actions éparpillées, voire cloisonnées selon le type de handicap dont souffraient les enfants, adolescents ou adultes. Elle a remis en priorité le droit de ces personnes à vivre avec les autres, en préférant le terme de « handicap » à celui de déficience ou d'infirmité. Mais elle s'essouffle. Elle présente des lacunes concernant par exemple les bases juridiques d'expériences innovantes (les foyers à double tarification par exemple). Une réforme de cette loi est engagée et devrait voir le jour en 2002. Cette réforme s'articulerait autour des points suivants :

– mieux affirmer la place des usagers et de leurs familles ;
– mieux préciser le statut juridique et financier des établissements et services ;
– mettre en œuvre une coordination et une concertation entre tous les acteurs du secteur social et médico-social ;
– se donner les moyens d'une régulation plus efficace entre le secteur social et le secteur médical, qui sont de plus en plus conduits à travailler ensemble ;
– s'interroger sur la place du secteur de la gérontologie qui est en plein développement.

Pratiques de l'AMP

La connaissance de la loi de 1975 fait partie intégrante de la culture professionnelle de l'AMP. Par la qualité et l'importance des principes énoncés, cette loi doit étayer l'ensemble des pratiques de l'AMP et de l'équipe au sein de laquelle il travaille.

Si certains points devaient être mis en avant, nous pourrions retenir :

– le respect de la personne considérée comme sujet ayant des droits ;

– la considérer dans son individualité et reconnaître ses besoins afin qu'ils ne soient pas « étouffés » par ceux qui viendraient de la gestion du groupe ;

– l'importance de la socialisation : lutter contre les effets de « ghetto » de certaines institutions, savoir développer des initiatives qui maintiennent ou étendent les réseaux sociaux et culturels des personnes accueillies ;

– prévoir des activités permettant le maintien et le développement des potentialités dans tous les domaines (moteurs, sensoriels, intellectuels, langagiers, communicationnels) ;

– l'importance des échanges entre professionnels ;

– se préparer à un véritable travail de complémentarité avec les aides-soignants : favoriser le rapprochement du médical et du social.

2. La loi du 2 janvier 2002, dite « loi rénovant l'action sociale et médico-sociale »

Principales orientations :

– la reconnaissance des droits des usagers ;

– le pilotage des établissements et la coordination des décideurs et des payeurs ;

– les évaluations : la réponse aux besoins des usagers ;

– définition de l'action sociale : projet d'une charte nationale portant sur les aspects déontologiques et éthiques.

Nous nous arrêterons essentiellement sur ce qui peut concerner au plus près les AMP : les droits des usagers.

La loi fait une liste des droits des personnes :

– respect de la dignité de la personne, de son intégrité, de sa vie privée, de son intimité ;

– respect de sa sécurité ;

– confidentialité des informations la concernant ;

Rappel : ce n'est pas parce qu'une personne entre dans un établissement qu'elle perd sa qualité de citoyen !

– droit à une vie familiale et aux contacts familiaux les plus fréquents ;

– accès de la personne à toute information concernant sa prise en charge (décret d'application paru le 9 octobre 2003) ;

– participation de la personne à son projet d'accueil ;

– informations données à la personne sur ses droits fondamentaux, ses protections légales, les recours possibles.

Puis elle fait la liste des instruments prévus pour la mise en œuvre de ces droits :

– livret d'accueil : conditions d'admission, de séjour, de sortie, etc. ;

– charte des droits et libertés de la personne accueillie (exemple : la charte de la Fondation nationale de gérontologie – voir fiche n° 35 sur le droit des personnes) ;

– le règlement de fonctionnement ;

– le contrat de séjour et le document individuel de prise en charge, sur lequel l'usager ou son représentant donne son avis et son accord ;
– désignation d'un conciliateur pour faire valoir le droit des personnes et favoriser la recherche de solutions aux éventuels conflits ;
– le conseil de la vie sociale – ou autres formes de participation des usagers à la marche de l'établissement qui les accueille et qui est souvent leur seul lieu de vie ;
– le projet d'établissement ou de service.

Cette loi rappelle donc avec force la dignité et le respect dus aux personnes qui sont confiées à l'AMP. La citoyenneté ne s'arrête pas à la porte de l'établissement, et ce qu'il est convenu d'appeler « l'usager » est à ce titre l'égal de l'AMP et de tous les professionnels devant les droits et devoirs énoncés par la loi. La loi vient assurer des positionnements éthiques d'autant plus importants à tenir qu'ils concernent des personnes vulnérables.

Pour conclure, la loi de 2002 implique l'AMP et son équipe, où chacun est garant collectivement de ce que font, disent, pensent ses collègues de travail auprès des personnes dépendantes, handicapées ou âgées.

3. La loi du 11 février 2005, dite « loi pour l'égalité des droits et des chances des personnes handicapées »

Elle fait suite à la loi de 2002 en dégageant des moyens pour assurer « l'égalité des droits et des chances, la participation et la citoyenneté de la personne handicapée » :
– droit à compensation pour les surcoûts liés au handicap, inscrit dans un plan personnalisé de compensation ;
– garantie de ressources associée à l'AAH atteignant au moins 80 % du SMIC pour les personnes handicapées vivant à domicile et au chômage ;
– mise en place des maisons départementales des personnes handicapées ou MDPH : « offrir un accès unique aux droits et prestations », animées par une équipe pluridisciplinaire, qui proposera le plan personnalisé de compensation du handicap. Elles comprendront également une équipe de veille pour soins infirmiers ;
– COTOREP et CDES seront regroupées au sein d'une Commission des droits et de l'autonomie des personnes handicapées ou CDAPH ;
– accessibilité obligée dans tous les transports dans les dix ans ;
– inscription de tout enfant handicapé à l'école et passerelle possible entre l'Éducation nationale et les services médico-sociaux pour le suivi de ces enfants. Les termes d'*éducation spécialisée* sont supprimés.

Indications bibliographiques

- Lhuillier Jean-Marc, *Le Droit des usagers dans les établissements et services sociaux et médico-sociaux*, éditions École nationale de la santé publique (ENSP), 2005.
- *Actualités sociales hebdomadaires (ASH)*, 11 février 2005.

La responsabilité civile et pénale

Définitions

Responsabilité civile

« Chacun est responsable du dommage qu'il a causé non seulement par son fait, mais encore par sa négligence ou par son imprudence » (article 1383 du code civil).

« On est responsable non seulement du dommage que l'on cause par son propre fait, mais encore de celui qui est causé par le fait des personnes dont on doit répondre, ou des choses que l'on a sous sa garde » (code civil, article 1384).

On peut contracter des assurances pour faire face à cette responsabilité civile qui concerne tout un chacun (responsabilité civile des parents envers leur enfant à l'école, responsabilité civile de l'AMP en cas d'accident d'une personne handicapée lors d'une promenade, responsabilité civile du directeur pour ce même fait, responsabilité du maire d'une commune si le toit de l'école s'effondre).

Responsabilité pénale

La responsabilité pénale est « l'obligation de supporter la peine prévue pour l'infraction que l'on a commise ». Elle repose donc sur l'existence d'une infraction prévue par la loi. Les infractions sont constituées par des actions ou omissions que la loi interdit ou punit. La responsabilité pénale repose sur la violation d'un interdit (comportement contraire à l'ordre social). Lorsque l'infraction est prévue par un texte, sa réalisation est sanctionnée par la loi pénale. Les infractions pénales sont classées en trois catégories : les contraventions, les délits et les crimes.

La mise en œuvre de la responsabilité pénale suppose trois éléments : un texte prévoyant l'infraction et la sanction, la réalisation matérielle de l'infraction et un élément intentionnel.

– Élément légal : une infraction doit être prévue par un texte de loi.
– Élément matériel : il réside dans la réalisation de l'infraction.
– Élément intentionnel : volonté de nuire.

Les sanctions sont établies par le code pénal. La juridiction pénale sanctionne au nom de la société. L'auteur de l'infraction doit réparer le dommage commis à l'égard de la société et subit une sanction destinée à l'amender sous forme d'amende, d'emprisonnement ou de travaux d'intérêt général.

La responsabilité pénale est personnelle. Elle ne peut être couverte par une assurance. Celle-ci est engagée dans le cas, par exemple, où un AMP provoque un accident alors qu'il conduit un minibus en grillant un stop ou un feu rouge, ou lorsqu'il quitte son travail avant l'heure en laissant sciemment des personnes vulnérables sans surveillance et que celles-ci se blessent.

Commentaires

La responsabilité civile s'applique souvent dans le cas d'une faute : faute de gestion, faute de surveillance. « Un de nos actes peut causer des dommages à autrui. Notre responsabilité est engagée. Il faudra réparer. » (*La Responsabilité civile des établissements et services sociaux et médico-sociaux,* J.-M. Lhuillier, éditions ENSP, 1992)

Si la faute est volontaire, c'est à la fois la responsabilité civile et la responsabilité pénale qui sont engagées : réparation à la personne qui a subi le dommage (responsabilité civile), réparation à la société pour délit (responsabilité pénale).

Mais l'essentiel est surtout de se savoir responsable. La responsabilité civile ou pénale est tournée vers une action passée. La responsabilité morale du professionnel implique le présent et le futur. **Elle est un engagement, une prise de risque, acceptation de pouvoir rendre des comptes** : c'est elle qui est au cœur du quotidien de l'AMP.

Pratiques de l'AMP

Comme tout citoyen, l'AMP dans l'exercice de sa profession est responsable civilement et pénalement. L'AMP, de ce fait, doit faire preuve dans sa pratique de prudence, de discernement, de respect des procédures mises en place pour son travail quotidien (pour les sorties avec les résidents, pour les régimes, pour les médicaments, etc.).

L'AMP se doit de dénoncer tout acte de maltraitance ou violence dont seraient victimes les personnes accueillies dans l'institution. Ne pas le faire peut être un délit.

L'AMP s'interdit quant à lui toutes attitudes de maltraitance, d'attouchements sexuels ou de passages à l'acte sexuel auprès des personnes qui lui sont confiées. Il s'agit alors d'un crime engageant sa responsabilité pénale.

Enfin et surtout l'AMP est responsable dans le sens fort de ce terme : responsable du bien-être d'une personne qu'il aide, accompagne, soigne. Il ne l'est pas seul, mais au sein d'une équipe et avec des parents. Il est solidairement responsable de ce qui est entrepris dans le cadre des projets individualisés, de leur réalisation, de leur évaluation. Il est responsable de ce que ses actes et ses pensées construisent, avec d'autres, le futur de la personne accompagnée.

Indications bibliographiques

- « Des responsabilités à la responsabilisation : être homme, c'est être responsable », revue trimestrielle des *Communautés éducatives ANCE,* septembre 1999.

FICHE 41

L'équipe pluriprofessionnelle

« L'AMP participe à l'accompagnement des personnes handicapées ou âgées dépendantes au sein d'équipes pluriprofessionnelles » (article 1 de l'arrêté du 30 avril 1992).

Définition

Une équipe pluriprofessionnelle, pouvant être appelée pluridisciplinaire, est composée d'un ensemble de professionnels dont les compétences variées permettent de répondre aux nombreux besoins des personnes accompagnées. Elle travaille sous l'autorité hiérarchique du directeur ou, par délégation, d'un chef de service ou surveillant ou maîtresse de maison, selon les usages des établissements et services.

Composition

L'équipe se compose de sept « corps » professionnels fournissant chacun un « service » :

– l'encadrement de proximité (éducateurs, moniteurs-éducateurs, AMP, aides-soignants, etc.) ;
– le service médical ;
– le service paramédical ;
– le service des rééducations ;

– le service psychologique ;
– le service social ;
– le service de l'animation.

Encadrement de proximité :

• **touchant l'ensemble de la vie quotidienne des personnes :**

– les aides médico-psychologiques (diplôme de travail social de niveau 5) ;
– les aides à domicile (diplôme de travail social de niveau 5), que l'on peut rencontrer dans des structures disposant d'un service de maintien ou de retour à domicile ;
– les veilleurs de nuit (aucun diplôme spécifique pour cette fonction de grande importance dans les lieux d'accueil en internat ou long séjour. Celui d'AMP serait le plus adapté à cette fonction) ;
– les moniteurs-éducateurs (diplôme de travail social de niveau 4) ;
– les éducateurs spécialisés (diplôme de travail social de niveau 3) ;

• **touchant plus particulièrement la prise en charge médicale** : les aides-soignants (qui relèvent aussi du service paramédical et agissent sous la responsabilité d'un personnel médical, voir ci-dessous).

Il existe un point commun entre toutes ces professions : un travail au quotidien pour subvenir au mieux aux besoins des personnes confiées. Tous ces professionnels ont la même compétence dans l'aide quotidienne. Mais la différence de qualification qu'il peut y avoir entre par exemple « le niveau 5 » des AMP et « le niveau 3 » des éducateurs spécialisés est repérable si le projet institutionnel précise bien les services attendus des uns et des autres en fonction de leur formation et de leur qualification respective. Par exemple, on peut attendre des éducateurs spécialisés des engagements dans la construction des projets, la réflexion technique et professionnelle, la prise en compte des grandes orientations du projet institutionnel.

Le service médical

• Le **médecin généraliste** assure le suivi médical, les presciptions en cas de maladies et blessures, les hospitalisations, etc.

• Le **médecin psychiatre** fait des interventions touchant la souffrance mentale : médicaments, hospitalisations en psychiatrie si nécessaire, mais aussi thérapies par des entretiens, autant pour les personnes reçues que pour leur famille.

On peut également attendre du psychiatre un suivi des équipes dans le cadre de réunions d'analyse de pratiques par exemple. Faire appel pour cela à un « superviseur » extérieur à l'équipe est souvent recommandé.

• Le **pédopsychiatre** : il est particulièrement spécialisé dans le soin de l'enfant et de l'adolescent.

• Le **psychogériatre** : psychiatre qui intervient auprès de personnes âgées.

• Le **médecin de rééducation fonctionnelle** : il est concerné par les problèmes touchant les handicaps physiques (infirmité motrice cérébrale, polyhandicap ou séquelles de fractures). Il établit des bilans moteurs (en lien avec les kinésithérapeutes), prescrit des appareillages, des prothèses et toutes installations visant à une atténuation des conséquences de ces handicaps physiques sur la vie quotidienne des personnes. Il oriente également vers les services chirurgicaux quand cela est nécessaire et supervise la qualité des dispositifs post-opératoires.

• Le **médecin pédiatre** : il exerce dans les strutures d'accueil des enfants et adolescents où sa spécialité le fait intervenir en lieu et place du médecin généraliste.

• Le **médecin gériatre** : il exerce dans les structures d'accueil de personnes âgées.

Le service paramédical

• L'**infirmier** exerce sous la responsabilité du ou des médecins. Il a une tâche de prévention, de signalement, de réalisation des prescritions médicales.

Souvent le rôle de l'infirmier est aussi d'écouter tout ce qui peut être dit à propos d'une blessure, d'une maladie. Il console d'une souffrance qui n'est pas que physique. Ainsi, l'infirmier est une personne qui contribue fortement au travail complémentaire des équipes en apportant son point de vue à la fois médical et relationnel.

• L'**aide-soignant** exerce sous la responsabilité de l'infirmier ou du médecin. « Intervenant de proximité », l'AS a un travail également de prévention, de signalement et de soins médicaux. Ses interventions sont la plupart du temps organisées autour d'un acte médical ou paramédical précis. Là aussi, ses qualités de contact et d'écoute en font un élément apprécié au sein de l'équipe. Souvent la question se pose de la complémentarité des AMP et des AS. La meilleure réponse à cette question se trouve dans la façon dont cette complémentarité se vit dans les pratiques institutionnelles, telles qu'elles sont construites au sein du projet institutionnel. On parle dans ce cas de polyvalence dans la pratique des soins.

Exemples de lieux où travaillent AMP et AS : les maisons d'accueil spécialisé, certains établissements pour enfants et adolescents polyhandicapés, les établissements d'hébergement pour personnes âgées dépendantes.

Le service des rééducations

• Le **kinésithérapeute** : spécialiste de ce qui touche le « mouvement » (*kiné*) de l'être humain : rééducations musculaires et motrices consécutives à des infirmités physiques de naissance ou acquises (fractures, traumatismes). Il réalise les prescriptions du médecin rééducateur : massage, entraînement à la marche, maintien des acquis moteurs et musculaires, mise en posture pour la prévention de rétraction, mise en place et suivi des appareillages orthopédiques, mais aussi implication dans des interventions ludiques et sportives de type piscine, rééducation par le cheval, vélo, escalade, etc.

• L'**ergothérapeute :** il soigne par le « travail » *(ergo)*. Il exerce dans des centres de rééducation fonctionnelle pour la rééducation des membres supérieurs, à la suite d'accidents. On rencontre les ergothérapeutes auprès de personnes handicapées ou âgées dans le but d'améliorer les gestes de la vie quotidienne : prise de couverts pour manger, maniement d'outils, technique d'habillage, etc. L'ergothérapeute travaille aussi au sein d'ateliers de production, d'expression, avec toujours une finalité de maintien ou d'amélioration des acquis des membres supérieurs et des coordinations oculo-manuelles. L'ergothérapeute contribue aussi à l'amélioration du cadre de vie et du confort corporel des personnes grâce à des initiatives ergonomiques (adaptation de l'environnement aux handicaps).

• L'**orthophoniste** : il travaille sur la qualité de la communication, verbale ou non verbale. Il cherche l'amélioration de l'expression orale et écrite. Il intervient également dans les problèmes de déglutition, de bavage, qui touchent la sphère bucco-pharyngée. Il a recours pour ces interventions à des techniques d'expression telles que le récit de vie, l'atelier théâtre. Selon les cas, il utilise des supports tels que pictogrammes, idéogrammes, informatique, pour faciliter la communication usuelle avec les personnes dépendantes (voir fiche n° 26).

• Le **psychomotricien** : il intervient sur le corps compris comme « surface » d'expression émotionnelle des sujets : corps trop tendu, corps mal perçu, corps à travers lequel s'expriment peurs et angoisses. Il maîtrise des techniques de relaxation, de détente, de « mise en scène » du corps à travers des exercices ou des situations vécues. Il aide à « être bien dans sa peau », y compris dans la construction de l'image du corps et de l'identité sexuelle.

Le service psychologique

Le psychologue assure le suivi psychologique des personnes accueillies (entretiens, groupes de parole, etc.). Il apporte sa contribution lors des réunions de bilans ou de synthèse et lors de la mise en place des projets individualisés. Il est impliqué dans les démarches de formation à proposer aux différents membres de l'équipe. Il participe à l'animation technique de l'équipe et au dispositif de soutien aux parents. Il effectue les évaluations (tests) nécessaires pour les dossiers de la CDAPH (Commission des droits et de l'autonomie des personnes handicapées).

Le service social

L'assistant de service social aide les personnes et leur famille dans les diverses démarches administratives et financières nécessaires à l'exercice de leurs droits. Il assure dans l'établissement ou service le suivi administratif des prises en charge. L'assistant de service social contribue à la qualité des liens entre l'équipe, la personne accueillie et son environnement social et familial. Souvent, il est celui qui cherche les nouvelles orientations pour les personnes et de ce fait il présente les dossiers de renouvellement ou d'orientation à la CDAPH.

Le service animation

L'animateur a pour mission de promouvoir dans les lieux d'accueil des personnes handicapées ou âgées des séquences de loisirs, distractions, d'expression (ateliers) mais aussi des sorties à dimension sociale et culturelle.

Commentaires

L'équipe pluriprofessionnelle est diversifiée car elle cherche à répondre par la mobilisation des meilleures compétences à la diversité des besoins des personnes. Cette diversité est une richesse si elle ne conduit pas à l'éparpillement ou au cloisonnement. Il peut arriver qu'une seule personne handicapée ait à faire avec plus de dix professionnels dans la journée. On craint alors que la personne ne soit « coupée en morceaux » selon les intérêts de chacun des professionnels. La solution n'est pas alors de « réduire » les prestations offertes aux personnes et auxquelles elles ont droit, mais d'en assurer la **cohérence technique et relationnelle** ainsi que la compréhension pour la personne ainsi accompagnée.

L'unité de l'équipe se fait surtout autour des **réunions** : réunion consacrée au travail entrepris autour d'une personne (dite parfois réunion de synthèse), réunion d'échange d'informations, de service, de passations de consignes, d'analyse de pratiques, de formation.

Le travail en équipe est à la fois riche, exigeant et frustrant : riche car il permet de confronter ses points de vue, de les analyser, de les modifier, exigeant car il nécessite de parler de ce que l'on fait, de devoir l'expliquer, l'argumenter, parfois même au prix d'un conflit, frustrant car il peut limiter certaines initiatives, une certaine spontanéité, dans la nécessaire « négociation » de son point de vue avec ceux d'autrui.

FICHE 41

Le travail d'équipe est garant de la règle institutionnelle, d'un cadre au sein duquel toute personne, usager ou professionnel, trouve la sécurité de ses repères, la garantie de ses droits, la réalisation de ses devoirs.

Pratiques de l'AMP

L'AMP fait partie de l'équipe pluriprofessionnelle. On attend de lui qu'il y apporte ses observations quotidiennes, qu'il parle de ses pratiques, qu'il sache les argumenter et éventuellement les modifier. L'AMP est bien placé pour être le « porte-parole » des personnes accompagnées : il les voit vivre dans leur quotidien et peut souvent mieux qu'elles dire à l'équipe ce dont elles souffrent, ce dont elles ont besoin, ce dont elles sont satisfaites.

L'AMP est souvent « porte-parole » des décisions de l'équipe, et la façon dont l'AMP transmet telle ou telle décision à la personne concernée peut en favoriser le succès ou au contraire en provoquer l'échec. En retour l'AMP attend de l'équipe des éclairages sur tel ou tel aspect particulier de l'accompagnement des personnes, afin de mieux comprendre certains de leurs comportements.

Il est important que l'AMP soit solidaire des décisions de l'équipe, même si ces décisions ne vont pas dans le sens de ses opinions. En revanche, en ce qui concerne des attitudes quotidiennes non soumises à des décisions d'équipe, il est nécessaire que l'AMP soit lui-même, dans sa personnalité, son originalité. Là aussi, la diversité des professionnels est une richesse et la recherche de l'uniformité dans ce domaine est illusoire et dangereuse pour l'épanouissement des personnes.

Enfin, l'implication des personnes handicapées ou âgées dans les prises de décision qui les concernent doit faire l'objet d'une réflexion institutionnelle. Celle-ci doit prendre en compte :

– le droit des personnes accueillies à s'exprimer sur ce qui les concerne ;

– le droit des personnels qui les accompagnent à avoir des espaces de parole à eux pour élaborer leur façon de travailler.

FICHE 42

Le référent

Définition

Dans une institution, est référent d'une personne accueillie le professionnel plus particulièrement impliqué dans le suivi des actions, projets, évaluations concernant cette personne. Ce rôle lui est confié par l'équipe.

Commentaires

Une institution est faite de la coexistence de deux collectifs : l'ensemble des personnes accueillies et l'ensemble des professionnels.

Il existe un risque réel de « collectivisation » du travail, où tout serait pensé en termes de groupes et de dynamique d'équipe. Ce serait au détriment de ce qui fait l'individualité du résident et du professionnel. C'est pourquoi le concept de référent, qui cherche à individualiser la relation, se développe au sein des institutions. Il permet, **dans une double adhésion** de la personne accueillie d'une part, du professionnel et de son équipe d'autre part, le développement d'une relation duelle fondée sur **la responsabilité partagée du parcours de la personne** lors de son séjour.

Le terme de référent peut être rapporté à « celui qui compte pour autrui », quelqu'un qui fait autorité. Un article qui fait référence est un article qui « compte », qui fait date, qui permet de voir autrement les choses, de progresser dans la réflexion et la recherche. Le verbe « se référer à » implique aussi ce mouvement vers une personne, une date, un événement à partir desquels les choses se sont organisées différemment. Quelqu'un qui a des « références » s'appuie sur des « autorités » connues, des expériences de qualité, pour mieux se faire apprécier et obtenir une embauche. On parle d'un « référentiel », celui de l'AMP par exemple, compris comme un système par lequel tout ce qui compose la diversité des actes de l'AMP prend sens.

En somme est référent celui qui fait autorité, celui qui compte pour autrui, celui qui donne de la cohésion, de la valeur, du sens.

Tel est l'objectif que le secteur social et médico-social favorise quand il met en place des référents dans les équipes. Le référent assure, au sein d'une relation individualisée privilégiée, la cohésion, la valeur, le sens de ce qui constitue le projet individualisé d'une personne bien particulière, sa mise en œuvre ainsi que les évaluations qui s'ensuivent.

Pratiques de l'AMP

L'AMP ne s'autodésigne pas référent ; il doit y avoir un triple accord : celui de la personne concernée, celui de l'équipe, celui de l'AMP. Le rôle de l'AMP référent est :

– une disponibilité et une écoute plus grande avec cette personne ;

– une participation active au projet individualisé que l'équipe met en place : recueil de l'avis de la personne, information sur ce qui a été proposé auparavant, les résultats, la mise en place du nouveau projet ;

– un suivi de ce projet, avec un souci d'information et de coordination de l'ensemble des membres de l'équipe pluridisciplinaire et, le cas échéant, de la famille ;

– l'élaboration des bilans annuels : **l'AMP référent collecte les divers bilans des intervenants, les souhaits, attentes, satisfactions ou déceptions du résident**. Il en fait part en réunion et élabore avec l'équipe les orientations du nouveau projet de travail. Il en fait part à la personne dont il est référent.

FICHE 43

Les Maisons départementales pour les personnes handicapées (MDPH)

La loi du 11 février 2005, dite « loi pour l'égalité des droits et des chances des personnes handicapées », prévoit dans son article 64 la mise en place dans chaque département d'une maison départementale des personnes handicapées à compter du 1er janvier 2006.

L'objectif en est : « Offrir un accès unique aux droits et prestations et ouvrir aux personnes handicapées toutes les possibilités d'appui dans l'accès à la formation et à l'emploi, et à l'orientation vers des établissements et services ainsi que de faciliter les démarches des personnes handicapées et de leur famille. »

La maison départementale est gérée sous la forme d'un groupement d'intérêt public dont le département assure la tutelle administrative et financière.

Donc la MDPH ne se substitue pas aux actions sociales des conseils généraux : elle en est une des expressions à travers cette structure autonome.

Chaque MDPH a en son sein une commission des droits et de l'autonomie des personnes handicapées (CDAPH) qui traite les demandes pour leur donner la suite qui convient.
Les missions de la MDPH :
- les missions de contact avec le public ;
- les missions d'évaluation ;
- les missions d'accompagnement ;
- les missions d'orientation.

Missions de contact avec le public :

- accueillir les familles et les personnes handicapées ;
- leur fournir toutes les informations dont elles ont besoin ;
- les conseiller et les accompagner dans les démarches à entreprendre.

Pour cela la maison départementale met en place des « guichets uniques » où les travailleurs sociaux accueillent, informent, aident les personnes handicapées et leur famille. Pour une plus grande efficacité, les maisons départementales sont amenées à décentraliser ces guichets dans l'ensemble du département afin de les rendre plus facilement accessibles.

Missions d'évaluation

Elle est confiée à une équipe pluridisciplinaire, chargée d'évaluer les besoins de compensation de la personne et qui proposera un plan personnalisé de compensation du handicap.
Par ailleurs, les services d'accompagnement à la vie sociale (SAVS) participeront dans le territoire qui leur est attribué ou dans le domaine du handicap où ils sont spécialisés à des évaluations soumises ensuite à la CDAPH qui donnera les suites éventuelles en termes d'accompagnement de la personne.

Missions d'accompagnement

La mise en place des SAVS et des services d'accompagnement médico-social pour adultes handicapés (SAMSAH) par les conseils généraux et les MDPH permet un accompagnement individualisé à domicile et facilite l'accès des personnes à l'ensemble des services répondant à leurs besoins.
Cet accompagnement permet également la mise en place et le suivi du plan personnalisé de compensation évoqué ci-dessus.
La MDPH gérera un fonds de compensation du handicap chargé d'accorder des aides financières aux personnes handicapées, venant si besoin est en complément de la prestation de compensation.

Missions d'orientation

Elles sont assurées par la commission des droits et de l'autonomie des personnes handicapées (CDAPH) qui regroupe les anciennes COTOREP et CDES.
Les souhaits exprimés par la personne handicapée ou sa famille, recueillis également par l'équipe pluridisciplinaire et par les services du SAVS ou SAMSAH, se concrétisent par des décisions relatives à l'ensemble des droits de cette personne.
La CDAPH se prononce sur l'orientation de l'intéressé vers des services d'accompagnement ou des structures d'accueil.
Elle prend les mesures propres à assurer l'intégration scolaire des enfants handicapés

ainsi que l'accès à la vie professionnelle et sociale.
Elle apprécie le droit à diverses prestations.
Elle reconnaît la qualité de travailleur handicapé.
Les orientations décidées par la CDAPH peuvent être contestées par les intéressés qui demanderont alors l'intervention d'une personne qualifiée servant de médiateur.

Commentaires

La mise en place de la MDPH donne les moyens d'un projet de vie pour les personnes handicapées, quel que soit leur âge.
Ce lieu, bien identifiable pour les usagers, accessible à tous, sera un lieu de proximité. Il permettra une véritable coordination des services, des financements, des orientations.

Pour l'AMP

Pour l'ensemble des professionnels du secteur social et médico-social, la MPDH s'inscrit dans ce qui a déjà été mis en place avec les lois de 2002 : la loi rénovant l'action sociale et médico-sociale (2 janvier) et la loi pour l'égalité des droits et des chances des personnes handicapées (11 février 2005).
De plus en plus, une autre façon de travailler s'impose :
– **La personne est centrale**, et tout est fait pour répondre à ses besoins ; ceux-ci ne peuvent être sensiblement limités par les contraintes d'une vie en collectivité ou par des modes de fonctionnement institutionnels. Pour les enfants et adolescents, la place de la famille dans les orientations et les choix concernant leur protégé est de plus en plus reconnue.
– Le professionnel doit dans son action s'appuyer sur un projet personnalisé, qui recueille les attentes des personnes, leurs compétences, leurs difficultés et les moyens mis en œuvre par l'équipe pour y répondre. L'AMP doit s'inscrire dans la construction du projet et sa réalisation.
– Enfin le **travail d'équipe** s'impose plus que jamais : le projet nécessite une cohérence de travail entre les divers professionnels, et l'équipe dite pluriprofessionnelle est la base de cette cohérence. L'AMP, de ce fait, doit de plus en plus s'ouvrir aux pratiques des collègues de travail, articuler ses interventions sur celles des autres, savoir en rendre compte et les modifier après les régulations d'équipe indispensables.

FICHE 44

La Commission des droits et de l'autonomie des personnes handicapées (CDAPH)

La création des CDAPH était prévue dans la loi du 11 février 2005. Le décret qui l'installe date du 19 décembre 2005.
Elle remplace la Commission départementale de l'éducation spécialisée (CDES) et la Commission technique d'orientation et de reclassement professionnel (COTOREP).

Composition

4 représentants du département (conseil général).
4 représentants des services de l'État (Affaires sociales, Emploi, Éducation nationale, médecin de la DDASS).
2 représentants de l'assurance maladie et des prestations familiales.
2 représentants d'organisations syndicales : l'une d'employeurs, l'autre de salariés.

1 représentant d'association de parents d'élèves.
7 représentants d'associations de personnes handicapées et de leur famille.
1 membre du conseil départemental consultatif des personnes handicapées.
2 représentants d'organismes gestionnaires d'établissements ou services pour personnes handicapées.
Soit un total de 23 personnes.

Compétences

– Renouvellement d'un droit ou d'une prestation dont bénéficie une personne handicapée lorsque son handicap ou sa situation n'a pas évolué d'une façon significative.
– Attribution de la carte d'invalidité et pourcentage.
– Reconnaissance de la qualité de travailleur handicapé.
– Attribution de la **prestation de compensation du handicap (PCH)** après évaluation et élaboration d'un plan personnalisé de compensation par une équipe pluridisciplinaire. Elle vise à couvrir, pour la personne handicapée, ses besoins :
• de tierce personne pour les actes essentiels de la vie quotidienne ;
• d'aides techniques ;
• d'aménagement du logement, du véhicule ;
• plus exceptionnels ou spécifiques ;
• d'aides animalières.
Elle reprend les anciennes compétences de la CDES et de la COTOREP, à savoir :
– orientation vers un établissement ou service ;
– maintien dans l'établissement ou le service ;
– attribution des allocations réservées aux enfants ou adultes handicapés : allocation d'éducation de l'enfant handicapé (AEEH – anciennement AES) et l'allocation pour adulte handicapé (AAH).

Fonctionnement

La commission exécutive départementale peut organiser des commissions locales, chargées de préparer les décisions de la commission exécutive.
Les décisions sont prises à la majorité simple.
La personne handicapée, ou le cas échéant son représentant légal, est informée au moins deux semaines à l'avance de la date et du lieu de la séance au cours de laquelle la CDAPH se prononcera sur sa demande, ainsi que de la possibilité de se faire assister ou de se faire représenter par la personne de son choix (article 30).
Les décisions sont prises au nom de la maison départementale des personnes handicapées. Leur durée de validité se situe entre un an et cinq ans.
L'absence de réponse au-delà de quatre mois vaut rejet de la demande.

3 Le domaine de formation 6 en questions

a. La loi de rénovation de l'action sociale et médico-sociale du 2 janvier 2002

- Quels sont les principaux objectifs de la loi de 2002 ?
- La loi du 2 juillet 2002 rénovant l'action sociale et médico-sociale oblige les établissements à rédiger le « livret d'accueil ». De quoi s'agit-il ? Expliquez.
- La loi du 2 janvier 2002 doit garantir l'exercice des droits et libertés individuels des usagers des établissements sociaux et médicaux sociaux. Quels sont ces droits ? Par quels documents l'exercice de ces droits doit-il être garanti ?
- Citez trois outils ou instruments mis en œuvre concernant le droit des usagers selon la loi 2002-2 du 2 janvier 2002 rénovant l'action sociale et médico-sociale.
- Quels sont les rôles et fonctions du conseil de la vie sociale ? Vous pouvez illustrer votre propos par des exemples en lien avec le conseil de la vie sociale de votre établissement.
- Citez et décrivez deux mesures mises en place par la loi 2002-2 du 2 janvier 2002. Pour chacune, vous direz en quoi elle est utile au respect des droits des personnes accompagnées.

b. La loi pour l'égalité des droits et des chances, la participation et la citoyenneté des personnes handicapées, loi 2005-102 du 11 février 2005

- La loi d'orientation de 1975 concernant le handicap a été modifiée et améliorée le 11 février 2005. La loi du 30 juin 1975 insistait déjà sur la question de la citoyenneté des personnes handicapées. Sur les sept points de la nouvelle loi votée début 2005, cinq concernent particulièrement la citoyenneté. Nommez-en au moins trois et donnez à chaque fois un exemple illustrant cette notion de citoyenneté.
- À partir de la loi du 11 février 2005, comment définissez-vous la notion de handicap ? À travers un exemple concret, expliquez le principe du droit à la compensation.
- Que signifie le sigle CDAPH ? Quelles sont les compétences de ce service ?
- La loi du 11 février 2005, dite « loi pour l'égalité des droits et des chances des personnes handicapées » a mis en œuvre six moyens pour concrétiser l'objectif visé par ce texte de loi. Citez ces moyens (des réponses courtes et précises sont attendues).

c. Les institutions sociales et médico-sociales

- Concernant le travail de l'adulte handicapé, la loi du 11 février 2005 a apporté deux nouvelles dénominations. Que sont les EA et les ESAT ? Précisez les nouveaux droits donnés aux travailleurs handicapés dans leur prise en charge en ESAT.
- Les services de maintien à domicile : quels sont-ils ? Quelles sont leurs missions spécifiques ?
- L'établissement où vous travaillez perçoit un prix de journée.
  – Dites le type d'établissement, sans le nommer.

- Expliquez ce qu'est un prix de journée, à quoi il sert.
- Par qui est-il versé ?

- Monsieur X se demande les différences qui existent entre un foyer d'hébergement, un foyer de vie et une maison d'accueil spécialisée. Que lui répondez-vous ?

d. Organisation des institutions

- Vous êtes recruté(e) par un établissement qui accueille des personnes en situation de handicap. Le directeur fait référence à l'association gestionnaire et à la convention collective de la structure.
  - Qu'est-ce qu'une association loi 1901 ? Précisez son fonctionnement.
  - Qu'est-ce qu'une convention collective ? À quoi sert-elle ?
- Quelle différence faites-vous entre un employeur et un directeur d'établissement ? Vous arrive-t-il d'avoir affaire à l'employeur ? Dans quelles circonstances ? Au directeur ? Dans quelles circonstances ?

e. Gérontologie

- Que savez-vous de la grille nationale AGGIR ?
- Une équipe médico-sociale vient évaluer l'autonomie et la dépendance d'une personne âgée. Quels sont les différents niveaux de classement de cette grille ? Quelles sont les répercussions possibles de son utilisation au niveau de la prise en charge de la personne âgée ?
- Citez différents établissements pouvant accueillir des personnes âgées, en définissant pour chacun d'eux les principaux critères d'admission.
- L'instauration de la réforme de la tarification dans les établissements pour personnes âgées a entraîné des modifications tarifaires. Quelles sont-elles et à quelle allocation peuvent prétendre les personnes âgées depuis le 1er janvier 2002 ?
- Qu'est-ce que la convention tripartite ?

f. Le projet institutionnel

- Qu'est-ce qu'un projet institutionnel ? Quelle est sa fonction ? À qui est-il destiné ?
- Les personnes que vous accompagnez sont prises en charge généralement dans le cadre d'un collectif (groupe éducatif, de vie, groupe classe, service, etc.).

  Votre accompagnement au quotidien s'inscrit dans l'articulation entre le projet individuel de ces personnes et le projet global de l'établissement dans lequel vous travaillez.

  Montrez à travers des exemples tirés de votre expérience professionnelle :
  - comment le projet individuel de chaque personne est pris en compte ou pourrait l'être dans le cadre global du projet d'établissement ;
  - comment, à votre place d'aide médico-psychologique, vous personnalisez la prise en charge d'enfants, d'adolescents, d'adultes ou de personnes âgées afin que le projet global de l'établissement soit bien au service de ses usagers.

g. L'équipe

- L'AMP travaille au sein d'une équipe pluriprofessionnelle. En vous appuyant sur des exemples tirés de votre pratique professionnelle, mettez en évidence la spécificité de l'AMP dans l'équipe.
- Dans les institutions médico-sociales, on organise des « réunions de synthèse ». Dans les maisons de retraite, on parle de « réunions de transmissions ». En tant qu'AMP, dites à quoi elles servent, à qui ? Dites ce que vous pouvez faire ou proposer pour rendre ces réunions plus performantes.
- Accompagner une ou des personnes dépendantes en collaboration avec des collègues renvoie à la notion de travail en équipe.
  Vous développerez la complexité du travail à plusieurs, en dégageant les avantages qu'il représente.
  Vous pouvez vous appuyer sur votre expérience de travail pour illustrer vos propos.
- Le travail en équipe :
  – Quels sont ses objectifs ?
  – Quels sont ses moyens ?
- Il ne suffit pas de se réunir pour décréter qu'il y a travail d'équipe. Selon vous, à quelles conditions peut-on parler de travail d'équipe ?

h. Réunions, transmissions

- Dites en quoi les transmissions entre l'équipe de jour et le personnel de nuit sont indispensables à la bonne prise en charge du résident.
- À l'intérieur de l'institution, quels peuvent être les différents types de réunions d'équipe ? Quelle est la place de l'AMP dans ces instances ?
- Qu'est-ce qu'une réunion de synthèse ? Qui y participe ? Quels en sont les objectifs ?
- Quelle place accordez-vous aux écrits professionnels dans votre pratique d'AMP ? Présentez-les et expliquez l'intérêt de cette démarche tant auprès des usagers, des collègues, des parents, des autres partenaires, etc.
- Vous êtes, en tant que professionnel, amené à être référent d'un usager. En quoi consiste cette responsabilité ? Illustrez.

i. Notions de droit du travail

- Expliquez le rôle du conseil des prud'hommes. Expliquez-en brièvement le fonctionnement.
- Citez deux conventions collectives régissant le secteur médico-social. À quoi servent les conventions collectives ?

j. Responsabilité civile et pénale

- Quelle différence faites-vous entre responsabilité morale, civile, pénale ?

- L'AMP en situation professionnelle est régulièrement confronté à des situations où sa responsabilité est engagée. En dehors de la responsabilité morale, le droit distingue deux sortes de responsabilité : citez-les et définissez-les. Vous pourrez illustrer votre propos par des exemples tirés de votre pratique.

4 La certification des compétences dans ce domaine

Épreuve écrite, organisée par la DRASS dans un centre d'examen, d'une durée d'une heure trente.

Cette épreuve, contrôle de connaissances, comporte deux parties :

- « Question à réponse développée sur les techniques de communication professionnelle » ;
- « Deux questions à réponse courte à choisir parmi trois proposées sur les cadres juridiques et institutionnels dans lesquels s'inscrivent les établissements et services médico-sociaux ».

Objectif de l'épreuve : « Évaluer les connaissances du candidat sur le contexte des établissements et services médico-sociaux ainsi que sur les techniques de communication professionnelle.

Compétences repérées :

- Connaître le projet institutionnel et situer son action dans ce projet.
- Travailler dans le contexte institutionnel et participer à la vie de l'institution ou du service.
- Déterminer et transmettre les informations utiles aux membres de l'équipe. » (annexe 2 du référentiel de certification)

L'AMP dans son écrit aura le souci d'illustrer ses propos par des exemples vécus, concrets, en parlant de soi. Il ne s'agit pas de présenter un tableau idyllique des techniques de communication mais aussi d'en faire apparaître les limites, les ajustements constants, et de savoir faire part de ses questionnements à ce sujet.

Le deuxième écrit porte sur des **connaissances précises** qui renvoient à l'ensemble des apports théoriques du DF 6 :

- connaissance des lois et des dispositifs qui en découlent ;
- connaissance des institutions et services du secteur social et médico-social ;
- connaissance des rôles des principaux partenaires engagés dans les politiques sociales et médico-sociales : DDASS, conseil général, maison du handicap ;
- notions de droit : responsabilité civile ou pénale et droit du travail.

5 Les annales du DEAMP

Une question à réponse développée et deux questions au choix sur les trois présentées. Durée : 1 h 30, notée sur 20.

a. Région Bretagne, 2009

QUESTIONS

Qu'est-ce qu'un FAM ? Quelles sont les caractéristiques des personnes accueillies dans cette structure ? Quelle est la spécificité du financement des FAM ?

CORRIGÉ

Un FAM (foyer d'accueil médicalisé) est une structure médico-sociale qui accueille des adultes handicapés. Il s'adresse plus particulièrement aux personnes nécessitant une surveillance ou des soins médicaux. Il se situe entre le foyer de vie (qui concerne les personnes ne pouvant travailler en milieu protégé mais qui n'ont pas besoin de prise en charge médicale) et la MAS, maison d'accueil spécialisée (qui concerne des personnes ayant besoin d'une surveillance et de soins médicaux constants).
Les personnes accueillies en FAM peuvent avoir divers handicaps (mental, moteur, polyhandicap, autisme), parfois associés à des problèmes de santé comme l'épilepsie. Leur handicap nécessite une prise en charge pour tous les actes de la vie quotidienne, une surveillance et des soins médicaux ou paramédicaux comme la kinésithérapie.
Le FAM est à la fois un établissement d'accueil et d'hébergement et une structure médicalisée.
Il relève d'une double tarification :
– Le tarif des frais relatifs à l'accueil et l'hébergement (animation de la vie sociale, repas, blanchisserie, etc.) est fixé par le conseil général. Le financement est assuré par l'aide sociale aux personnes handicapées.
– Le forfait soins relatif à la prise en charge médicale est fixé et financé par la Sécurité sociale.

b. Région Île-de-France, 2009

QUESTIONS

Qu'est-ce que l'APA ? Quels sont les critères pris en compte pour son attribution ?

CORRIGÉ

L'APA est l'allocation personnalisée d'autonomie. Elle a été créée par la loi du 24 janvier 1997. Cette prestation est versée aux personnes âgées dépendantes afin de compenser les frais liés à la prise en charge de la dépendance.
Elle est attribuée aux personnes qui remplissent les conditions suivantes :
– une condition d'âge : il faut être âgé d'au moins 60 ans ;
– une condition de résidence en France : il faut résider en France de façon stable (depuis plus de trois mois) et régulière (les étrangers doivent être en possession d'un titre de séjour régulier) ;

– une condition de perte d'autonomie.
La perte d'autonomie est évaluée par une équipe pluridisciplinaire au moyen d'une grille appelée grille AGGIR qui mesure le degré de dépendance.
La décision d'attribution est prise par le conseil général qui se fonde sur la proposition de l'équipe pluridisciplinaire.
L'APA sert à financer les frais liés à la dépendance, c'est-à-dire le recours à une tierce personne.

c. Région Centre, 2009

QUESTIONS

Qu'est-ce que la grille AGGIR ? À quoi sert-elle ?

CORRIGÉ

La grille AGGIR (autonomie, gérontologie, groupe iso-ressources) est une grille d'évaluation du degré de dépendance de la personne âgée. Elle est utilisée dans l'attribution de l'APA (allocation personnalisée d'autonomie), prestation qui vise à compenser les frais liés à la dépendance comme la rémunération d'une tierce personne.
La grille AGGIR évalue la perte d'autonomie mentale, corporelle, locomotrice et sociale ainsi que la nécessité d'une aide et/ou d'une surveillance continue ou pas. Elle mesure si la personne âgée parvient (seule ou avec de l'aide) ou ne parvient pas à :
– avoir des propos et un comportement cohérents ;
– se repérer dans le temps et s'orienter dans l'espace.

d. Région Provence-Alpes-Côte d'Azur, 2009

QUESTIONS

1 Quelle est la fonction du livret d'accueil ?

2 Qu'est-ce qu'un contrat de séjour?

CORRIGÉ

1 Le livret d'accueil est l'un des sept outils créés par la loi de rénovation sociale du 2 janvier 2002 afin de garantir le respect des droits des usagers dans les institutions sociales et médico-sociales.
Il est rédigé par l'institution. Il doit être obligatoirement remis à l'usager et à sa famille lors de son arrivée dans l'établissement. Il a pour but de permettre le droit à l'information de l'usager sur la structure qui l'accueille. Il doit être réactualisé au moins tous les cinq ans.

Il comprend des informations portant sur :
– l'institution (situation géographique, organisation et fonctionnement, organigramme, facturation des prestations, etc.) ;
– les personnes accueillies (procédure d'admission, conditions d'accueil et d'hébergement, participation financière, participation des familles, etc.).
La charte des droits et libertés ainsi que le règlement de fonctionnement sont obligatoirement annexés au livret d'accueil.

2 Le contrat de séjour est l'un des sept outils créés par la loi de rénovation sociale du 2 janvier 2002 afin de garantir le respect des droits des usagers dans les institutions sociales et médico-sociales.
Ce contrat est signé par le représentant de l'institution et par l'usager ou son représentant légal. Il est obligatoirement proposé dans les institutions qui assurent un accueil supérieur à trois mois. Il doit être élaboré avec l'usager. Il a pour but de formaliser le projet personnalisé de l'usager et permet ainsi de garantir son droit à l'individualisation de la prise en charge. Il doit être signé dans les six mois qui suivent l'arrivée de l'usager dans l'institution et doit être réactualisé au moins une fois par an. L'usager peut refuser de le signer. Dans ce cas, l'institution doit rédiger un DIPC (document individuel de prise en charge) qui précise le projet individualisé mais qui n'est pas signé. Il comprend des informations portant sur les objectifs et la nature de la prise en charge, la liste et la nature des prestations proposées et le projet personnalisé de l'usager.

e. Région Franche-Comté, 2009

QUESTION

Quelle est la place de l'usager dans l'élaboration du projet personnalisé ?

CORRIGÉ

La loi du 2 janvier 2002 de rénovation sociale et médico-sociale définit les droits des usagers et notamment le droit à la participation et à l'individualisation de sa prise en charge. L'individualisation de la prise en charge se traduit par l'élaboration d'un projet personnalisé qui définit le projet de vie de la personne et qui est formalisé par le contrat de séjour projet personnalisé.

f. Région Pas-de-Calais, 2008

QUESTIONS

1 Quels sont les différents supports écrits de transmission que vous connaissez ? À quoi servent-ils ? Donnez des exemples.

2 Qu'est-ce que la CDAPH ? Quelles sont ses conséquences ?

3 Un grand nombre d'établissements nommés MAPAD sont aujourd'hui dénommés EPHAD.
– Que signifient ces sigles ?
– Pour devenir EHPAD l'établissement signe une convention tripartite. Quels sont les trois organismes concernés par la convention ?

4 Écrivez en toutes lettres les sigles suivants :
– MAS
– IME
– MECS
– FAM
– PCH
– ASE

CORRIGÉ

1 Les supports écrits de transmission d'informations varient d'une structure à l'autre. Pourtant, quel que soit le nom utilisé pour nommer le support, leur utilité reste la même. Il s'agit bien de relever l'effet marquant, les données techniques ou biométriques et les éléments nécessaires à l'évaluation des personnes. Les buts visés sont bien aussi les mêmes, à savoir, donner à l'ensemble de l'équipe un regard sur ce qui s'est passé dans le service en son absence mais également engranger des observations de faits qui viendront nourrir les projets individualisés. Les paroles passent, les écrits restent… Et la trace écrite peut perdurer longtemps après le passage de la personne. Il convient donc de respecter certaines règles essentielles.
Les supports écrits (liste non exhaustive)
– « Le cahier de bord », parfois appelé « cahier journal », « cahier de service », support sur lequel chaque membre de l'équipe, quel que soit son statut, est amené à reporter les informations concernant le service en général, les événements à caractère collectif, à l'exclusion de toutes informations personnalisées.
– Le cahier de réunion : il peut s'agir de réunion institutionnelle, de service, d'équipe, d'expression ou de régulation. L'essentiel des informations notées dans un tel cahier permet à chacun de s'y référer. Ce sont des orientations communes pour les équipes.
– Le classeur ou dossier individualisé : les professionnels y reportent des informations souvent biométriques émanant de l'observation quotidienne des personnes accompagnées. Ces données sont souvent nécessaires dans le cas de traitements liés à une pathologie éventuelle. On peut également trouver des fiches d'observation apportant des éclairages utiles lors de certaines réunions à visée de bilans ou de formalisation et suivi de projet. Les informations notées sont personnelles et donc confidentielles. Le dossier médical, quant à lui, est sous la responsabilité stricte du médecin qui en autorisera l'accès au personnel compétent.
Les règles importantes à respecter :
– Le respect des personnes : chaque être humain a droit au respect de sa vie privée. « Nul ne sera l'objet d'immixtions arbitraires dans sa vie privée, sa famille, son domicile ou sa correspondance, ni d'atteinte à son honneur et à sa réputation. Toute personne

a droit à la protection de la loi contre de telles immixtions ou de telles atteintes » (Déclaration universelle des droits de l'homme, article 12). Les personnes accueillies dans les établissements sociaux, médico-sociaux et sanitaires ont des droits et il revient à chaque professionnel de les respecter.
– Les dossiers doivent être accessibles à la demande de la personne concernée ou de son représentant légal (loi du 4 mars 2002). Les informations transmises devront donc respecter l'intimité de la personne et n'être ni accusatoires, ni discriminatoires. Il en va de la responsabilité de chacun et de chaque établissement.

2 CDAPH : Commission des droits et de l'autonomie des personnes handicapées.
Compétences de cette commission :
– Se prononcer sur l'orientation de la personne handicapée.
– Désigner les établissements ou les services correspondant aux besoins de l'enfant ou de l'adolescent ou concourant à la rééducation, à l'éducation, au reclassement et à l'accueil de l'adulte handicapé et en mesure de l'accueillir.
– Attribuer l'allocation d'éducation de l'enfant handicapé et son complément.
– Attribuer l'allocation à l'adulte handicapé et le complément de ressources.
– Attribuer la prestation de compensation.
– Attribuer la carte d'invalidité.
– Reconnaître la qualité de travailleur handicapé.
– Statuer sur l'accompagnement des personnes handicapées âgées de plus de soixante ans hébergées dans les structures pour personnes handicapées adultes.

3 MAPAD : maison d'accueil pour personnes âgées dépendantes.
EHPAD : établissement hébergeant des personnes âgées dépendantes.
Les trois organismes concernés par la convention sont :
– l'établissement, soit l'EHPAD ;
– le conseil général ;
– la direction départementale des affaires sanitaires (DDASS).

4 – MAS : maison d'accueil spécialisée
– IME : institut médico-éducatif
– MECS : maison d'enfants à caractère social
– FAM : foyer d'accueil médicalisé
– PCH : prestation de compensations du handicap
– ASE : aide sociale à l'enfance

g. Région PACA, 2008

QUESTIONS

1 Quels sont les différents supports et modes de communication professionnels que vous utilisez dans votre pratique quotidienne ?
Décrivez-les et expliquez pour chacun dans quel cadre et comment vous l'utilisez.

2 Qu'est-ce que la responsabilité civile et la responsabilité pénale ? Différenciez les deux.

3 Que signifie le sigle MDPH ? Quelle est sa fonction ?

4 Qu'est-ce que le projet institutionnel ? À quoi sert-il ?

CORRIGÉ

1 Les transmissions écrites :
- dossiers de soin ;
- tableaux de bord ;
- planification ;
- compte rendu de réunion ;
- note de décision ;
- note de service ;
- projet individualisé ;
- etc.

Les transmissions orales :
- La réunion de service en équipe pluridisciplinaire : élaboration de protocoles, organisation des activités, etc.
- La réunion de synthèse : formalisation et/ou réactualisation du projet individualisé en équipe pluridisciplinaire.
- Les réunions de régulation, amélioration des relations famille/résident/équipe, etc.
- Les groupes de parole : soutien des membres de l'équipe dirigé par un thérapeute dans le cadre par exemple de l'accompagnement des personnes en soins palliatifs.

2 La responsabilité civile est engagée lorsque les intérêts d'une personne sont atteints :
- « Chacun est responsable du dommage qu'il a causé non par son fait, mais encore par sa négligence ou par son imprudence » (article 1383 du code civil).
- « On est responsable non seulement du dommage que l'on cause par son propre fait mais encore de celui qui est causé par le fait des personnes dont on doit répondre, ou des choses que l'on a sous sa garde » (article 1384 du code civil).

Ainsi, la responsabilité civile concerne tout un chacun : les parents envers leur enfant, le maire d'une commune pour les installations mises à disposition des administrés, l'AMP et le directeur en cas d'accident d'une personne accompagnée lors d'une sortie, etc.

Le but de la responsabilité civile est d'indemniser un dommage. Les tribunaux compétents sont les juridictions civiles. L'action en responsabilité appartient à la personne ayant subi le dommage. Afin d'obtenir réparation, il faut apporter la preuve d'une faute, d'un préjudice ou d'un dommage et d'un lien de causalité entre les deux précédentes conditions. Une personne peut toutefois s'exonérer de sa responsabilité en démontrant que le dommage provient d'un cas de force majeure du fait même de la victime ou d'un tiers.

La responsabilité pénale est engagée lorsqu'une personne (physique ou morale) commet une infraction : crime, délit, contravention. C'est la juridiction pénale qui est compétente pour juger de celle-ci : cour d'assises, tribunal correctionnel, tribunal de police. Elle suppose l'existence d'une faute, laquelle doit être personnelle. Elle peut entraîner la condamnation de son auteur à des peines de prison, des amendes et au versement de dommages et intérêts à la victime. Contrairement à la responsabilité civile, la responsabilité pénale ne peut être garantie par une assurance.

3 La création des maisons départementales pour les personnes handicapées est due à la loi du 11 février 2005 : « loi pour l'égalité des chances des personnes handicapées ».
Compétences : mission d'accueil, d'information, d'accompagnement et de conseil des personnes handicapées et de leur famille ; sensibilisation de tous les citoyens au handicap.
Rôle : offrir un accès unique aux droits et prestations (allocation adulte handicapé, prestation de compensation, reconnaissance du statut de travailleur handicapé, etc.).
Objectif : simplifier les démarches des personnes handicapées ; appréhender leurs besoins et leurs demandes dans leur globalité.
Chaque MDPH comprend une commission des droits et de l'autonomie des personnes handicapées (CDAPH).

4 C'est le document de référence d'un établissement ou d'un service. Il est « l'idéal de l'institution ». Depuis la loi d'orientation du 30 juin 1975, sa présentation est une obligation pour obtenir un agrément et par la suite pour toute demande de budget prévisionnel. Il pose les intentions, les possibles réalisations et les résultats.
Il comporte les éléments suivants :
- les fondements de l'institution (missions, habilitation), dont les caractéristiques des personnes accueillies ;
- les principes et les valeurs de référence ;
- les ressources, les moyens techniques, les qualifications des personnels ;
- les choix organisationnels ;
- les options pour l'accompagnement spécialisé ;
- etc.

h. Région Lorraine, 2008

QUESTIONS

1 Dans un cadre institutionnel (IME, maison de retraite, foyer occupationnel, MAS, etc.), quelle importance donnez-vous aux transmissions écrites ? Précisez leurs formes possibles, leur intérêt, mais aussi les conséquences possibles d'une défaillance à ce niveau.
Vous pouvez illustrer votre exposé par des exemples.

2 Quelles instances sont chargées de surveiller et de sanctionner l'application du droit du travail ?

3 Statut et rôle du CCAS ?

i. Région Limousin, 2008

QUESTIONS

1 La plupart des établissements sociaux sont constitués sous forme d'association. Qu'est-ce qu'une association ? Quelles sont les différentes catégories d'associations et leurs spécificités respectives ?
Quels sont les différents organes d'une association, et quels sont leurs droits ?

2 Quelles sont les deux procédures d'évaluation des établissements sociaux et médico-sociaux prévues par la loi du 2 janvier 2002 rénovant l'action sociale et médico-sociale ?

3 Les incidences de la communication dans l'équipe sont importantes pour la qualité de l'accompagnement. Quelles sont les conditions nécessaires pour que cette communication soit positive et efficace ?

j. Région Paris-Île-de-France, 2008

QUESTIONS

1 Vous avez observé un changement de comportement d'un résident ou d'un usager que vous accompagnez au quotidien. À partir d'un exemple, comment allez-vous transmettre cette observation ? À qui ? Pourquoi ?

2 Qu'est-ce qu'une convention tripartite ? À quoi sert-elle ?

3 En tant que salarié, à quels documents pouvez-vous vous référer concernant vos conditions de travail ?

k. Région Centre, 2008

QUESTIONS

1 Vous intervenez dans un foyer d'hébergement en qualité d'AMP. Chaque fin de semaine, la plupart des résidents quittent le foyer pour se rendre dans leur famille pour le week-end. Ce jour, jeudi à 17 heures, vous recevez un appel téléphonique de la famille de monsieur T., 42 ans, déficient intellectuel, vous informant qu'elle ne pourra pas accueillir le fils comme chaque week-end : en effet, le père de monsieur T. est malade et madame T. ne souhaite pas assumer seule la venue de son fils. Au moment de l'appel téléphonique le fils n'est pas encore rentré de son activité de travail en ESAT.
Expliquez comment vous gérez cette situation en précisant votre démarche et les personnes que vous contactez.

2 Qu'est-ce qu'un contrat de séjour ?

3 Qu'est-ce qu'une équipe pluridisciplinaire au sein d'un établissement social ou médico-social ?

Partie 3

La formation pratique

I Les stages

1 Trois cas de figure

Extrait de l'arrêté du 11 avril 2006, article 5 :
« Pour les candidats effectuant **la totalité du parcours de formation**, la formation pratique se déroule sous la forme de deux stages, d'une durée de douze semaines (420 heures) chacun.
Pour les candidats **n'ayant pas à effectuer la totalité du parcours de formation**, une formation pratique est associée à leur programme individualisé de formation conformément aux modalités suivantes :
DF 2 : accompagnement éducatif et aide individualisée aux personnes dans les actes de la vie quotidienne : un stage de 140 heures (4 semaines) auprès d'un public fonctionnellement dépendant.
DF 3 : animation de la vie sociale et relationnelle : un stage de 140 heures (4 semaines).
DF 4 : soutien médico-psychologique : un stage de 280 heures (8 semaines).
DF 5 : participation à la mise en place et au suivi du projet personnalisé : un stage de 280 heures (8 semaines).
Les candidats **en situation d'emploi d'aide médico-psychologique** n'effectuent qu'un stage de 140 heures (4 semaines) hors structure employeur auprès d'un public différent. »

2 Objectifs communs

Le stage, quels que soient son lieu ou sa durée, fait partie intégrante de la formation.
L'élève AMP se trouve en situation de découverte : le lieu, le public accueilli, les collègues, les objectifs, les pratiques sont nouveaux.
Pour que le stage porte ses fruits, il faut que le stagiaire s'investisse : ce n'est pas une visite d'établissement ou de service, c'est une expérience de travail, qui nécessite d'être préparée, accompagnée, évaluée.
La diversité des lieux de stage permet de dégager progressivement ce que l'on peut appeler les « fondamentaux » de la profession d'AMP.
Ainsi, l'AMP se forme à partir de ces diversités et conforte les positionnements professionnels qui resteront ses qualités de base : qualité d'accompagnement de toute personne dépendante, vulnérable, qualité de travail en équipe, qualité de réflexion, de recherche, qualité de remise en cause, de questionnement.

3 Objectifs particuliers

a. Les stages longs de douze semaines

Chacun se déroule dans le cadre d'une découverte du champ professionnel de l'AMP.
Il est souhaitable que les deux stages se déroulent dans des lieux différents, avec des publics différents.
Souvent ces stages sont l'occasion d'un premier contact avec les situations de handicap ou de vieillissement. Ce contact n'est pas passager : il va introduire une longue durée de travail où le stagiaire AMP aura à élucider sa motivation à faire ce métier et à construire progressivement sa capacité à entrer en contact avec des personnes vulnérables.
Il est important que le stagiaire se mette en situation d'apprendre, de découvrir, de questionner. Parfois en effet, le stagiaire a l'impression qu'il saura répondre aux besoins des personnes grâce à ses qualités de contact, de gentillesse, de patience, de bon sens. Celles-ci sont nécessaires mais non suffisantes. Les personnes dont le stagiaire aura à s'occuper sont uniques, dans leur histoire personnelle et familiale, dans leur souffrance, leur façon de vivre avec leur handicap ou leur avancée en âge.
Avant de parler, le stagiaire doit savoir écouter, observer, s'interroger, et toujours être attentif à l'adhésion de la personne aux diverses propositions qui lui sont faites dans les différents domaines de l'aide, de l'accompagnement, du soin, de l'animation.
Ces stages auront aussi pour objectif d'introduire à la vie d'équipe, avec les qualités et les limites de ce travail. Surtout, l'AMP doit y faire l'expérience qu'il ne travaille jamais seul, même si la relation établie avec les personnes est souvent individuelle. Savoir demander conseil, rendre compte, interroger, mais aussi donner son avis, le confronter à celui des autres : c'est l'un des objectifs majeurs de ce type de stage long.
Enfin, le stagiaire saura mettre à profit la durée importante de son stage pour mieux connaître le fonctionnement institutionnel, l'équipe pluriprofessionnelle, les méthodes de travail, les réunions et leurs objectifs.
Il prendra aussi l'habitude de mettre par écrit ses observations, ses rapports, afin de les proposer comme supports du travail collectif.

b. Le stage de 140 heures et les acquisitions liées au DC 2

Il a pour objectif de travailler sur les pratiques concernant l'accompagnement éducatif et l'aide individualisée aux personnes dans la vie quotidienne. Il est à effectuer auprès d'un public fonctionnellement dépendant, c'est-à-dire de personnes qui ne peuvent accomplir les gestes de la vie quotidienne par incapacité sensori-motrice ou difficulté mentale pouvant se traduire par des inhibitions, des agitations, des désorientations.
Deux termes sont à retenir : l'accompagnement et l'aide.
L'accompagnement convient quand la personne peut encore faire par elle-même, avec difficulté certes, mais avec suffisamment d'efficacité pour que les gestes ou mouvements atteignent leur objectif. Pour cela, l'AMP doit savoir discerner les potentialités encore mobilisables, guider, encourager, stimuler, et éventuellement se faire conseiller par ses collègues ou par un ergothérapeute. Il est important que l'AMP observe avant d'agir, pour

ne pas faire à la place et permettre à la personne de conserver et d'étendre ses espaces d'autonomie.
L'aide convient quand la personne ne pouvant faire par elle-même a besoin du secours matériel, physique et relationnel de l'AMP. Ces actes permettent à la personne de se lever, de se vêtir, de se laver, de s'habiller, de se déplacer. Ils sont une condition pour une vie sociale. L'AMP doit veiller à les effectuer dans le respect de la personne, de ses envies, de ses besoins, et surtout de son rythme de vie.
Le stagiaire cherchera à acquérir cette qualité fondamentale : relier tout geste à la personne qui en bénéficie. L'accompagnement comme l'aide sont des langages : non pas qu'il faille toujours parler, ce qui pourrait devenir lassant, voire insupportable, mais reconnaissance de l'autre comme interlocuteur toujours présent, qui saura, par un regard, une attitude, une parole, nous signifier si notre aide lui convient et s'il y trouve le confort physique et psychique : « Je suis bien ! »

c. Le stage de 140 heures et les acquisitions liées au DC 3

Associé au domaine de formation « Animation de la vie sociale et relationnelle », ce stage de quatre semaines met le stagiaire en situation de découvrir, gérer, animer les relations de groupe. Les personnes handicapées ou âgées vivent souvent dans des groupes, des collectifs, qui sont à la fois un risque et une chance : chance de pouvoir développer des relations sociales, ses capacités de communication, d'expression, d'initiative.
Tout individu relève d'un groupe d'appartenance : ici il s'agit du groupe de vie, qui contribue de ce fait à des positionnements personnels qui aident les gens à sortir d'eux-mêmes et à s'impliquer dans des projets collectifs, et également à prendre les risques associés à la vie en groupe.
Dans ce cas, il s'agira pour l'AMP de savoir comprendre la dynamique du groupe, les jeux de pouvoir, les marques d'agressivité ou de rejet. Aidé par les autres professionnels de l'équipe, l'AMP fera de ce stage une occasion par exemple de gérer les inévitables conflits liés à la vie en collectivité.
Le risque lié à la vie collective est de faire passer le groupe avant la personne. Alors que la loi de 2005 insiste avec raison pour mettre la personne au cœur du projet des professionnels, on entend encore trop souvent opposer à une demande individuelle la réponse : « Il n'y a pas que vous… » On peut certes comprendre ce que cette réponse comporte de difficulté à se rendre disponible, à prendre du temps pour une seule personne, alors que bien d'autres peuvent également avoir leurs attentes. Il est alors important de dire ces limites, qui sont les limites des professionnels, de l'équipe, et de ne pas faire reproche à la personne de demander une attention individualisée, une aide spécifique, en quelque sorte une relation privilégiée.
Enfin ce stage sera l'occasion de réfléchir au travail avec les familles – parents, enfants, fratrie. Souvent l'AMP est le premier interlocuteur de la famille quand il s'agit de la vie quotidienne d'un proche. Savoir parler aux familles, les écouter, les orienter vers d'autres interlocuteurs : cela s'apprend, car il faut bien souvent savoir contrôler des réactions négatives, venant de la difficulté à analyser ce qui est en jeu dans ces demandes ou revendications parentales. Là encore, le recours à l'équipe est indispensable pour que l'AMP comprenne la place primordiale que continue d'occuper la famille dans la vie de la personne qui leur est confiée.

d. Le stage et les acquisitions liées au DC 4

Les pratiques professionnelles de l'AMP sont centrées sur la personne accompagnée, ses besoins, ses attentes, ses potentialités, sachant que ceux-ci sont affectés par les situations de handicap, de vieillissement ou de précarité vécues par cette personne.

Le concept de « situation » est ici central : en effet savoir ce qu'est la trisomie 21, l'autisme ou la maladie d'Alzheimer est une chose, rencontrer, accompagner, aider les personnes qui en souffrent en est une autre. L'une ne s'oppose pas à l'autre, mais la complète au cœur de ce que l'on pourrait appeler une « clinique » de l'action de l'AMP : une compétence qui s'appuie sur des connaissances des maladies et qui se réalise dans des pratiques relationnelles individualisées.

Parler de situation, c'est affirmer que ce n'est pas tant le handicap qui attend une réponse, mais la personne qui vit avec ce handicap, avec ce qu'a été son éducation, avec sa sexualité, avec son environnement social, avec ce qu'a été son histoire en ce qui concerne les personnes âgées. Si l'AMP n'intègre pas tous ces facteurs de la vie des personnes, alors il risque de passer à côté de besoins qui ne sont pas seulement liés au handicap ou au vieillissement et de ne pas répondre à ce que la personne attend pour être bien, pour être mieux. En d'autres termes les effets personnels, familiaux, professionnels, sociaux du handicap font parfois plus de dégâts que le handicap lui-même.

Ce stage aura donc pour objectif de familiariser l'AMP à cette approche « situationnelle » de la personne, avec une sensibilisation particulière aux situations de maltraitance qui peuvent se glisser dans ces situations vulnérables liées au handicap ou au vieillissement.

e. Le stage et les acquisitions liées au DC 5

La mise en place du projet individualisé est, depuis les lois de 2002 et de 2005, une obligation.

Il était déjà pratiqué auparavant, mais ces lois viennent insister sur le nécessaire « renversement » qui permet sa mise en place. Ce n'est pas le projet du professionnel, mais le projet de la personne, venant de ses attentes, désirs, compétences, qui est porté par le professionnel et qui en fait son axe de travail.

Les deux premières qualités permettant la mise en place d'un tel projet sont l'observation et l'écoute. Ces attitudes, qui peuvent paraître à première vue très simples à appliquer, sont en fait au cœur de la formation de l'AMP. Car écouter implique une résistance : celle de ne pas vouloir entendre, de même qu'observer peut impliquer de ne voir que ce que l'on est prêt à voir. Cela fait l'objet d'un premier travail de l'AMP sur lui-même, sur sa subjectivité.

Il est en cela aidé par les échanges entre professionnels, en équipe, qui permettent de valider, nuancer, corriger telle ou telle observation, tel ou tel recueil d'informations.

La deuxième étape du projet est celle de sa mise en œuvre : il nécessite une cohérence entre trois types de données :

- les désirs et attentes de la personne ;
- ses capacités à les réaliser ;
- le contexte dans lequel vit la personne : contexte institutionnel (effectifs, formations, lieux, contraintes diverses), contexte familial, contexte économique et social.

La troisième étape sera celle de l'évaluation : ce qui a marché, ce qui n'a pas marché, pourquoi ? Là aussi, l'avis de la personne est déterminant, accompagné des bilans effectués par les membres de l'équipe pluridisciplinaire.

f. Le stage en situation d'emploi (140 heures)

Il s'agit de se mettre dans une situation professionnelle différente de celle où travaille déjà l'AMP en formation.
L'approche « différentielle » est donc la base de l'aspect formateur de ce stage.
Il y aura lieu pour l'AMP de faire un travail de comparaison entre les publics accueillis, leurs pathologies, les projets institutionnels et individualisés, les pratiques institutionnelles (encadrement technique, réunions, régulations, soutien, etc.) et enfin les pratiques quotidiennes dans l'accompagnement et le soin apporté aux personnes.
Il faut rappeler que le stage est un stage de formation et non un stage où l'AMP viendrait s'ajouter à un encadrement qui verrait dans cette arrivée un soulagement temporaire à son travail quotidien.
Il est d'autant plus utile de le rappeler que ces stages peuvent se dérouler dans le cadre de permutations ou d'échanges. Il peut aussi avoir l'avantage de plonger le stagiaire dans un contexte professionnel d'AMP bien identifié et préparé par le collègue dont il prend la place pendant un mois.
Mais il peut y avoir le risque de perdre l'objectif formateur d'un tel stage, qui n'est pas simplement d'occuper un poste, mais d'investir le plus largement possible un lieu de travail nouveau, avec un nouveau public. Cela suppose des temps d'échanges, de visites, de rencontres à l'intérieur de l'établissement, tout en gardant la fonction d'AMP stagiaire en situation professionnelle.
Dans ce cas comme dans tous les autres, la désignation par le lieu d'accueil d'un tuteur professionnel est très recommandée, obligatoire même selon les nouvelles dispositions de l'arrêté d'avril 2006.

II Le tuteur

L'arrêté prévoit la mise à disposition de l'AMP stagiaire d'un tuteur par le lieu d'accueil professionnel. Il a reçu une formation spécifique pour accomplir ce travail, et il peut être utile de rappeler les attentes d'un tel tutorat.
Dispensée en cours d'emploi ou en voie directe, avec ou sans allègement, la formation d'AMP est construite sur la bipolarité centre de formation/terrain professionnel.
Ainsi se trouve assuré le cadre d'une formation où l'implication nécessaire des employeurs devrait permettre d'obtenir un profil de qualification en cohérence avec les attentes et les réalités quotidiennes des lieux de travail de l'AMP.
Il permet de prolonger la dynamique de la formation de l'AMP au sein de l'équipe où il travaille.
Concrètement, ce lien est assuré par le tuteur.

1 Ce qui est attendu du tuteur

Il aide l'AMP à :

- développer son sens de l'observation ;
- rendre compte de son action auprès des personnes ;
- réfléchir, avec du recul, à ce qui a été dit ou fait ;
- se situer dans un travail d'équipe ;
- réaliser des liens avec les enseignements de la formation ;
- mieux maîtriser les moyens d'expression : prise de parole, qualité des écrits, etc.

Cela suppose que le tuteur se questionne sur ce que sont ses propres références professionnelles, sur ce qu'il veut faire « passer » à l'AMP en formation. Le tuteur n'est pas celui qui a raison, mais celui qui ouvre à des questions. Il n'est pas un modèle, mais un révélateur. Il n'a pas à censurer (sauf cas relevant de la faute professionnelle) mais à éclairer les ambiguïtés de tels ou tels propos, de telles ou telles pratiques.
L'accompagnement est l'occasion de redire quels sont les axes du travail auprès des personnes accueillies, de noter les points forts des projets institutionnels, mais aussi les améliorations à y apporter. Toutes les occasions de prolonger ce travail au sein de l'équipe relèvent d'une autoformation institutionnelle à encourager.

2 Qui est le tuteur ?

Il est indispensable que le tuteur connaisse le travail quotidien de l'AMP, sans pour autant être un « collègue » de travail. Il est choisi d'un commun accord entre le stagiaire AMP, le tuteur pressenti et le directeur de l'établissement. Il peut être choisi parmi l'équipe pluridisciplinaire, mais aussi parmi les cadres techniques ou hiérarchiques. Quel que soit le tuteur, il faut garder présent à l'esprit que la formation est celle de l'AMP et que les véritables progrès ne viennent que d'une conviction intérieure et non pas des conseils ou pressions de l'extérieur.

3 Modalités de travail

Le tuteur rencontre régulièrement l'AMP. Le support de ces rencontres est variable, mais il peut être assuré par les divers écrits professionnels que l'AMP doit produire pour certains domaines de formation.

Les centres de formation s'engagent à travailler avec les tuteurs, pour lesquels une formation a été prévue.

Partie 4

L'AMP diplômé

I Les référentiels AMP

Avec l'arrêté du 11 avril 2006 la construction de la formation se fait à partir de trois référentiels :

- le **référentiel professionnel** qui définit la profession et le contexte de l'intervention de l'AMP. Il sert de base à la construction de chaque domaine de compétences. Il a été évoqué au début de cet ouvrage dans le chapitre consacré à la profession d'AMP ;
- le **référentiel de certification** qui développe pour chaque domaine de compétences les épreuves permettant de le valider. Il a été évoqué à l'occasion de la présentation de chaque domaine de compétences ;
- le **référentiel de formation** : il donne les programmes de chaque domaine de formation et les compétences visées. Il a également été évoqué dans la présentation de chaque domaine de compétences.

Nous présentons en conclusion un référentiel professionnel qui sera la synthèse du référentiel que nous proposions dans nos précédentes éditions et du référentiel professionnel tel qu'il a été proposé dans l'annexe de l'arrêté de 2006. Le texte en italique est celui de l'annexe de l'arrêté.

L'AMP a pour mission d'accompagner une personne dépendante dans sa vie quotidienne. Il « soigne et prend soin » de cette personne, quel que soit son âge, dans sa globalité, autant dans son bien-être physique que dans sa vie matérielle, affective et sociale. L'AMP contribue à la qualité de la vie culturelle et sociale des personnes qui lui sont confiées, que ce soit à domicile ou au sein d'institutions d'accueil et d'hébergement.

La fonction de l'AMP s'exerce dans les sept domaines qui suivent.

1 Actions touchant à la dépendance physique et aux soins corporels

L'AMP assiste, aide la personne dans les moments importants de sa vie quotidienne en utilisant au maximum les **capacités des personnes** et en s'entourant de conseils venant de membres de l'équipe pluriprofessionnelle : éducateurs, infirmiers, ergothérapeute et kinésithérapeute en particulier.

L'AMP veille au confort physique de la personne : installation confortable au lit, fauteuil, corsets, sièges, etc. ; satisfaction des besoins hydriques particulièrement chez les personnes âgées dépendantes, les personnes polyhandicapées, etc.

Il veille à la prévention des problèmes physiques, en application d'indications données par les spécialistes médicaux ou paramédicaux : escarres, « fausses routes », rétractions musculaires, dermatoses, prise de poids, etc. Il veille et contribue à la réalisation de

certaines prescriptions médicales ou paramédicales : régime, dispositifs orthopédiques, mises au repos, déambulation, bains, balnéo, etc.
Si besoin est, l'AMP peut distribuer des médicaments préalablement conditionnés par l'infirmière, sous la responsabilité du médecin de la personne à domicile ou de l'établissement et du directeur.
L'AMP doit savoir observer et transmettre les signes révélateurs d'un problème de santé (thermorégulation, diurèse, symptômes et effets des traitements, etc.).
Il intervient et alerte en cas de situations d'urgence (chutes, étouffements).
L'AMP doit savoir observer la personne dans la vie quotidienne : son état de santé (et ses variations), son comportement (et ses changements), les signes de bien-être et de souffrance.

2 Actions touchant au cadre de vie

L'AMP participe avec la personne à l'aménagement et à l'**appropriation** de son cadre de vie, son « chez elle » : propreté[1], décoration.
Il veille à la qualité du confort du mobilier, de l'éclairage, des espaces prenant en compte les contraintes des déplacements d'une personne à mobilité réduite.
En institution, l'AMP cherche à atténuer les effets de la vie collective pour favoriser les **espaces privatifs**, en application du projet institutionnel et en collaboration avec l'ensemble des membres d'une équipe.
L'AMP veille aussi à l'**accessibilité** des lieux de vie de la personne à mobilité réduite, ainsi qu'à celle des objets usuels, des informations quotidiennes (menus, programmes d'animation, noms et horaires des personnes de l'encadrement, etc.).

3 Actions touchant à l'autonomie de la personne dans la vie quotidienne

L'AMP favorise les potentialités des personnes dans l'accomplissement des gestes de leur vie quotidienne, en se gardant de faire à la place si ce n'est pas nécessaire, ce qui suppose de savoir prendre son temps.
L'AMP sait faire participer la personne aux diverses tâches quotidiennes.
L'AMP doit favoriser et prendre en compte le choix des personnes, y compris des « petits choix » de la vie quotidienne concernant par exemple l'alimentation, les vêtements, le rythme de vie, les déplacements, les loisirs, les rencontres.

---

1. Dans ce contexte, on comprend mieux que l'AMP puisse « faire du ménage » : la propreté de l'environnement proche de la personne fait partie non seulement de son confort, mais aussi du respect qu'on lui porte. Cela dit, l'AMP n'a pas pour fonction de « faire du ménage », ce qui serait un contresens au regard de sa qualification et de ses compétences.

L'AMP collabore avec l'ensemble de l'équipe à l'évaluation des potentialités des personnes et s'applique à les accompagner dans des apprentissages utiles pour la vie quotidienne.
L'AMP, en lien avec l'équipe pluridisciplinaire, propose des activités d'éveil et de développement des repères.

4 Actions touchant à la communication, la socialisation, la culture

L'AMP sait prendre du temps pour **écouter les personnes** qu'il accompagne et favoriser chez elles l'expression et, autant que faire se peut, la réalisation de leurs souhaits et demandes. Il prend en compte de cette façon la dimension relationnelle des personnes et leur reconnaît le droit de gérer leurs affaires.
L'AMP partage avec l'ensemble de l'équipe le souci d'expliquer lui-même ou de faire expliquer par d'autres professionnels les mesures ou décisions prises à l'égard des personnes dans la gestion de leur vie quotidienne.
L'AMP sait associer aux actes essentiels de la vie quotidienne des moments d'échange privilégié.
L'AMP prend part à des conversations duelles ou en groupe et les favorise.
L'AMP exerce auprès des plus jeunes publics un **rôle éducatif** visant à parfaire les compétences à la vie sociale. Le cas échéant, ce rôle s'exerce en accord et complémentarité avec la famille.
L'AMP propose des modes de communication adaptés à chacun.
L'AMP est préparé à la communication non verbale auprès de sujets fortement handicapés ne possédant pas le langage parlé. Dans ce contexte, et avec la collaboration d'autres membres de l'équipe, orthophoniste en particulier, il utilise les supports spécifiques à la communication non verbale touchant la vie quotidienne des personnes.
L'AMP accompagne les déplacements internes et externes (courses, dentiste, médecin, etc.).
L'AMP prend des initiatives dans le domaine des loisirs et de la culture, en réponse aux attentes et besoins de la personne.
Cela concerne :

- des sorties avec objectifs culturels proches de la sensibilité des personnes accompagnées ;
- des animations *intra muros* adaptées au goût des personnes, et avec leur participation ;
- des activités physiques et sportives ;
- l'accessibilité et l'aide à l'utilisation des médias (TV, CD, vidéo, presse, Internet) ;
- la participation à des séjours de vacances ou des voyages.

L'AMP sait conduire et animer des **ateliers** d'expression, de production, avec ou sans apprentissage spécifique, à partir d'un projet construit en équipe.
L'AMP sait travailler les apprentissages en lien avec le projet éducatif ou d'accompagnement.
L'AMP suscite, stimule la participation citoyenne et l'inscription dans la vie de la cité.

5 Actions touchant au travail avec les parents et la famille

L'AMP peut, dans l'exercice de sa fonction, être amené à avoir des contacts avec les parents, les enfants, ou la fratrie des personnes accueillies. Ces contacts doivent rester dans le domaine de l'information ou des initiatives touchant à la vie quotidienne des personnes. Ils sont importants pour maintenir et développer un climat de confiance entre la famille, l'institution ou le service.

Chaque fois qu'il sera nécessaire, l'AMP saura orienter la famille vers les interlocuteurs institutionnels compétents pour aborder les sujets touchant plus largement à la prise en charge des personnes accueillies. L'AMP peut éventuellement participer à ces rencontres selon les termes du projet institutionnel.

6 Actions touchant à la vie affective des personnes

L'AMP a conscience des expressions multiples de l'affectivité des personnes dont il s'occupe. Il en protège l'intimité. Il y répond avec ses qualités professionnelles et personnelles, en soumettant ses observations, interventions et relations à la réflexion de son équipe. Il sait toutefois faire preuve de réserve pour sauvegarder la confiance qui a pu lui être manifestée dans certains échanges personnels.

L'AMP contribue à la démarche de l'institution ou du service concernant l'expression de la sexualité des personnes qui lui sont confiées. Il se fait garant du cadre défini dans le projet institutionnel et personnel et sait orienter les personnes en difficulté vers des interlocuteurs compétents pour cette forme d'aide.

7 Actions touchant au travail en équipe dans la structure ou le service

L'AMP a la capacité d'être référent (voir fiche n° 42) d'une personne et, à ce titre, d'en assumer l'ensemble des obligations. Entre autres, il est le porte-parole de cette personne, participe à la construction de son projet individualisé, en suit la réalisation et participe à son évaluation. Ce travail de référent est agréé par le responsable institutionnel et accompagné par le travail de l'équipe pluridisciplinaire.

L'AMP sait repérer, évaluer, transmettre les attentes des personnes au niveau institutionnel.

L'AMP sait tenir un cahier de liaison, y noter ses observations quotidiennes. De ce fait, l'AMP collabore aux réunions de synthèse ou bilans au cours desquels il peut présenter des rapports d'activité.

L'AMP collabore à la rédaction du règlement de fonctionnement précisant, entre autres, les droits et obligations des personnes accueillies. Il veille à son application et rend compte des difficultés rencontrées dans ce domaine en réunion d'équipe.

II Le perfectionnement

La formation de l'AMP ne s'arrête pas avec l'obtention du DEAMP.
Comme nous l'avons vu au long de cet ouvrage, la fonction de l'AMP est en constante évolution.
L'arrêté de 1992 ouvrait déjà un large champ à l'intervention des AMP et les pratiques actuelles illustrent les nouveaux publics auxquels s'adresse l'AMP : gérontologie, psychiatrie, travail à domicile, pathologies liées aux traumas crâniens, etc.
L'arrêté de 2006 valide la présence d'AMP dans des structures à caractère social : MECS pour enfants, CHRS pour adultes.
L'AMP pourra également travailler au sein d'équipes de SSIAD.
La fonction d'animation se développe.
Les méthodes de travail évoluent dans le secteur « traditionnel » de l'intervention de l'AMP.
Les besoins des personnes sont mieux identifiés, dans tous les domaines, les réponses apportées sont mieux adaptées, les méthodes d'évaluation sont plus fines.
Le cadre législatif récent, insistant sur le droit des personnes, leur accès à la citoyenneté, modifie les pratiques plus qu'on ne le pense parfois.
Le contexte professionnel change également ; les composantes de l'équipe pluridisciplinaire évoluent : l'AMP travaille auprès d'aides-soignants, d'animateurs, de moniteurs d'atelier, d'auxiliaires de vie : autant de compétences qui viennent s'articuler sur celles de l'AMP, dans le respect des unes et des autres.
Pour toutes ces raisons, l'AMP doit se considérer en formation permanente et se convaincre qu'un diplôme n'est pas une fin en soi : il faut l'adapter au contexte professionnel spécifique dans lequel l'AMP travaille. Un diplôme vieillit et devient vite obsolète si l'on n'a pas le souci d'actualiser ses connaissances et les compétences qu'il a validées dans le passé.
Parmi les thèmes de formation en perfectionnement le plus souvent évoqués par les AMP, nous pouvons retenir :

- accompagnement en fin de vie ;
- travail auprès de personnes atteintes de syndrome autistique ;
- travail auprès de personnes atteintes d'Alzheimer ;
- animation dans les maisons de retraite ;
- maîtrise d'une technique d'expression (peinture, théâtre, musique) ;
- sensibilisation à l'approche de la sexualité chez les personnes dépendantes ;
- sensibilisation à une approche corporelle (massages, détente) ;
- formation spécifique à des méthodes telles que : Snoezelen, stimulation basale, techniques de déglutition ;
- techniques d'éducation posturale (l'aide aux personnes à mobilité réduite) ;
- entraînement à l'écrit, à la prise de parole.

De nouveaux thèmes apparaissent avec l'arrêté de 2006 :

- le soin du corps dans le cadre de l'accompagnement social ;
- l'intervention à domicile ;

- les compétences médicales de l'AMP au sein d'un SSIAD.

Le perfectionnement peut être proposé par des centres de formation, par une initiative de la direction de l'établissement ou du service dans le cadre d'une formation collective.

Une autre piste de perfectionnement est la visite d'autres établissements ou services. Ce support de formation n'est pas assez utilisé, ce qui est regrettable. Cette démarche est économique et peut se réaliser sous la forme de permutations entre établissements. Elle répond aux objectifs essentiels de ce qu'est une formation permanente : découverte, questionnement, acquisition de nouvelles démarches ou méthodes de travail, exercices d'observation, de mutualisation, au sein de rencontres en équipe pluriprofessionnelle.

III L'association française des AMP

- **Site Internet :** http://afamp.free.fr
- **Président :** Philippe Vastel
- **E-mail :** anniephil@wanadoo.fr
- **Secrétariat :** Stéphanie Malfondet
  1, rue des Coquelicots – 71530 Champforgueil.
  E-mail : fmalfondet@aol.com
- **Objectifs :** représenter les AMP, valoriser et défendre la profession, être des interlocuteurs privilégiés à différents niveaux.
  « Le référentiel métier de l'AMP touche un grand nombre de domaines. Il est donc important pour nous, association, d'arriver à communiquer entre nous afin de garder toute la richesse de notre profession. L'actualité, l'évolution future de notre métier, le contenu de notre formation, tant de choses qui nous prouvent encore une fois combien il est important et urgent d'être présent. » (Ph. Vastel)
  Mise en place progressive de délégués régionaux et départementaux.
  Cette association a été fondée en novembre 2004.
- **Site Web concernant les formations AMP :** www.lesocial.fr : site « forum » pour les AMP.

Liste des sigles

Instances administratives, juridiques, financières

CDAPH	Commission des droits et de l'autonomie des personnes handicapées (qui inclut les anciennes CDES et COTOREP)
CRAM	Caisse régionale d'assurance maladie
CROSMS	Comité régional de l'organisation sanitaire et médico-sociale qui accorde les autorisations d'ouverture ou d'extension des établissements
DDASS	Direction départementale de l'action sanitaire et sociale
DDISS	Direction départementale des interventions sanitaires et sociales (organisme dépendant du conseil général. Son intitulé peut varier selon les départements)
DRASS	Direction régionale de l'action sanitaire et sociale

Établissements et services

CAMSP	Centre d'action médico-sociale précoce
CHRS	Centre d'hébergement et de réinsertion sociale
EEAP	Établissement pour enfants et adolescents polyhandicapés
EHPAD	Établissement d'hébergement pour personnes âgées dépendantes
ESAT	Établissement et service d'aide par le travail (anciennement CAT)
FAM	Foyer d'accueil médicalisé
IME	Institut médico-éducatif
IMPRO	Institut médico-professionnel
MAPAD	Maison d'accueil pour personnes âgées dépendantes
MAS	Maison d'accueil spécialisée
MDPH	Maison départementale des personnes handicapées
MECS	Maison d'enfant à caractère social
SESSAD	Services d'éducation spéciale et de soins à domicile
SSIAD	Service de soins infirmiers à domicile

Prestations

AAH	Allocation pour adulte handicapé
AEEH	Allocation d'éducation de l'enfant handicapé (anciennement AES)
CAF	Caisse d'allocations familiales
RSA	Revenu de solidarité active

Sigles liés à des infirmités, maladies, handicaps

IMC	Infirmité motrice cérébrale
IMOC	Infirmité motrice d'origine cérébrale
QI	Quotient intellectuel
VIH	Virus immunodéficient humain

Sigles des métiers et du cadre professionnel

AMP	Aide médico-psychologique
AS	Aide-soignant (ne pas confondre avec l'assistant de service social)
AVS	Auxiliaire de vie sociale
CC	Convention collective
CE	Comité d'établissement
DEAMP	Diplôme d'État d'aide médico-psychologique (anciennement CAFAMP)
DP	Délégué du personnel
IDE	Infirmier diplômé d'État

Bibliographie

La meilleure bibliographie est celle que se fait l'AMP lui-même en allant dans les librairies, avec une prédilection pour les collections à prix réduit qui permettent de se constituer une bibliothèque personnelle, véritable formation permanente à domicile.
Les ouvrages cités dans ce livre ne figurent pas systématiquement dans cette bibliographie.

Revues

- *Aide-soignante* (aspects pratiques du soin. Fiches techniques)
- *Les Cahiers de l'ACTIF*
- *Les Cahiers du CTNERHI*
- *Les Cahiers de la FNADEPA (gérontologie)*
- *Déclic*
- *Gérontologie et société*
- *Lien social* (revue « pluridisciplinaire » de l'éducation spécialisée)
- *Réadaptation*
- *Sésame* (plus particulièrement consacrée à l'autisme)

Le secteur professionnel des AMP

- Dreano Guy, *Guide de l'aide médico-psychologique. Statut et formation, institutions, pratiques professionnelles*, Dunod, 2e édition, 2003.

Le handicap : ouvrages généraux

- Chataud Valérie, *Droit et handicap*, éditions ASH, 2000.
- Godfryd Michel, *Vocabulaire psychologique et psychiatrique*, « Que sais-je », n° 2739, PUF, 2005.
- Zribi Gérard (principal auteur), *Dictionnaire du handicap,* éditions de l'École nationale de la santé publique, Rennes, 2004.

Le développement de l'être humain

- Cyrulnik Boris, *La Naissance du sens*, Hachette, 1998.
- Dolto Françoise, *Lorsque l'enfant paraît*, Seuil Points-Poche, 1999 (3 volumes).
- Dolto Françoise, *Tout est langage*, Gallimard, Folio, 2002.
- Dolto Françoise, *La Cause des enfants*, Pocket, 2003.
- Dolto Françoise, Dolto-Tolitch Catherine, *Paroles pour adolescents ou Le Complexe du homard*, Gallimard Jeunesse, 2003.
- Houdé Olivier, *La Psychologie de l'enfant*, Que sais-je ?, n° 3715, 2004.
- Itard Jean, Malson Lucien, *Les Enfants sauvages, mythe et réalité*, suivi de *Victor de l'Aveyron*, coll. 10/18, 2002.
- Osterrieth Paul-Alexandre, *Introduction à la psychologie de l'enfant,* De Bœck, 2004.
- Winnicott D.W., *L'Enfant et sa famille*, Payot, 2002.

Notions de déficience et de handicap

- Amiel-Tison Claudine, *L'Infirmité motrice d'origine cérébrale*, Masson, 2004.
- Axline Virginia, *Dibs*, Flammarion, 1999.
- Basquin Michel, *Le Jeune Handicapé et sa famille*, ESF, 1982.
- Buckroyd Julia, *Anorexie et Boulimie*, J'ai lu, 2003.
- Cuilleret Monique, *Trisomie 21. Aides et conseils,* « Abrégés », Masson, 4e édition, 2004.
- David M., Appell V., *Loczy ou le maternage insolite*, Le Scarabée, 2001.
- de Ajuriaguerra J., Marcelli D., *Psychopathologie de l'enfant*, « Abrégés », Masson, 2002.
- de Maistre Marie, *Déficiences mentales et langage*, Éditions universitaires, 1970.
- Gardou Charles, directeur, Rouzel Jospeh, Tomkievicz Stanislas, Zucman Élisabeth, *Frères et sœurs de personnes handicapées : le handicap en visages. 3- Professionnels auprès des personnes handicapées : le handicap en visages*. 4- articles, Érès, 1997.
- Gayda M. et Lebovivi S., direction, *Les Causes de l'autisme et leurs traitements,* groupe de recherche sur l'autisme et le polyhandicap, L'Harmattan, 2000.
- Jollien Alexandre, *Le Métier d'homme*, Le Seuil, 2002.
- Langouët Gabriel, directeur de la publication, *L'Enfant handicapé en France, Observatoire de l'enfance en France*, Hachette, 1999.
- Mannoni Maud, *L'Enfant arriéré et sa mère*, Seuil, 1981.
- Marcelli D., Braconnier A., *Psychopathologie de l'adolescent*, « Abrégés », Masson, 2006.
- Michelet André, Woodill Gary, *Le Handicap dit mental : le fait social, le diagnostic, le traitement*, Delachaux et Niestlé, 1993.
- Nuss Marcel, *La Présence à l'autre*, Dunod, 2008.
- Nuss Marcel, sous la dir. de, *Handicaps et Sexualités*, Dunod, 2008.
- Ototake Hirotada, *Personne n'est parfait* (autobiographie), Le Livre de poche, 2002.
- Tammet Daniel, *Je suis né un jour bleu*, J'ai lu, 2009.
- Tosquelles François, *La Rééducation des débiles mentaux. Introduction à l'aide maternelle et à l'éducation thérapeutique*, Privat, 2006.

La gérontologie

- Amyot Jean-Jacques, *Travailler auprès de personnes âgées*, Dunod, 1999.
- Bacque Marie-Frédérique, Hanus Michel, *Le Deuil*, « Que sais-je ? », PUF, 2003.
- Badey-Rodriguez Claudine, *Les Personnes âgées en institution : vie ou survie ?*, Seli Arslan, 1997.
- Bascoul Jean-Louis, *Les accompagner jusqu'au bout du chemin : l'accueil des personnes handicapées mentales vieillissantes*, Fondation de France, ENSP, 2000.
- Debout Michel, *Prévenir la maltraitance envers les personnes âgées*, ENSP, 2004.
- Guyot Patrick, *La Vieillesse des personnes handicapées : quelles politiques sociales ? Lieux de vie, ressources, aide sociale*, CTNERHI, 1998.
- Ladret Albert, « La vie de la personne âgée », *Chronique sociale,* 1993.
- Monfort Jean-Claude, *La Psychogériatrie*, « Que sais-je ? », n° 3 333, PUF, 2006.
- Tavernier Monique, *Les Soins palliatifs*, « Que sais-je ? », n° 2 592, 2000.
- Zribi Gérard, *Le Vieillissement des personnes handicapées mentales*, ENSP, Rennes, 2003.

Soins palliatifs et accompagnements

- Hennezel Marie de, Montigny Johanne de, *L'Amour ultime*, LGF-Livre de poche, 1997.
- Hennezel Marie de, *La Mort intime*, Pocket, 2006.

Le polyhandicap

- Barat Chantal, sous dir. de, *L'Enfant déficient mental polyhandicapé, quelle réalité, quels projets ?*, ESF, 1993.
- *Fichier médical AP 3* (Association de parents et de professionnels autour de la personne polyhandicapée).
- Sausse Simone, *Le Miroir brisé. L'enfant handicapé, sa famille et le psychanalyste*, Calmann Lévy, 1996.
- Sous la direction du professeur Ponsot Gérard, « Le polyhandicap », CTNERHI, *Flash Informations* hors série, 1995.
- Zribi Gérard, *Handicapés mentaux graves et polyhandicapés en France*, ENSP, 1998.
- Zucman Élisabeth, *Accompagner les personnes polyhandicapées : réflexions autour des apports d'un groupe d'étude du CTNERHI*, CTNERHI, 2001.

Institutions et systèmes institutionnels

- Bardeau Jean-Marc, *Infirmités et inadaptations sociales*, Payot, 1977.
- Jaeger Marcel, *Guide du secteur social et médico-social*, Dunod, 2004.

Déontologie, éthique, droit des personnes

- Zribi Gérard, Farsaty Jacques, *Handicapés mentaux et psychiques, vers de nouveaux droits*, ENSP, 2003.
- Conseil supérieur du travail social, *Éthique des pratiques sociales et déontologie des travailleurs sociaux*, ENSP, 2001.

Ouvrages généraux

- Collectif, *Identité(s). L'individu, le groupe, la société*, Éditions Sciences humaines, 2009.
- Cyrulnik Boris, *Les Nourritures affectives*, Odile Jacob, 1993.
- Cyrulnik Boris, *Sous le signe du lien*, Pluriel, 1995.
- Goffman Erving, *La Mise en scène de la vie quotidienne*, éditions de Minuit, 2006.
- Goffman Erving, *Stigmate, les usages sociaux des handicaps*, éditions de Minuit, 1975.
- Lévi Primo, *Si c'est un homme*, Pocket, 1990.
- Lévi-Strauss Claude, *Tristes tropiques*, Pocket, 2009.
- Malson Lucien, *Les Enfants sauvages*, Éditions bibliothèques, 2005.

Films

- Benigni Roberto, *La Vie est belle*, 1998.
- Breitman Zabou, *Se souvenir des belles choses*, 2002.
- Deligny Fernand, *Le Moindre Geste*, 1971.
- Schnabel Julian, *Le Scaphandre et le Papillon*, d'après l'œuvre originale de Jean-Dominique Bauby, Robert Laffont, 1997.
- Sinapi Pierre, *Nationale 7*, 2000.

Photographies de couverture © Matton Images/*Two Businesswomen Talking*, Jacobs Stock Photography ; *Ederly Person with Home Help*, Phovoir ; *Teacher Assisting Student with Assignment*, BananaStock – Getty Images/*Father Helping Teenage Son with Homework*, PhotoAlto/Laurence Mouton.

Réalisation : Linéale Production

IMPRIM'VERT

Achevé d'imprimer en mai 2010 par EMD S.A.S. (France)
N° éditeur : 2010/366 - Dépôt légal : juin 2010
N° d'imprimeur : 23289